Schwanger, gesund, glücklich

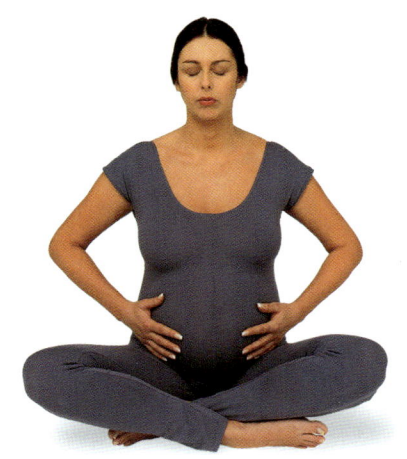

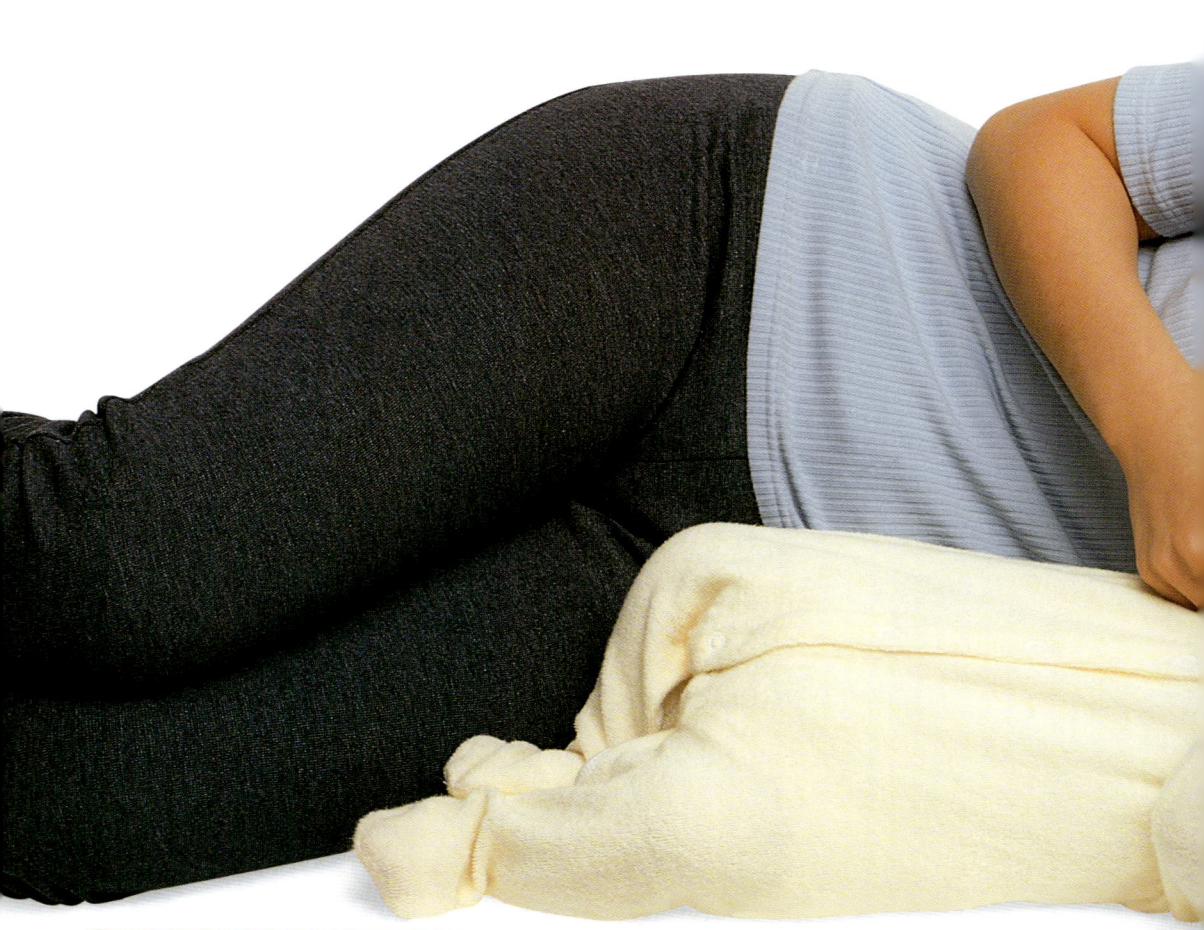

Schwanger, gesund, glücklich

Die ganzheitliche Begleitung für werdende Mütter

ZITA WEST

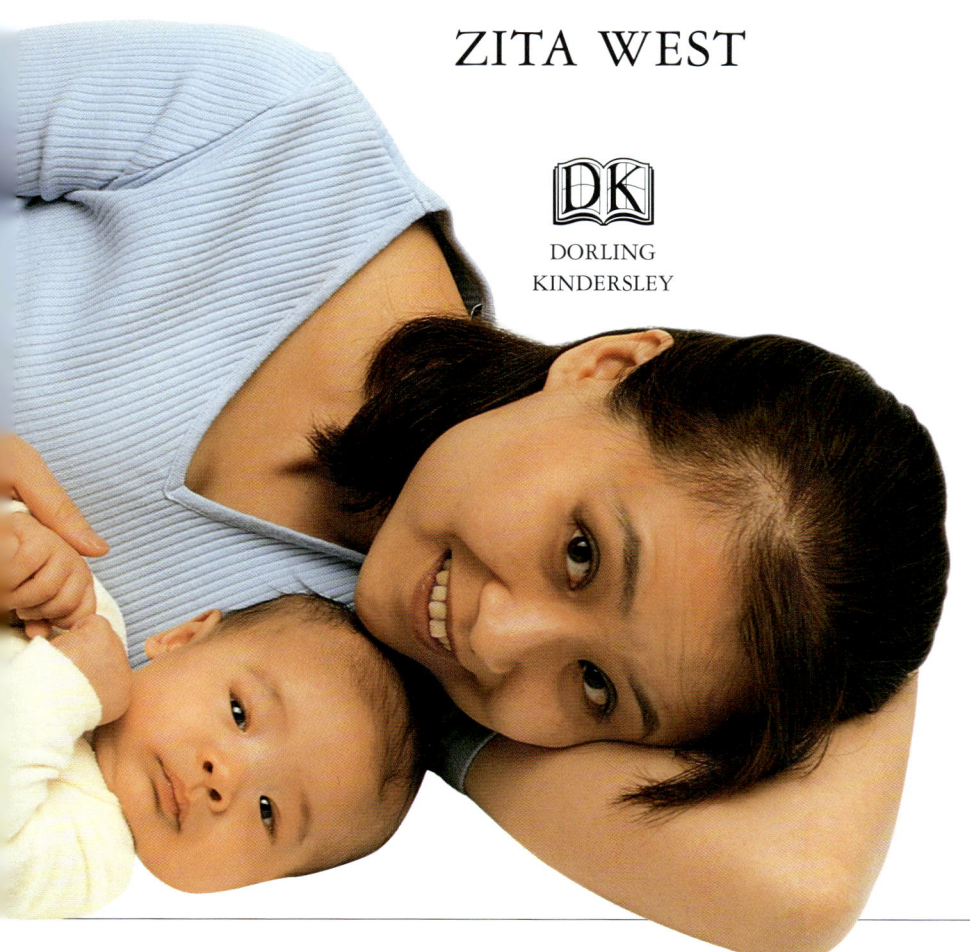

DK

DORLING
KINDERSLEY

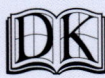

Dorling Kindersley
London, New York, München, Melbourne und Delhi

Lektorat Jude Garlick
Bildredaktion Dawn Terrey
Cheflektorat Susannah Marriott
Chefbildlektorat Clare Shedden
DTP-Design Conrad van Dyk
Herstellung Maryann Webster
Fotos Andy Crawford

Für die deutsche Ausgabe:
Programmleitung Monika Schlitzer
Projektbetreuung Kerstin Uhl
Herstellungsleitung Dorothee Whittaker
Herstellung Mareike Hutsky

Bibliografische Information Der Deutschen Bibliothek
Die Deutsche Bibliothek verzeichnet diese
Publikation in der Deutschen Nationalbibliografie;
detaillierte bibliografische Daten sind im Internet über
http://dnb.ddb.de abrufbar.

Titel der englischen Originalausgabe:
Natural Pregnancy

© Dorling Kindersley Limited, London, 2001, 2005
Ein Unternehmen der Penguin-Gruppe
Text © Zita West, 2001, 2005

© der deutschsprachigen Ausgabe by Dorling
Kindersley Verlag GmbH, München, 2001, 2008
Alle deutschsprachigen Rechte vorbehalten

Übersetzung Hildegard Adelmann, Toni Neuner
Redaktion Renate Weinberger
Satz Redaktionsbüro Weinberger

ISBN 978-3-8310-1190-2

Colour reproduction by Colurscan
Printed and bound in Singapore
by Tien Wah Press

Besuchen Sie uns im Internet
www.dk.com

Inhalt

VORWORT 6

EINLEITUNG 7

VORBEREITEN AUF DIE SCHWANGERSCHAFT 8

So machen Sie sich fit 10
Ihr Ernährungsplan 12
Das Immunsystem stärken 14
Gesundheitsstörungen 16
Körperlich fit halten 18
Tipps für den Alltag 20
Vorsorgeuntersuchungen 22
Wenn es keine normale
Schwangerschaft wird 24

DAS ERSTE TRIMESTER 26

Die ersten 12 Wochen 28
Ernährungstipps 30
Bewegung ist wichtig 32
Der Fünf-Punkte-Plan 34
Häufige Probleme im
ersten Trimester 35
Morgendliche Übelkeit 36
Übermäßiges Erbrechen 38
Zähne & Zahnfleisch 40
Fehlgeburt 42

DAS ZWEITE TRIMESTER 44

Wie es Mutter & Fetus geht 46
Ernährungstipps 48
Bewegung ist wichtig 50
Der Fünf-Punkte-Plan 52
Häufige Probleme im
zweiten Trimester 53
Sodbrennen 54
Anämie 56
Rückenschmerzen und
andere Schmerzen 58
Migräne & Kopfschmerzen 60

Verstopfung, Hämorrhoiden
& Krampfadern 62
Zystitis, Soor & Herpes 64
Depressionen 66

DAS DRITTE TRIMESTER 68

Wie es Mutter & Fetus geht 70
Ernährungstipps 72
Bewegung ist wichtig 74
Der Fünf-Punkte-Plan 76
Häufige Probleme im
dritten Trimester 77
Schlafstörungen 78
Hautprobleme 80
Stress & Ängste 82
Präeklampsie 84
Ödeme, Karpaltunnelsyndrom
& Beinkrämpfe 86
Baby in Steißlage 88
Atembeschwerden 90

VORBEREITEN AUF GEBURT & BABY 92

Die Plazenta 94
Countdown 96
Ernährungstipps 98
Innerlich vorbereiten 100
Schmerzbekämpfung 102
Machen Sie sich bereit 104
Die ersten Anzeichen 105
Eingeleitete Geburt 106
Eröffnungsphase 108
Übergangsphase 110
Das Baby kommt 111

DAS WOCHENBETT 112

Die ersten Tage 114
Ernährungstipps 116
Bewegung ist wichtig 118

Der Fünf-Punkte-Plan 120
Häufige Probleme 121
Probleme beim Stillen 122
Pflege des Damms 124
Kaiserschnitt 126
Wochenbettdepression 128

ALTERNATIVE THERAPIEN 130

Chinesische Medizin 132
Akupunktur 134
Akupressur & T'ai Chi 136
Shiatsu & Reiki 138
Reflexzonenmassage 140
Yoga, Meditation & Visualisierung 142
Hydrotherapie, Hypnotherapie
& Farbtherapie 144
Osteopathie, Chiropraktik &
Alexander-Technik 146
Homöopathie 148
Westliche Kräutermedizin 150
Aromatherapie 152
Bach-Blüten 154

GLOSSAR 155
REGISTER 156
NÜTZLICHE ADRESSEN 160

Vorwort

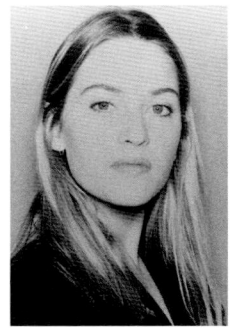

Sobald bekannt wurde, dass ich ein Baby erwartete, prasselten wohlmeinende, aber ziemlich widersprüchliche Ratschläge auf mich ein: »Du solltest das probieren«, »Tu das nicht«, »Du solltest das essen«, »Das darfst du nicht tun«. Es war sehr verwirrend.

Zum Glück gibt es dieses Buch, das in der Schwangerschaft mein Leitfaden wurde. Es enthält alles, was man wissen muss: Informationen zu Ernährung und Körpertraining, einfache Anleitungen, wie man schwangerschaftsbedingte Beschwerden behandelt, und wertvolle Ratschläge, wie man sich körperlich und geistig auf die Wehen und die Geburt vorbereitet.

Angenehm finde ich es, dass Zita West nicht predigt und nicht versucht, auf Biegen und Brechen werdende Mütter auf »natürliche Wege« zu führen. Da sie über viel Erfahrung verfügt und genau weiß, wovon sie spricht, überbrückt sie souverän die Kluft zwischen Schulmedizin und naturheilkundlichen oder alternativen Heilweisen.

Und sie spricht verständlich, nicht in Fachchinesisch. Die Informationen sind hilfreich, leicht zu finden und in kleinen, leicht verdaulichen Portionen »serviert« (das ist wichtig, wenn Sie schwanger sind). Die Lektüre des Buches gab mir Vertrauen und half mir, sowohl mit der Schwangerschaft als auch mit den Wehen besser zurechtzukommen.

Unter den Informationen und Ratschlägen des Buches fand ich die Hinweise, welche Stoffe für die Entwicklung des Gehirns eines Babys wichtig sind, besonders spannend. Und ohne Zita Wests Tipps zur richtigen Ernährung und zu den wichtigen Nährstoffen hätte ich es nie geschafft, in der 18. Woche noch topfit zu filmen.

Bevor ich schwanger wurde, glaubte ich genau zu wissen, wie ich mich als werdende Mutter fühlen würde – selbstsicher, strahlend und sexy. Genauso, wie man sich das bei Prominenten vorstellt. Welch ein Irrtum! Das Gegenteil trat ein. Bis dahin hatte ich kaum etwas so Schwieriges erlebt wie meine Schwangerschaft: körperlich, geistig und seelisch. Anstatt mit seidigen Haaren und rosigen Wangen zu glänzen, plagte ich mich mit morgendlicher Übelkeit, geschwollenen Knöcheln und Rückenschmerzen herum. Im dritten Trimester fühlte ich mich einem großen roten Londoner Bus ähnlicher als einem Filmstar. Doch Zita Wests Ratschläge zu geeigneten ganzheitlichen Heilmitteln und alternativen Therapien halfen mir wunderbar über alle Probleme hinweg.

Kate Winslet

Einleitung

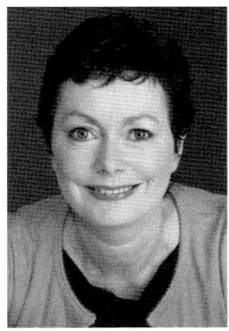 Als Geburtshelferin und Akupunkteurin habe ich im Lauf meiner langjährigen beruflichen Praxis tausende schwangere Frauen betreut. Dabei konnte ich aus erster Hand das ständig wachsende Interesse an Naturheilmitteln und alternativen Therapien beobachten. Während der Schwangerschaft suchen Frauen mehr als zu irgendeinem anderen Zeitpunkt in ihrem Leben natürliche Produkte, sanfte Behandlungsmaßnahmen und natürliche Mittel zur Schmerzlinderung, die weder dem Fetus während seiner Entwicklung im Mutterleib noch dem Baby bei der Geburt schaden. Von dem gesunden und glücklichen Ausgang einer Schwangerschaft hängt eben so viel ab, dass die meisten werdenden Mütter sich selbst an den vorgeburtlichen Vorsorgemaßnahmen aktiv beteiligen wollen. Sie weigern sich einfach, passiv zu sein und alles geduldig hinzunehmen.

Alternative Wege der vorgeburtlichen Vorsorge lassen jeder Frau die Wahl und geben ihr das sichere Gefühl, die Kontrolle über ihren Körper zu haben. Ganzheitliche Behandlungen gehen in Harmonie mit den natürlichen Körperrhythmen vor sich und aktivieren die Selbstheilungskräfte des Körpers. Sie konzentrieren sich auf die Person, nicht ausschließlich auf die Symptome der Gesundheitsstörung.

Die Schwangerschaft ist ein natürlicher körperlicher Vorgang, keine Krankheit. Zahllose werdende Mütter suchen Informationen, Rat und Hilfe – nicht Diagnose oder Heilung. Viele Schwangerschaftsbeschwerden sind mit konventionellen Mitteln nur schwer zu lindern, daher betrachtet die Schulmedizin diese »Begleiterscheinungen« als notwendige Übel. Die meisten Schwangeren leiden lieber selbst, als Nebenwirkungen – sprich ein Risiko für das Baby – in Kauf zu nehmen. Doch keine schwangere Frau muss Unwohlsein und Schmerzen tatenlos erdulden. Der größte Teil der schwangerschaftsbedingten Beschwerden lässt sich durch eine Kombination aus alternativen Therapien beheben. Es gibt zahlreiche natürliche Mittel und Behandlungen – für spezielle Probleme und zur Verbesserung des allgemeinen Wohlbefindens –, die dafür sorgen, dass die Frauen ihre Schwangerschaft bei blühender Gesundheit genießen können.

Ich hoffe, dieses Buch wird Ihnen viele nützliche Information vermitteln – über sinnvolle Maßnahmen vor der Empfängnis und während Ihrer Schwangerschaft, über die Vorbereitung auf die Wehen und die Entbindung sowie über die erste Zeit nach der Geburt. Wissen, praktischer Rat und Tipps zu Vorsichtsmaßnahmen helfen Ihnen gewiss, Ihre Schwangerschaft bei guter Gesundheit und mit positiven Gedanken zu verbringen und die Geburt Ihres Babys glücklich zu erleben.

Zita West.

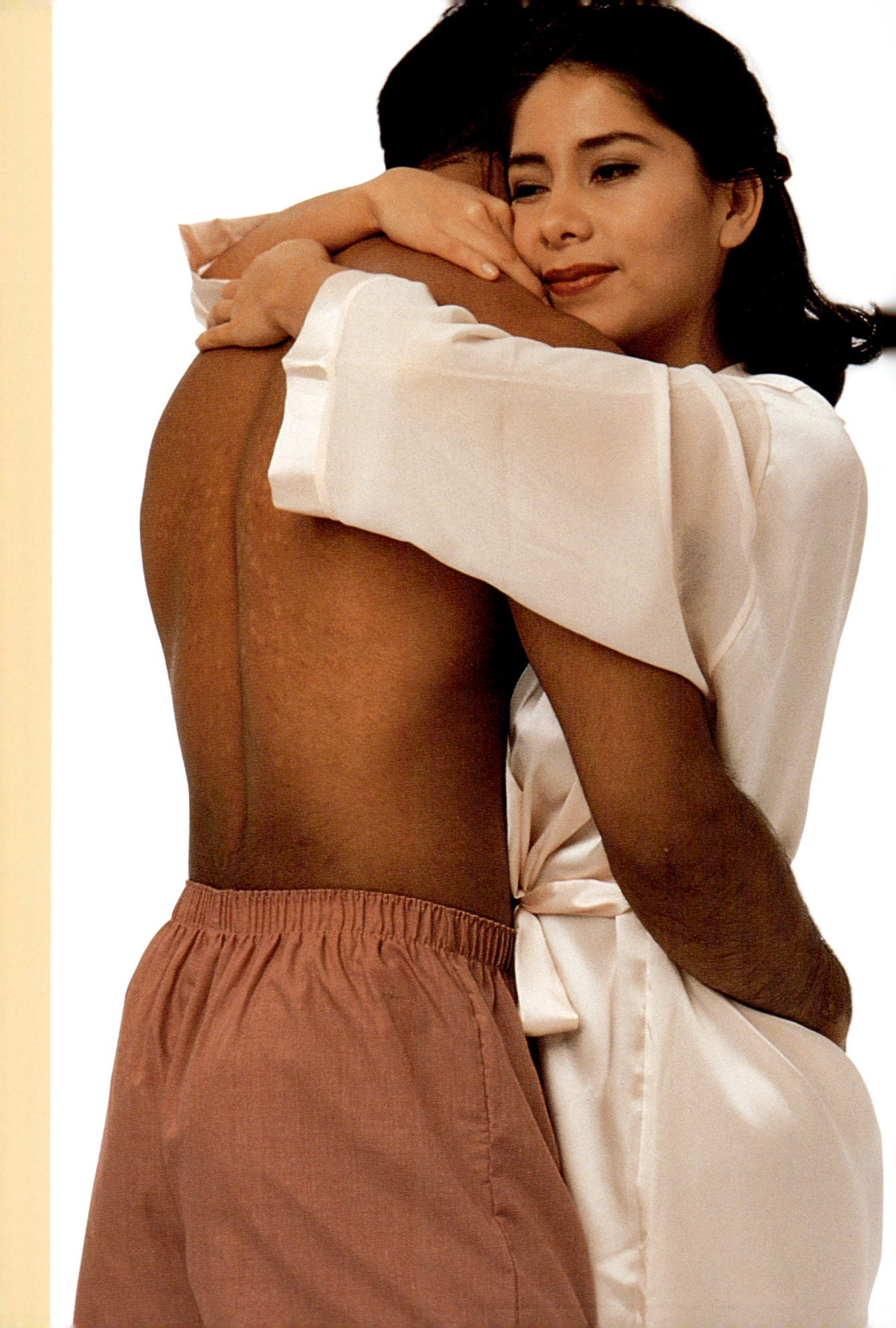

VIELE ZUKÜNFTIGE ELTERN wollen heutzutage das Kinderkriegen nicht einfach dem Zufall überlassen. Mehr und mehr Paare planen ganz gezielt sowohl die Empfängnis als auch die Schwangerschaft. Ideal für beide Partner ist eine Vorbereitungszeit von vier Monaten. Bevor Sie schwanger werden, sollten Sie und Ihr Partner sich

Vorbereiten
auf die
Schwanger-
schaft

körperlich und seelisch topfit fühlen. Auch Ihre Ernährung sollte optimal sein. Was Sie selbst tun können, um Fruchtbarkeit und Fitness vor der Empfängnis zu verbessern, erfahren Sie in diesem Kapitel. Außerdem erhalten Sie Antworten auf viele wichtige Fragen, die während der Schwangerschaft von großer Bedeutung sind.

So machen Sie sich fit

GESUNDE KINDER KOMMEN von gesunden Eltern. Sie und Ihr Partner sollten sich deshalb auf die Schwangerschaft vorbereiten. Damit können Sie nicht nur für gesunde Spermien und gesunde Eier sorgen, sondern auch die gesunde Entwicklung des Embryos in den ersten entscheidenden Wochen fördern.

FRUCHTBARKEIT FÖRDERN

Gesunde Spermien und einwandfreie Eizellen sind ausschlaggebend für eine erfolgreiche Schwangerschaft und ein gesundes Kind. Daher ist die optimale Gesundheit beider Partner sehr wichtig. Damit lassen sich Risiken, wie z.B. embryonale Fehlentwicklungen, die zur Fehlgeburt führen können, verringern. Rauchen kann die Fruchtbarkeit von Frauen stark beeinträchtigen – es dauert mitunter lange, bis sie empfangen. Fehlgeburten und Blutungen während der Schwangerschaft treten bei Raucherinnen häufiger auf. Falls beide Elternteile rauchen, hat das Baby wahrscheinlich ein niedriges Geburtsgewicht. Frauen, die Alkohol trinken und rauchen, sind viermal mehr gefährdet, Fehlgeburten zu erleiden. Alkohol schädigt die Spermien, beeinflusst die Fruchtbarkeit und erhöht das Risiko für Fehlgeburten und Geburtsfehler. Am negativsten wirkt sich Alkohol am Anfang der Schwangerschaft aus, wenn die Zellteilung auf Hochtouren läuft. Koffein entzieht dem Körper Wasser und wertvolle Mineralstoffe. Meiden Sie Nikotin, Alkohol und Koffein, wenn Sie schwanger werden wollen – bei unverhoffter Schwangerschaft sofort, sobald Sie wissen, dass Sie schwanger sind.

UMWELTEINFLÜSSE

Schützen Sie sich so weit wie möglich vor schädlichen Umwelteinflüssen und Schadstoffen.

• Essen Sie möglichst nur biologische, unbehandelte Nahrungsmittel.
• Verwenden Sie keine Aluminium- und Kupfertöpfe.
• Trinken Sie gefiltertes Wasser oder Mineralwasser, meiden Sie Leitungswasser.
• Meiden Sie im Haushalt und Garten chemische Mittel.
• Verbringen Sie viel Zeit im Freien, frische Luft und Sonne (in Maßen) helfen dem Körper, Giftstoffe abzubauen und wertvolle Mineralstoffe zu verwerten.

WICHTIGE NÄHRSTOFFE FÜR ZUKÜNFTIGE ELTERN

NÄHRSTOFF	NUTZEN/FRAUEN	NUTZEN/MÄNNER	BEI MANGEL
VITAMIN A	*Eizellen und Förderung der Fruchtbarkeit*	*Gesundheit und Kraft der Spermien*	*Schwächung des Immunsystems*
VITAMIN-B-KOMPLEX	*Beugt Geburtsfehlern vor*	*Fördert die männliche Hormonproduktion*	*Gereiztheit, Schmerzen und Angstgefühle*
VITAMIN C	*Baut Abwehrkäfte auf, hilft, den Körper zu entschlacken*	*Verbessert Anzahl und Qualität der Spermien*	*Erkältungen, Infektionen*
ZINK	*Eizellen und Förderung der Fruchtbarkeit*	*Verbessert Anzahl und Qualität der Spermien*	*Störungen bei Haut, Geschmack, Geruch*
ANDERE MINERAL-STOFFE	*Fruchtbarkeit (Magnesium), Entschlackung (Selen) und Blutzucker (Chrom)*	*Anzahl (Magnesium), Beweglichkeit (Kalium) und Qualität (Selen) der Spermien*	*Schwächung von Muskeln (Magnesium), Nerven (Kalium) und Stoffwechsel (Selen)*
AMINOSÄUREN	*Bilden und reparieren Zellen und Gewebe*	*Qualität und Anzahl der Spermien*	*Muskelschwäche und schlechte Heilung von Wunden*

UMWELTGIFTE

In unserer industrialisierten Welt nimmt jeder Mensch jährlich etwa 5 kg Lebensmittelzusatzstoffe und 1 g Schwermetall auf. Sein Gemüse und Obst wird im Durchschnitt mit 4,5 l Pflanzenschutzmitteln besprüht. Daraus ergibt sich eine Überbelastung mit Schadstoffen, die Gesundheit und Fruchtbarkeit beeinträchtigen.
• Blei schädigt Sperma und Eizellen, mindert die Anzahl und Beweglichkeit der Spermien. Ein Mangel an Kalzium, Zink, Mangan und Eisen fördert die Anreicherung von Blei im Körper. Vitamin C hilft, es aus dem Körper zu entfernen.
• Aluminium, z.B. in Kochgeschirr, in schweißhemmenden Mitteln oder Alufolien, verursacht im Körper nachhaltige Verluste von Mineralstoffen und zerstört Vitamine.

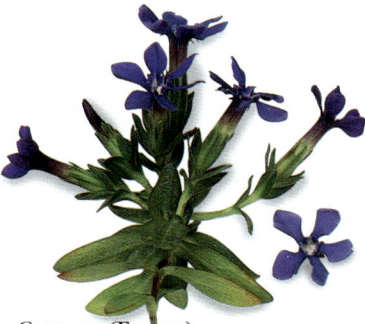

GENTIAN (ENZIAN)
Bei Empfängnisschwierigkeiten kann Gentian-Essenz Ihre Zuversicht und Ihre Ausdauer stärken.

ALTERNATIVE THERAPIEN

Sie können Ihre Gesundheit und Fruchtbarkeit verbessern.
• Akupunktur (*s. S. 134*) hilft, den weiblichen Zyklus und Gesundheitsstörungen zu regulieren. Sie aktiviert unser *Qi* (die Lebenskraft), mit dem wir von unseren Eltern im Moment der Empfängnis ausgestattet werden und das alle Bewegungen, Gedanken, Stoffwechsel-

vorgänge und Empfindungen eines Menschen beeinflusst.
• Pflanzliche Mittel, z.B. Bach-Blüten (*s. S. 154*) können Ihre Psyche stärken. Gentian-Essenz begünstigt die positive Haltung zu Empfängnis und Schwangerschaft, während das Tränende Herz (Frauenherz) Kummer erleichtern kann, der durch eine Fehlgeburt entstanden ist und eine erneute Empfängnis zu verhindern vermag. Die Tigerlilie hilft manchmal älteren Frauen, schwanger zu werden.
• Osteopathie und Chiropraktik (*s. S. 146/147*) tragen dazu bei, den Körper ins Gleichgewicht und in Harmonie zu bringen.
• Shiatsu und Reiki (*s. S. 138/139*) helfen Körper, Geist und Seele, sich auf Empfängnis und Schwangerschaft vorzubereiten.
• Aromatherapie und Massage (*s. S. 152/153*) helfen, Stress in den Griff zu bekommen.

Ihr Ernährungsplan

IDEAL IST, WENN Sie vor der Schwangerschaft bei bester Gesundheit sind. So hat Ihr Baby vom Moment der Empfängnis an die bestmöglichen Chancen für seine Entwicklung. Eine auf die Bedürfnisse der Mutter und des Babys abgestimmte Ernährung während der Schwangerschaft sorgt für beider Wohlbefinden.

CHANCEN SCHAFFEN

Die Organe eines Babys unterliegen im Mutterleib und sofort nach der Geburt schnellen Entwicklungsperioden. Die damit verbundenen Prozesse lassen sich unterstützen. Dabei spielt die Ernährung der werdenden Mutter eine bedeutende Rolle. Wachstum und Entwicklung der Zellen, Gewebe und Organe Ihres Babys hängen von einer angemessenen Versorgung mit Sauerstoff und Nährstoffen ab. Tritt hierbei irgendein Mangel auf, verlangsamt sich bei dem Baby im Mutterleib das Wachstum der Zellen. Dies wirkt sich besonders ungünstig auf jene Gewebe und Organe aus, die sich zum Zeitpunkt des Mangels in einer entscheidenden Wachstumsperiode befinden.

ENERGIEBEDARF

Körper und Stoffwechsel der werdenden Mutter arbeiten während der Schwangerschaft höchst effizient. Das beeinflusst den Kalorien-(Energie-)bedarf. Bei einer Schwangeren liegt er bei 1940 Kalorien am Tag. Erst im dritten Vierteljahr erhöht er sich um 200 Kalorien. Wenig und oft ist der Schlüssel, wenn es um die Nahrungsmenge geht: Fünf oder sechs kleine, aber nährstoffreiche Mahlzeiten am Tag sind besser als ein oder zwei üppige Essen.

GEWICHTSZUNAHME

Eine übermäßige Gewichtszunahme bereitet vielen Schwangeren Sorgen. Wenn Sie sich selbst wiegen, benutzen Sie immer dieselbe Waage. Wiegen Sie sich unbekleidet und immer zur gleichen Tageszeit. Nur so bekommen Sie zuverlässige Ergebnisse. Machen Sie sich nicht nervös! Die Gewichtszunahme schwankt individuell. Im Allgemeinen rechnet man mit einer Zunahme von 11 bis 16 kg. Davon entfallen auf die ersten 20 Schwangerschaftswochen 3 bis 4 kg, danach kommen etwa 450 g pro Woche bis zur Entbindung hinzu. Falls Sie vor der Schwangerschaft

LEBENSWICHTIGE NÄHRSTOFFE

PROTEINE Bestehen aus Aminosäuren – dem Grundbaustoff der Zellen. Enthalten z.B. in Fleisch, Fisch, Eiern, Käse und vielen pflanzlichen Nahrungsmitteln.

KOHLENHYDRATE Hauptquelle der Energie. Es gibt einfache Kohlenhydrate (Zucker) und komplexe (stärkereiche Nahrungsmittel wie Nudeln, Reis, Kartoffeln).

FETTE Konzentrierte Energiequellen. Manche – wie die mehrfach ungesättigten Fettsäuren – sind unentbehrlich für die Gesundheit, während andere – wie die gesättigten Fettsäuren – Gesundheitsprobleme verursachen können.

VEGETARISCHE PASTA
Pastagerichte mit Paprikaschoten, Tomaten und Cashewkernen sind eine reichhaltige Quelle für Betakarotin sowie für die Vitamine C und E.

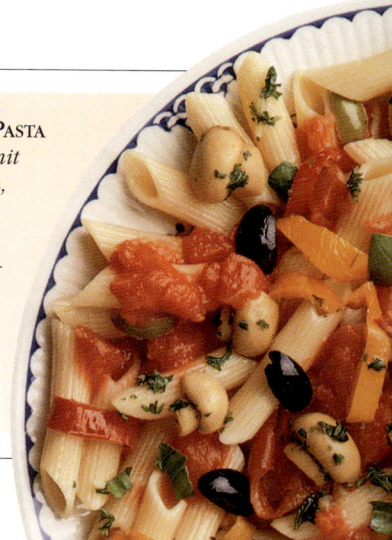

Untergewicht hatten, werden Sie 12 bis 18 kg zunehmen, bei Übergewicht 7 bis 11 kg.

VEGETARISCHE ERNÄHRUNG

Eine gut ausgeglichene vegetarische Ernährung liefert Ihnen die benötigten Nährstoffe. Die Proteine aus pflanzlichen Quellen, z.B. die aus Nüssen, Hülsenfrüchten und Samen, sind genauso gut wie die in Fleisch enthaltenen. Vorteilhaft bei vegetarischer Kost ist auch ihr hoher Anteil an komplexen Kohlenhydraten und Ballaststoffen und der geringe Gehalt an gesättigten Fetten. Allerdings müssen Schwangere aufpassen, dass kein Mangel auftritt, vor allem an Vitamin B_2, B_6 und B_{12}, Zink, Eisen und – bei veganischer Ernährung – Kalzium.

NÄHRSTOFFAUFNAHME

Es ist wichtig zu verstehen, wie die Nährwerte der Nahrung vom Körper am besten genutzt werden können.

• Bevorzugen Sie biologische Kost. Meiden Sie raffinierte und anderweitig bearbeitete Lebensmittel, die Zusatzstoffe und Konservierungsmittel enthalten.

• Essen Sie die Nahrungsmittel so frisch wie möglich. Halten Sie die Garzeiten kurz. Dämpfen Sie Gemüse nur ganz kurz. Eier und Fleisch sollten jedoch durchgegart sein. Vermeiden Sie das Garen bei hohen Temperaturen, z.B. das Frittieren.

• Trinken Sie gefiltertes Wasser und kein Leitungswasser.

• Nährstoffe arbeiten synergetisch zusammen. Essen Sie deshalb abwechslungsreich, damit Sie alle wesentlichen Nährstoffe zu sich nehmen.

• Die Chinesen haben von alters her eine gute Faustregel für ausgewogene Nahrung: Sie sollte verschiedenfarbig sein und die fünf Geschmacksrichtungen – süss, sauer, scharf, salzig und würzig – enthalten.

• Sind Nährstoffergänzungen nötig, nehmen Sie besser ein gutes Multivitaminpräparat statt einzelner Vitamine oder Mineralstoffe. Sprechen Sie aber die Einnahme mit Ihrem Arzt ab!

»NÄHRSTOFFRÄUBER«

Manche Substanzen hemmen die Nährstoffaufnahme, sodass der Nährstoffspiegel des Körpers ungünstig beeinflusst wird.

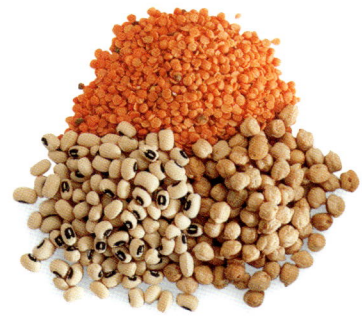

BOHNEN, KICHERERBSEN & LINSEN
Hülsenfrüchte sind gute Proteinquellen, die auch Aminosäuren liefern, die Ihr Körper braucht.

• Alkohol behindert die Aufnahme von B-Vitaminen, Eisen, Kalzium, Zink und Magnesium. Auch zur Entstehung von Bluthochdruck trägt er bei. Über die Plazenta trinkt Ihr Baby mit!

• Rauchen fördert Fehlgeburt, niedriges Geburtsgewicht und vorzeitige Wehen. Es behindert die Sauerstoff- und Nährstoffzufuhr und damit das Wachstum des Babys. Es kann die Erbanlagen (DNS) schädigen. Nikotin erhöht die Ausscheidung von Kalzium und zerstört Vitamin C.

• Koffeinhaltige Getränke, wie Tee und Kaffee, haben eine harntreibende Wirkung und stören die Aufnahme von Eisen, Kalzium und Magnesium.

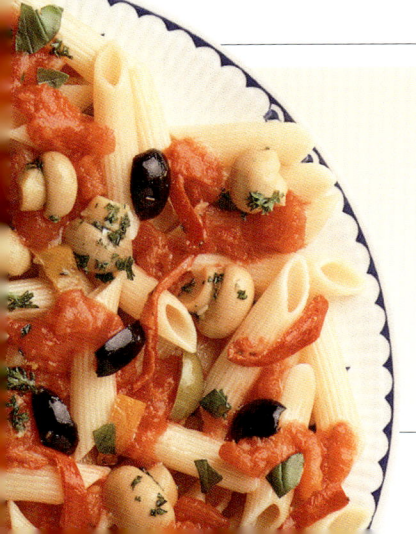

WICHTIGE NÄHRSTOFFE & IHRE QUELLEN

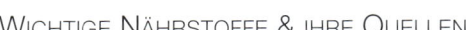

KALZIUM In Milch, Käse, Jogurt, Hülsenfrüchten, Tofu, Nüssen und Vollkornprodukten

EISEN In öligem Fleisch, Geflügel, Fisch, Meeresfrüchten, Hülsenfrüchten, Nüssen, Samen, Trockenobst und grünem Blattgemüse

ZINK In Fleisch, Geflügel, Schalentieren, Hülsenfrüchten und Kiwis

B-VITAMINE In Fleisch, Geflügel, Fisch, Milchprodukten, Nüssen, Samen, grünem Gemüse, Hülsenfrüchten, Orangensaft, Bananen, Avocado und Vollkornprodukten

VITAMIN C In Zitrusfrüchten, roten Paprika, Erdbeeren, Kiwis, Petersilie

FOLSÄURE In Weizenkleie, Spinat, Brokkoli, roten und Sojabohnen

Das Immunsystem stärken

IHRE NATÜRLICHEN ABWEHRKRÄFTE sind während der Schwangerschaft leicht geschwächt, damit Ihr Körper das sich entwickelnde Baby nicht abstößt. Das Immunsystem darf aber nicht über diesen normalen physiologischen Vorgang hinaus geschwächt sein, weil es sonst Krankheitserreger nicht bekämpfen kann.

DAS IMMUNSYSTEM

Krankheitserregende Organismen befinden sich in der Luft, der Nahrung, dem Wasser und auf allen möglichen Gegenständen. Unser Körper verteidigt sich gegen diese Erreger auf verschiedene Art. Die erste Abwehrfront bilden die Haut und die Schleimhäute. So produzieren z.B. die Schleimhautzellen eine Substanz, die Bakterien oder Partikel, die über die Atemwege aufgenommen werden, auffängt.

(Mittel, die eine Schnupfennase austrocknen, sind schädlich, weil sie die Infektionsphase verlängern.) Gelangen Krankheitserreger in den Körper, dringen sie in die Zellen ein und vermehren sich. Chemische Substanzen in den Zellen –wie Histamin– alarmieren das Immunsystem. Die Blutversorgung des betroffenen Bereichs wird dann erhöht und spezialisierte weiße Blutkörperchen werden losgeschickt, um die Eindringlinge anzugreifen.

SCHWACHES IMMUNSYSTEM

Falls Ihr Immunsystem bereits geschwächt ist, werden Sie voraussichtlich wiederholt Husten und Erkältungen bekommen,

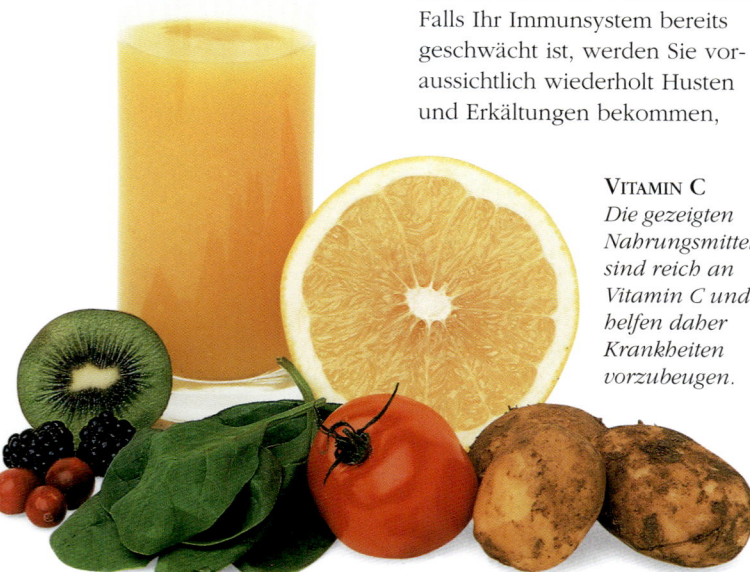

VITAMIN C
Die gezeigten Nahrungsmittel sind reich an Vitamin C und helfen daher Krankheiten vorzubeugen.

außerdem werden Wunden nur langsam heilen. Sie fühlen sich sehr schnell erschöpft und sind anfälliger für Infektionen durch Viren, Bakterien und Pilze. Bakterielle Infektionen befallen häufig die Schleimhäute und gehen dann oft mit Fieber und geschwollenen Lymphdrüsen einher. Bakterien verursachen z.B. auch Impetigo (Eiter- oder Grindflechte) und Furunkel. Viren überfallen die Zellen und verursachen Grippe (Influenza), Herpes oder Magen-Darm-Entzündungen. Pilzinfektionen treten in Form von Fußpilz oder Tinea (Hauterkrankung) auf.

URSACHEN

Es gibt mehrere Faktoren, die Ihr Immunsystem und demzufolge Ihre Abwehrkräfte nachhaltig schwächen können.
• Stress und Angst.
• Zu wenig Schlaf (weniger als acht Stunden in der Nacht).
• Nahrungsmittelallergien.
• Ihre Ernährung beeinflusst das Immunsystem, z.B.: Nach dem Verzehr von 80 g Zucker reduziert sich die Aktivität der weißen Blutzellen bis zu fünf Stunden lang um 50 Prozent. Eine schlechte Ernährung raubt

GESUND ESSEN

NÄHRSTOFF	SCHUTZWIRKUNG	ENTHALTEN IN …
VITAMIN A	*Stärkt Gewebe, Zellen und Schleimhäute.*	*Fischöl, Eidotter, Käse, Jogurt, Möhren, Spinat, Brokkoli, Tomaten.*
VITAMIN C	*Bekämpft Infektionen, erhöht die Widerstandskraft gegen Giftstoffe und Viren.*	*Obst, vor allem Zitrusfrüchte und Beeren, Kartoffeln und Petersilie.*
VITAMIN E	*Schützt gegen die freien Radikale und Infektionen.*	*Frische Nüsse, Samen und kalt gepresste Öle.*
ZINK	*Bekämpft Infektionen und erhält das Immunsystem gesund.*	*Ingwer, Sonnenblumenkerne, kalt gepresste Öle.*
SELEN	*Stärkt das Immunsystem, bekämpft Infektionen; ist ein Antioxidans.*	*Tunfisch, Hering, Weizenkeime, Paranüsse, Samen, Meeresfrüchte.*
PFLANZENSTOFFE IN GRÜNEN GEMÜSEN	*Stärkt das Immunsystem, schützt vor Bakterien und Viren.*	*Gemüse, die Chlorophyll enthalten, das grüne Pigment der Pflanzen.*

dem Körper viele der wichtigen Nährstoffe, die er für ein starkes Immunsystem braucht.
• Alkohol verringert die Mobilisierung der weißen Blutzellen.
• Luftverschmutzung schädigt die Schleimhäute.

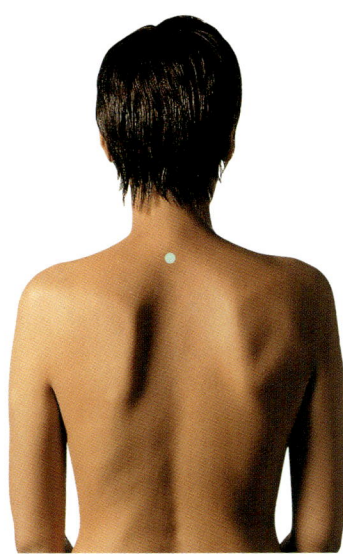

STÄRKUNG DES IMMUNSYSTEMS
An diesem Akupunkturpunkt im Nacken lässt sich die Anzahl der weißen Blutzellen erhöhen.

• Die häufige Einnahme von Antibiotika schwächt insgesamt das Immunsystem.

ALTERNATIVE THERAPIEN

Richtige, gesunde Ernährung ist der beste Grundstock für ein gesundes Immunsystem. Es gibt eine Reihe natürlicher Wege um Ihr Immunsystem zu stärken.
• **Akupunktur**. Das schützende *Qi* – sagen die Chinesen – umgibt den Körper und wendet Krankheiten ab. Ist das Immunsystem schwach, können Infektionen in den Körper gelangen. Dabei spielen aber auch klimatische Einflüsse, wie Wind, Kälte, Hitze und Feuchtigkeit, eine Rolle. Zählt Kälte zu den Verursachern einer Krankheit, kann zur Behandlung ein Akupunkturpunkt erwärmt werden. Ist es Hitze, werden bestimmte Akupunkturpunkte benutzt, um die Hitze zu entfernen. Mithilfe von Akupunktur kann auch die Anzahl der weißen Blutzellen erhöht werden (*s. Foto links*).

• **Aromatherapie**. Teebaumöl ist ein wirksames antibakterielles Mittel gegen Infektionen. Zur Linderung von Infektionen der Atemwege z. B. gibt man zum Inhalieren ein paar Tropfen in heißes Wasser. Bei einer Halsentzündung helfen Kamille-, Lavendel-, Rosen- oder Sandelholzöl. Erleichterung bei Atembeschwerden schaffen Eukalyptus-, Minze-, Weihrauch- oder Teebaumöl.
• **Kräutermedizin**. Echinacea ist ein gutes, vielseitiges Kräutermittel, das bei bakteriellen und Viruserkrankungen eingesetzt werden kann. Es gilt als sicher für Schwangere. Knoblauch besitzt sehr wirksame antibakterielle und entgiftende Eigenschaften. Zitronenbalsam wirkt gut gegen Fieber bei Virusinfektionen. Ingwer, mit heißem Wasser, etwas Zitronensaft, gemahlenem Zimt und Honig aufgegossen, ergibt einen Tee, der bei Halsschmerzen und Magenverstimmungen hilft.

Gesundheitsstörungen

VOR KRANKHEITEN BLEIBEN SIE während der Schwangerschaft nicht »automatisch« verschont. Doch Sie können
mithilfe natürlicher Mittel Ihr Immunsystem stärken,
um Erkrankungen vorzubeugen. Viele dieser sanften
Mittel helfen auch, dennoch aufgetretene Gesundheitsstörungen wirksam zu lindern und zu behandeln.

ERKÄLTUNGSKRANKHEITEN

Diese Krankheiten schwächen
Schwangere sehr. Hilfreich ist
ein wärmender Apfeltrunk:
1 Esslöffel konzentrierten Apfel-
saft, 300 ml gefiltertes Wasser,
2,5 g geriebenen Ingwer,
1 Stange Zimt und 2 Nelken
15 Minuten lang sieden, dann
abseihen. Trinken Sie davon
drei Tassen am Tag. Tees aus
Holunderblüten, Pfefferminze
oder Schafgarbe (*s. S. 150*)
erleichtern die Erkältungs-
erscheinungen. Wirksam sind
auch homöopathische Mittel:

• Aconitum D6 (Sturmhut) bei
ersten Erkältungssymptomen,
einschließlich Kopfschmerzen.
• Belladonna D6 (Tollkirsche)
bei plötzlichem Einsetzen von
Erkältungssymptomen, Fieber
und Kopfschmerzen.
• Rhus toxicodendron D6 (Gift-
sumach) bei schmerzenden
Muskeln und Gelenken, Fieber
und Erschöpfung.
• Nux vomica D6 (Brechnuss)
bei verschnupfter Nase, wäss-
rigen Augen, Kopfschmerzen,
und Halsschmerzen sowie bei
Verlangen nach Wärme.

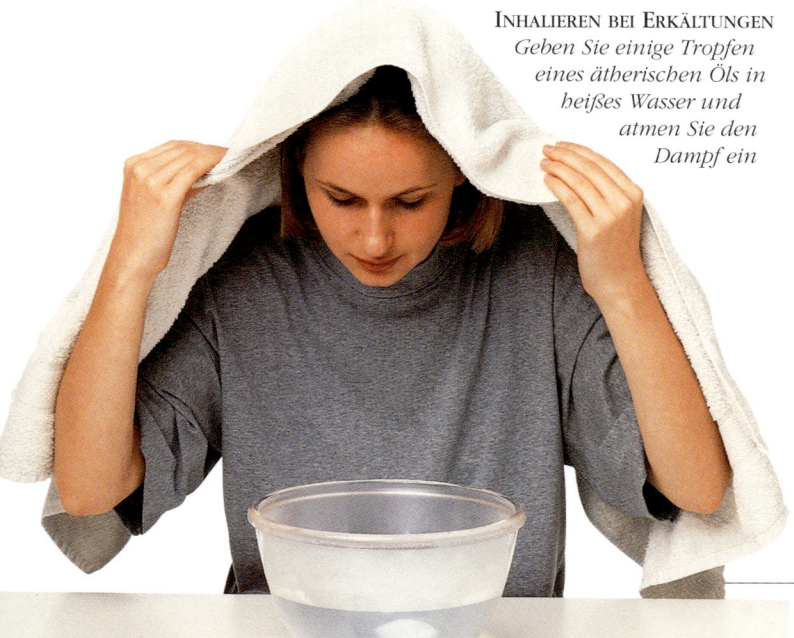

INHALIEREN BEI ERKÄLTUNGEN
*Geben Sie einige Tropfen
eines ätherischen Öls in
heißes Wasser und
atmen Sie den
Dampf ein*

KOPFLÄUSE

Kopfläuse kommen heutzutage
wieder häufiger vor. Wenn Sie
schwanger sind, dürfen Sie
keines der speziellen Shampoos
verwenden, da sie Substanzen
enthalten, die dem Baby im
Mutterleib schaden können.
• Kämmen Sie Ihr Haar mit
einem Nissenkamm, um die
Läuse samt ihrer Eier (Nissen)
zu entfernen.
• 10 Tropfen Geranien- oder
Lavendelöl mit 10 Tropfen des-
tilliertem Kokosnussöl mischen.
Die Kopfhaut damit einreiben.
Nach einer Stunde mit norma-
lem Shampoo auswaschen.
• Teebaumöl mit Wasser 1:1
verdünnen und damit die
Kopfhaut einreiben.

ZYTOMEGALIE

Die Speicheldrüsenvirus-Erkran-
kung erzeugt grippeähnliche
Symptome. Mehr als die Hälfte
der schwangeren Frauen sind
immun. Nur ein kleiner Teil
derer, die es nicht sind, übertragen die Infektion auf ihr
Baby, was ernste Folgen, vor
allem in den ersten Schwanger-
schaftwochen, haben kann. Mit
einer Blutanalyse lässt sich der
Immunstatus klären.

HOMÖOPATHISCHE MITTEL BEI INFEKTIONEN DURCH NAHRUNGSMITTEL

SYMPTOME	MITTEL UND DOSIERUNG
Brennende Magenschmerzen, Frieren, Angst, Durst, Symptome am schlimmsten nach Mitternacht	*Arsenicum album D6;* stündlich bis zu 10 Globuli
Durchfall, Weinkrämpfe, Symptome nachts schlimmer	*Pulsatilla D6;* stündlich bis zu 10 Globuli
Häufiges Erbrechen, Blähungen, gelber Stuhl, Schüttelfrost, Symptome beim Essen am schlimmsten	*China D6;* stündlich bis zu 10 Globuli
Durchfall, am schlimmsten bei Bewegung, Magenknurren, Stuhl wässrig, blass und reichlich	*Acidum phosporicum D6;* stündlich bis zu 10 Globuli
Brennende Magenschmerzen, Blut im Stuhl, heftiges Erbrechen, Verlangen nach eiskaltem Wasser	*Phosphorus D6;* stündlich bis zu 10 Globuli
Verdacht auf Salmonellen, schmerzloser Durchfall und Fieber	*Baptisia D6,* stündlich bis zu 10 Globuli
Ständiges Erbrechen, übel riechender, grünlich-verfärbter Stuhl	*Ipecacuanha D6;* stündlich bis zu 10 Globuli

WINDPOCKEN

Während der Schwangerschaft treten Windpocken selten auf, da die meisten Frauen durch Erkrankung in ihrer Kindheit immun geworden sind. Eine Blutanalyse klärt den Immunstatus. Der Virus wird durch Husten und Niesen verbreitet und ist äußerst ansteckend. Im ersten Trimester, vor allem bis zur 8. Schwangerschaftswoche, können Windpocken Geburtsfehler verursachen. Nach der 12. Woche besteht wenig ernsthafte Gefahr bis kurz vor Ende der Schwangerschaft. Bei Verdacht auf Windpocken müssen Sie immer Ihren Arzt aufsuchen! Homöopathische Mittel können Erleichterung bringen.
• Rhus toxicodendron D30, 1-mal täglich, 10 Tage lang, zur Vorbeugung, wenn Sie mit Windpocken oder Gürtelrose in Kontakt gekommen sind.
• Bei akuter Erkrankung an Windpocken mit Fieber und Unwohlsein: Aconitum D30; bei Fieber und entzündeten Flecken: Belladonna D30; bei starken Schmerzen: Sulfur D6.
• Betupfen Sie die Flecken mit Honig oder mit 10 Tropfen Bergamottöl vermischt mit 1 Teelöffel Babyöl.

INFEKTIONEN DURCH NAHRUNGSMITTEL

Während der Schwangerschaft ist Vorsicht immer angebracht. Meiden Sie z. B. unpasteurisierte Käse, vor allem weiche Käse (Camembert, Blauschimmelkäse), tiefgefrorene Fertiggerichte, rohe Eier (z. B. in selber gemachter Mayonnaise), nicht vollständig gegartes Fleisch. Waschen Sie Obst und Gemüse immer sorgfältig. Folgende Infektionen können auftreten:
• Listeriose durch bestimmte Bakterien in Käse oder Huhn; die Bakterien überleben auch bei niedrigen Temperaturen (z. B. im Kühlschrank). Folgen: im ersten Trimester Fehlgeburt; im zweiten frühzeitige Wehen.
• Toxoplasmose, die Erreger können durch infiziertes halbrohes Fleisch oder Katzenkot übertragen werden. Folgen: Die größte Gefahr für das Baby besteht während der 10. bis 24. Woche. Im Anfangsstadium der Schwangerschaft kann eine Fehlgeburt eintreten, später Geburtsfehler und Totgeburt. Die Behandlung ist schwierig, da die Medikamente auch dem Fetus schaden können.
• Salmonellen (200 Arten), am häufigsten übertragen z. B. über Fisch, Geflügel und rohe Eier. **Wichtig:** Beim geringsten Verdacht auf eine Lebensmittelvergiftung sofort zum Arzt! **Unterstützende Hilfe:** Homöopathische Mittel (*siehe oben*); Tees aus Anis, Fenchel, Kamille, Pfefferminze und Ingwer.

Körperlich fit halten

REGELMÄSSIGE KÖRPERLICHE BEWEGUNG bringt während der Schwangerschaft viele Vorteile. Energie und Vitalität werden gesteigert, der Kreislauf in Schwung gehalten. Beweglichkeit, gute Haltung und Kontrolle über den Körper und bestimmte Muskeln erleichtern sowohl die Schwangerschaft als auch die Geburt.

VERÄNDERUNGEN

Die Veränderungen während der Schwangerschaft betreffen alle Körpersysteme und müssen berücksichtigt werden, bevor Sie mit körperlichen Übungen beginnen. Sehr bedeutend sind die hormonellen Einflüsse, z. B. erreicht in der 12. Woche die Relaxin-Produktion ihren Höhepunkt. Dieses Hormon lockert die Ligamente (die Bänder aus Bindegewebe), sodass sich das Becken während der Geburt erweitern kann. Da dieser Vorgang alle Ligamente mehr oder weniger tangiert, können Sie sich schnell überspannen und damit Rückgrat und Becken gefährden. Progesteron verändert das Zwerchfell und die Rippen dehnen sich aus, um der wachsenden Gebärmutter Platz zu machen. Die Zunahme an Umfang und Gewicht ändert Ihre Körperhaltung, sodass sich Bewegungen mitunter schwer koordinieren lassen. Die Blutmenge, die das Herz pumpen muss, erhöht sich um 40 Prozent. Um das zu bewältigen, wird das Herz etwas größer.

RICHTLINIEN

Mit Aerobic sollten Sie nicht gerade in der Schwangerschaft beginnen, es sei denn, der Kurs ist speziell für Schwangere konzipiert. Sind Sie an Kraft- und Ausdauertraining gewöhnt und wollen Sie nicht Ihre Fitness verlieren, können Sie weitermachen, sofern Sie folgende Richtlinien beachten:

• Ihr Puls sollte 140 Schläge in der Minute nicht übersteigen.
• Führen Sie aerobische Übungen auf keinen Fall länger als 15 Minuten aus.
• Studien haben gezeigt, dass intensives Training die Körperkerntemperatur der Mutter erhöht und eine Verengung der Blutgefäße verursacht. Dies hemmt den Blutstrom und so die Sauerstoffversorgung der Gebärmutter, verbunden mit der entsprechenden Erhöhung der fetalen Herzschläge.
• Ihre größere Körpermasse erschwert die Koordination der Bewegungen. Vermeiden Sie ruckartiges Bewegen, Hüpfen und Springen, da die Stöße die Gelenke belasten.
• Lassen Sie sich von Ihrem Körper leiten!
• Zwingen Sie sich niemals zu Übungen, die Ihr Wohlbefinden beeinträchtigen.
• Bleiben Sie nie längere Zeit in einer instabilen Stellung, z. B. auf einem Bein.

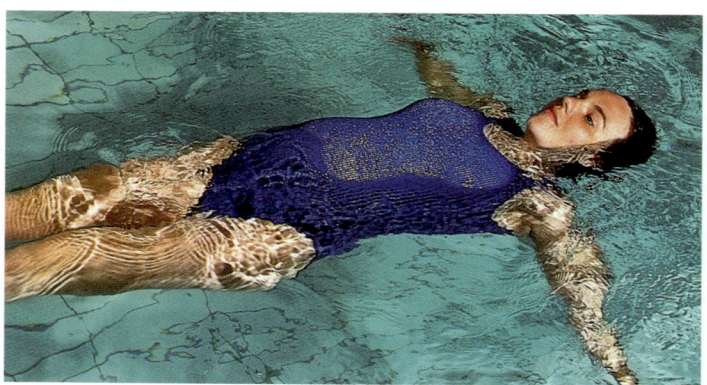

ÜBUNGEN IM WASSER
Diese Übungen sind vorteilhaft, weil sie weder die Gelenke belasten noch die Blutversorgung der Gebärmutter stören.

• Passen Sie die Übungen dem Fortgang der Schwangerschaft an (*s. S. 32–33, 50–51, 74–75*).
• Immer vor dem Training aufwärmen, danach abkühlen!

GEEIGNETE KURSE

Für Ihr Wohlbefinden und zur Erleichterung der Geburt ist es ideal, wenn Sie spezielle Schwangerschaftskurse nutzen. Kompetente Personen leiten die üblichen Schwangerschaftsgymnastikkurse, die Ihnen auch Ihr Arzt empfehlen wird. Wenn Sie Kurse aus dem alternativen Bereich wählen, informieren Sie sich, ob der Kursleiter die körperlichen Veränderungen, die sich in der Schwangerschaft vollziehen, gut kennt. Vorteilhaft sind auch gemäßigtes Radfahren und Spazierengehen. Nicht zu empfehlen ist Joggen. Schwimmen und Übungen im Wasser sind ideal. Auf Sportarten wie Hockey, Tennis und Ähnliches verzichten Sie besser.

IM RHYTHMUS DER JAHRESZEITEN

In der Traditionellen Chinesischen Medizin (TCM) gehört das Leben in Harmonie mit der Natur zu den Grundpfeilern unseres Wohlbefindens und unserer Gesundheit (*s. S. 133*). Die Chinesen glauben, dass Körperübungen – genauso wie die Ernährung und die Lebensweise – den Veränderungen der Jahreszeiten angepasst werden müssen (*s. unten*).

ÜBUNGEN IM EINKLANG MIT DER NATUR

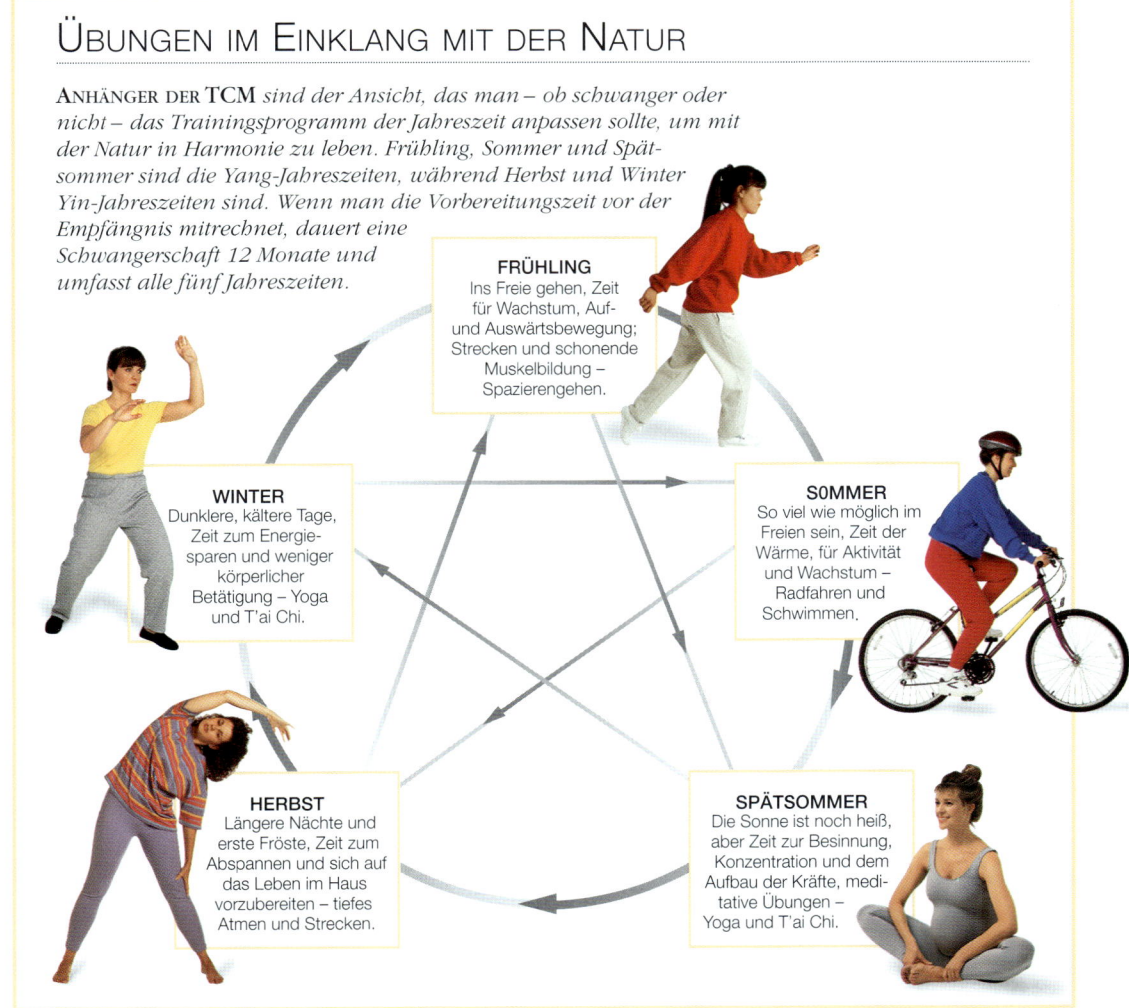

ANHÄNGER DER TCM *sind der Ansicht, das man – ob schwanger oder nicht – das Trainingsprogramm der Jahreszeit anpassen sollte, um mit der Natur in Harmonie zu leben. Frühling, Sommer und Spätsommer sind die Yang-Jahreszeiten, während Herbst und Winter Yin-Jahreszeiten sind. Wenn man die Vorbereitungszeit vor der Empfängnis mitrechnet, dauert eine Schwangerschaft 12 Monate und umfasst alle fünf Jahreszeiten.*

FRÜHLING
Ins Freie gehen, Zeit für Wachstum, Auf- und Auswärtsbewegung; Strecken und schonende Muskelbildung – Spazierengehen.

WINTER
Dunklere, kältere Tage, Zeit zum Energiesparen und weniger körperlicher Betätigung – Yoga und T'ai Chi.

SOMMER
So viel wie möglich im Freien sein, Zeit der Wärme, für Aktivität und Wachstum – Radfahren und Schwimmen.

HERBST
Längere Nächte und erste Fröste, Zeit zum Abspannen und sich auf das Leben im Haus vorzubereiten – tiefes Atmen und Strecken.

SPÄTSOMMER
Die Sonne ist noch heiß, aber Zeit zur Besinnung, Konzentration und dem Aufbau der Kräfte, meditative Übungen – Yoga und T'ai Chi.

Tipps für den Alltag

IHRE UMGEBUNG – zu Hause und am Arbeitsplatz – übt sehr viel Einfluss auf Ihren Gesundheitszustand und Ihr Wohlbefinden aus. Lassen Sie Ihren »natürlichen Nestinstinkt« walten, um in Ihrer unmittelbaren Umgebung Harmonie, positive Energie und eine freundliche, Ruhe spendende Atmosphäre zu schaffen.

WICHTIGE TIPPS

Reduzieren Sie Ihren Stress.

✳

Meiden Sie Schadstoffe.

✳

Gestalten Sie Ihre Umgebung freundlich und entspannend.

✳

Übernehmen Sie sich nicht bei der Arbeit.

CHINESISCHE ANSICHTEN

Feng Shui ist die chinesische Kunst, den universalen Fluss des *Qi* zu aktivieren. Diese positive Energie soll zu Glück, Wohlstand und Gesundheit beitragen. Feng Shui umfasst eine ganze Reihe von Maßnahmen:

• Benutzen Sie Spiegel oder spiegelnde Oberflächen, um freundliche Ausblicke von draußen einzufangen und schlechte Energien aus dem Gebäude hinauszulenken.
• Windglockenspiele können helfen ein stillstehendes *Qi* aufzubrechen (nicht in einem Schlafzimmer anwenden).
• Frische Blumen und Topfpflanzen bringen gute Yang-Energie ins Haus. Entfernen Sie Verwelktes sofort. Meiden Sie stachelige oder dornige Pflanzen, z. B. Kakteen oder Rosenstiele. Legen Sie ins Schlafzimmer Früchte, z. B. den Fruchtbarkeit symbolisierenden Granatapfel. Stellen Sie keine Pflanzen auf.

IHRE UMGEBUNG
Frische Blumen, Duftkerzen, ätherische Öle und Mineralien verbessern die Atmosphäre eines Raumes.

• Tauschen Sie abgestandene Energie mindestens einmal in der Woche aus, indem Sie alle Fenster weit öffnen.
• Spielen Sie einmal in der Woche laute, freudige Musik, um alte Energie zu zerstreuen und neue hereinzulassen.
• Hängen Sie Spiegel nie so auf, dass sie ein Bett widerspiegeln. Das kann zu Herzproblemen führen.
• Schlafen Sie nicht unter einem sichtbaren Tragbalken. Verrücken Sie das Bett oder verkleiden Sie den Balken.
• Stellen Sie Ihr Bett schräg zur Tür und schlafen Sie nie mit dem Kopf oder den Füßen zur Tür gerichtet.
• Das Kopfende Ihres Bettes sollte an einer Wand stehen.
• Man sagt, dass ein rot dekoriertes Schlafzimmer die Leidenschaft erregt und Paaren, die eine Familie gründen wollen, Glück bringt.

PLATZ MACHEN

Während Sie sich vorbereiten, ein neues menschliches Wesen in Ihr Leben aufzunehmen, sollten Sie Ihr Heim aufräumen und nutzlose Dinge entsorgen. Dadurch schaffen Sie Platz für

Ihr Baby – in Ihrem Heim, Ihrer Psyche und in Ihrem Kopf. Falls Sie einen Raum umgestalten, denken Sie daran, dass Licht, Glück und Harmonie hereinbringt. Vertreiben Sie mit einem Glöckchen oder Glockenspiel schale Energie – vor allem aus den Zimmerecken. Danach die Hände unter fließendem Wasser waschen, frische Blumen aufstellen, eine Kerze und Weihrauch entzünden oder den Raum mit Wasser, das einige Tropfen Lavendel- oder Grapefruitöl enthält, besprühen.

SCHÄDIGENDES MEIDEN

Um negative Umwelteinflüsse möglichst gering zu halten, sollten Sie folgende Vorsichtsmaßnahmen ergreifen:
• Stellen Sie sich nicht direkt vor das Mikrowellengerät, so lange es in Betrieb ist.
• Verwenden Sie nie chemische Mittel, z.B. Backofenreiniger bzw. andere auf Chemikalien basierende Reinigungs- oder Schädlingsbekämpfungsmittel. Benutzen Sie möglichst nur natürliche, sichere Mittel.
• Meiden Sie nach Möglichkeit verkehrsreiche Straßen.
• Waschen Sie alles Obst und Gemüse und entfernen Sie die äußeren Blätter der Gemüse. Essen Sie möglichst Biokost.
• Benutzen Sie kein Kochgeschirr aus Aluminium oder Kupfer. Wickeln Sie Lebensmittel nicht in Alufolie ein.

DIE ARBEIT MEISTERN

Wenn Ihre Arbeit nicht körperlich anstrengend ist und die Umgebung der Arbeit keine gesundheitlichen Gefahren in sich birgt, können Sie arbeiten bis zum Zeitpunkt, an dem der gesetzliche Mutterschutz in Kraft tritt. Wahrscheinlich muss aber das eine oder andere am Arbeitsplatz angepasst werden:
• Für Bildschirmarbeitsplätze gelten Arbeitsschutzgesetze, die Ihr Arbeitgeber einhalten muss (Informationen beim Betriebsrat oder der Berufsgenossenschaft). Achten Sie selbst darauf, dass Sie die vorgeschriebenen häufigen kurzen Pausen machen.
• Versuchen Sie, möglichst oft Ihre Beine hochzulegen.
• Scheuen Sie sich nicht um Hilfe zu bitten!
• Machen Sie eine Pause, wenn Sie sich erschöpft fühlen.
• Informieren Sie sich sowohl über Ihre Mutterschaftsrechte als auch über Ihre Pflichten Ihrem Arbeitgeber gegenüber.
Wichtig für Beruf und Urlaub: Vermeiden Sie besser in den ersten drei Schwangerschaftsmonaten das Reisen im Flugzeug, vor allem wenn Sie schon einmal eine Fehlgeburt hatten.

ALTERNATIVE THERAPIEN

Sorgen Sie für eine möglichst positive, weitgehend stressfreie Atmosphäre in Ihrer Umgebung und vor allem in sich selbst.
• Bergkristall kann sich günstig zu Hause und am Arbeitsplatz auswirken. Legen Sie z.B. ein Stück Bergkristall in die Nähe des Computers, wenn Sie lange Zeit davor sitzen.
• Bernstein- oder zitronenfarbige Kristalle sowie Turmaline sollen Schutz gegen elektromagnetische Felder und Strahlungen bieten.
• Man glaubt, dass ein leuchtender Kristall, den man über dem Eingang einer Wohnung anbringt, auf den *Qi*-Strom einladend wirkt.
• Emotional sind Sie während der Schwangerschaft nicht ganz so stabil wie vielleicht gewohnt. Dafür gibt es mehrere Bach-Blüten (*s. S. 154*), die Ihnen auf sanfte Weise helfen, den Alltag zu meistern.

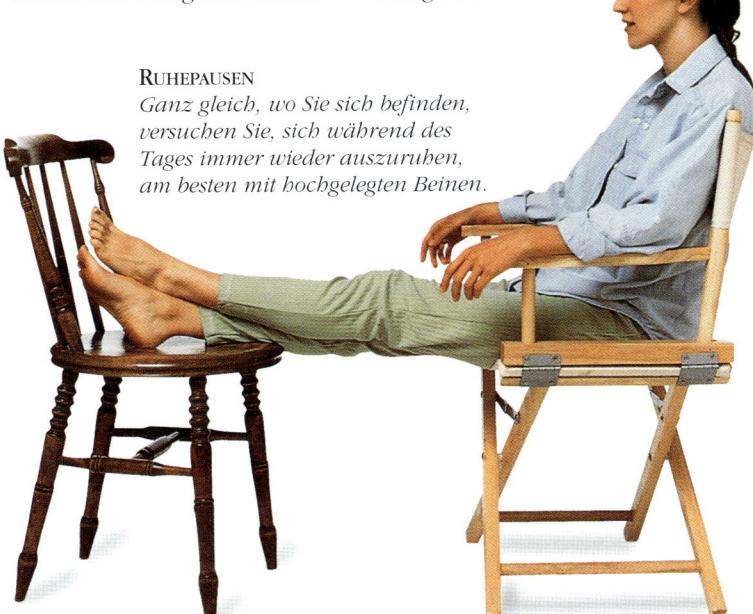

RUHEPAUSEN
Ganz gleich, wo Sie sich befinden, versuchen Sie, sich während des Tages immer wieder auszuruhen, am besten mit hochgelegten Beinen.

Vorsorgeuntersuchungen

ALLE SCHWANGEREN FRAUEN werden während ihrer ganzen Schwangerschaft routinemäßig ärztlich überwacht – in der Regel von einem Gynäkologen. Sobald die Schwangerschaft festgestellt wurde, erhält jede Schwangere einen Mutterpass, in den alle Ergebnisse der Vorsorgeuntersuchungen eingetragen werden.

VORSORGE

Nachdem der Arzt die Schwangerschaft festgestellt hat, gibt er Ihnen den Mutterpass. Auf den ersten Seiten trägt er die Ergebnisse der ersten – sehr gründlichen und umfassenden – Vorsorgeuntersuchung ein. Dazu zählen Ihre medizinische Vorgeschichte (Anamnese) sowie die Ergebnisse des ersten Blut- und Urintests. Es erfolgt eine ausführliche Beratung über Ernährung, Medikamente, Genussmittel, Tätigkeit/Beruf, Sport, Reisen. Auch eine Risikoberatung und Informationen zur Geburtsvorbereitung (z. B. Schwangerschaftsgymnastik) und eine Krebsfrüherkennungsuntersuchung gehören in den Rahmen der Vorsorgeuntersuchungen. Mindestens zwölf

HERZSCHLÄGE IHRES BABYS
Zum ersten Mal die Herzschläge zu hören, wirkt beruhigend und verstärkt das emotionale Band zu Ihrem Baby.

Arztbesuche sind während der Schwangerschaft vorgesehen, die alle im Mutterpass dokumentiert werden. Und Sie sollten keinen auslassen, auch wenn es Ihnen prächtig geht!

BLUT- UND URINTESTS

Die Bluttests ermitteln die Blutgruppe, den Hämoglobinstatus (rote Blutkörperchen), um zu sehen, ob Sie anämisch sind, und Ihre Immunität gegen Röteln. Die Tests geben außerdem Auskunft, ob Syphilis, Diabetes oder Hepatitis vorliegen. Ein besonders wichtiges Ergebnis ist der Rhesusfaktor. Ist die Mutter Rhesus-negativ und das in ihr wachsende Baby Rhesus-positiv, wird in der 28. bis 30. Woche eine Anti-D-Globulin-Spritze verabreicht. Damit ver-

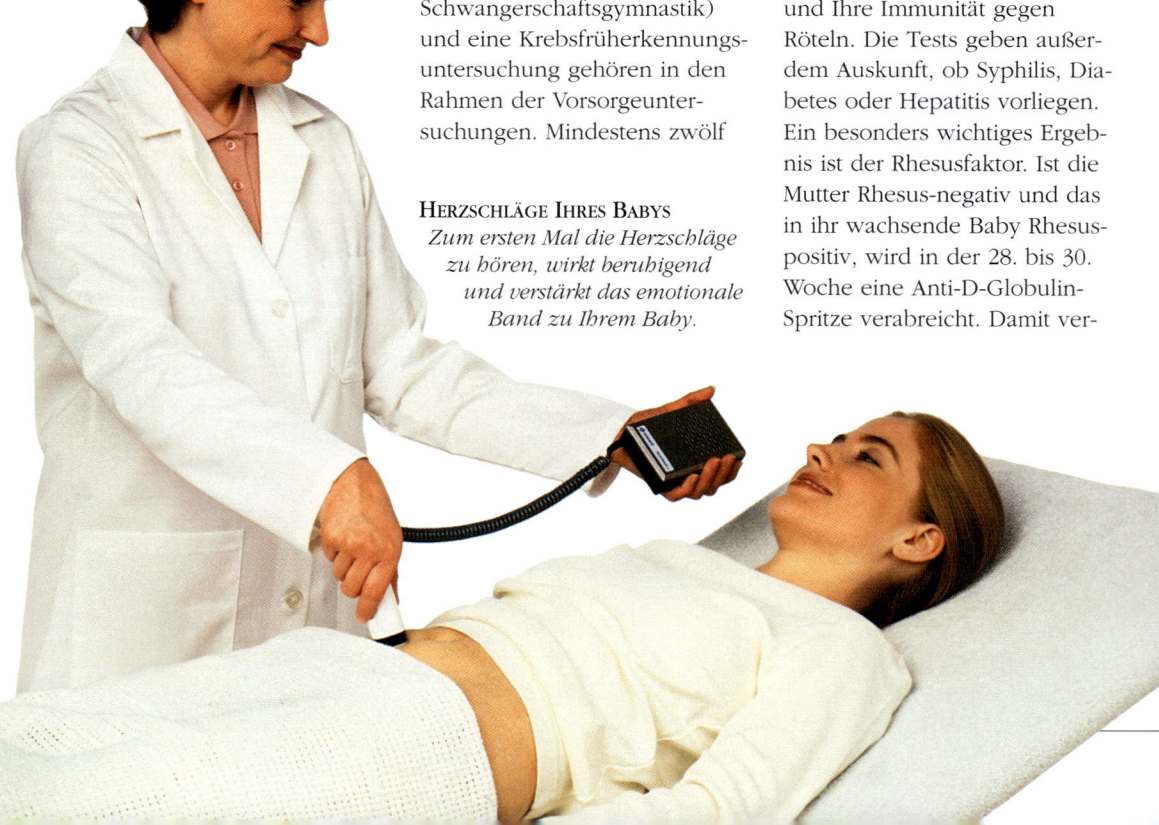

TESTS ZUR FRÜHERKENNUNG

TRANSVAGINAL-SCANNING Spezielle Ultraschalluntersuchung ab der 5. bis 6. Woche. Erkennbar sind Embryo (etwa 2 mm groß), Dottersack und Herzschlag.	**VORTEIL** *Sofortige, aber mitunter nur bedingt sichere Ergebnisse.* **NACHTEIL** *Frühzeitige Beschallung.*
CHORIONZOTTENBIOPSIE Ermittelt genetische Störungen (Downsyndrom, Sichelzellenanämie). In der 8. bis 12. Woche werden kindliche Zellen entnommen, aus dem Gewebe, das den Embryo umgibt und später die Plazenta bildet.	**VORTEIL** *Zuverlässige Ergebnisse liegen innerhalb weniger Tage vor.* **NACHTEIL** *Risiko einer Fehlgeburt (etwa 1 von 100 Frauen).*
NACKENFALTEN-TEST Ultraschalluntersuchung in der 12. Woche, um genetische Störungen zu ermitteln. Eine vergrößerte Nackenfalte (größer als 3 mm) gilt als Indiz für eine Chromosomenstörung. In 30 bis 50 Prozent der Fälle liegt das Downsyndrom vor. Im Verdachtsfall sind weitergehende Untersuchungen unerlässlich.	**VORTEILE** *Keine Risiken, kein Risiko einer Fehlgeburt.* **NACHTEILE** *Keine.*
ALPHAFETOPROTEIN-TEST (AFP) Bluttest in der 15. bis 18. Woche, der den Status des Blutproteins bestimmt und neurologische Probleme, wie Spina bifida oder Hydrozephalus (Wasserkopf), ermittelt. Die Ergebnisse liegen nach etwa 10 Tagen vor.	**VORTEIL** *Risikolos.* **NACHTEILE** *Nur etwa 50 Prozent Genauigkeit, 50 bis 10 Prozent falsche Ergebnisse.*
AMNIOZENTESE Fruchtwasser wird in der 16. bis 18. Woche durch die Bauchdecke unter örtlicher Narkose entnommen. Die darin enthaltenen Zellen werden auf viele Störungen getestet, unter anderem auf das Downsyndrom. Die Ergebnisse liegen innerhalb von 2 bis 3 Wochen vor.	**VORTEIL** *Sehr präzise (90 Prozent), offenbart das Geschlecht des Babys (wichtig bei einigen Störungen).* **NACHTEILE** *Risiko einer Fehlgeburt (etwa 1 von 100 Frauen); mögliche Nebenwirkungen: Blutungen, Infektion; lässt wenig Mängel erkennen.*
TRIPLE-TEST Bluttest (Blut der Mutter) in der 16. bis 18. Woche, um Behinderungen (Anenzephalie/Fehlen des Hirns, Spina bifida) einzuschätzen.	**VORTEIL** *Risikolos.* **NACHTEIL** *Ist umstritten; gilt heute nicht mehr als sehr zuverlässig.*

hindert man, dass die Mutter Abwehrstoffe gegen ihr Baby bildet. Regelmäßig gemessen wird der Blutdruck. Es ist normal, wenn er in der Schwangerschaft ansteigt. Der Urin wird untersucht: auf Ketone, die für die Effizienz des Sauerstofftransports im Blut wichtig sind, außerdem auf Proteine, die Präeklampsie oder Infektionen anzeigen können, und auf Zucker.

ULTRASCHALL

Drei Ultraschalluntersuchungen werden routinemäßig durchgeführt – zwischen der 9. und 12. Woche, 19. und 22. Woche und 29. bis 32. Woche. Sie sind einfach und gefahrlos und geben Auskunft über die Entwicklung des Kindes, Lage der Plazenta, kindliche Fehlbildungen oder Mehrlingsschwangerschaft und über das Geschlecht des Babys.

SPEZIELLE TESTS

Tests zur Früherkennung von Krankheiten und Missbildungen (*s. oben*) müssen Sie gut überdenken. Sie sind nicht obligatorisch. Lassen Sie sich beraten, warum so ein Test nötig ist und welche Gefahr er in sich birgt. Falls ein Test zum Schwangerschaftsabbruch führt, nehmen Sie die angebotene psychologische Hilfe in Anspruch!

Wenn es keine normale Schwangerschaft wird

BEI MANCHEN SCHWANGERSCHAFTEN geht man davon aus, dass der Fetus möglicherweise gefährdet ist. Sind Sie von solch einer Risikoschwangerschaft betroffen, werden Sie unter ständiger ärztlicher Aufsicht stehen. Sie müssen dann auch besonders sorgfältig auf Ihre Ernährung und Ihre Lebensweise achten.

ZWILLINGE & MEHR

Nach einer speziellen Behandlung zur Förderung der Fruchtbarkeit gebären viele Frauen Zwillinge oder Drillinge. Eine Mehrlingsschwangerschaft ist an sich kein hohes Risiko. Jedoch wird die Geburt wahrscheinlich nicht termingerecht stattfinden. Um auf eventuelle Komplikationen sehr schnell reagieren zu können, raten Ärzte, bei einer Mehrlingsschwangerschaft nicht zu Hause zu entbinden. Bei so einer Schwangerschaft werden die Beschwerden voraussichtlich nicht anders sein wie bei einer normalen, also morgendliche Übelkeit, Sodbrennen, Rückenschmerzen, Schlaflosigkeit, Erschöpfung und erhöhter Blutdruck. Viel Ruhe und eine nährstoffreiche Ernährung sind äußerst wichtig. Wenn Sie mehr als ein Baby tragen, stellt Ihr Körper ganz besonders hohe Ansprüche an Ihren Eisen- und Folsäurehaushalt. Mangelerscheinungen, wie Anämie, könnten rasch eintreten.

SPÄTGEBÄRENDE

Viele Frauen entscheiden sich erst in späteren Jahren für ein Baby. Je älter Sie sind, umso wichtiger wird Ihre Ernährung

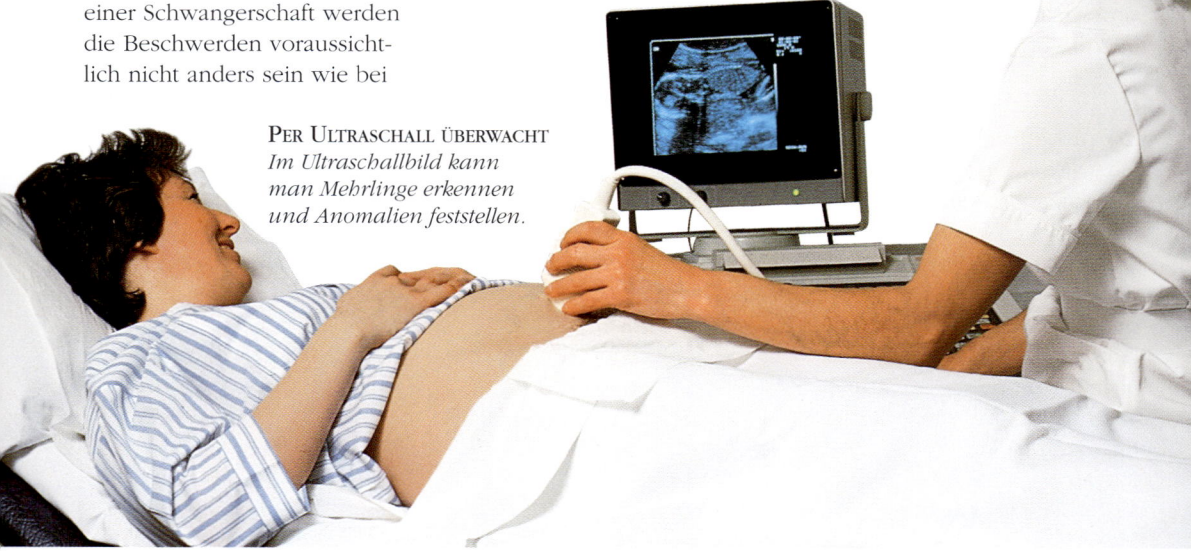

PER ULTRASCHALL ÜBERWACHT
Im Ultraschallbild kann man Mehrlinge erkennen und Anomalien feststellen.

und Lebensweise. Viele Frauenärzte raten den Spätgebärenden (Bezeichnung für Schwangere über 35) so früh wie möglich mit der beruflichen Arbeit aufzuhören. Empfohlen wird auch viel Ruhe vor allem zwischen 17.00 und 19.00 Uhr (*s. S. 132*) und eine sehr nährstoffreiche Nahrung (*s. S. 12–13*). Oft wird zu einem guten Vitamin- und Mineralstoffpräparat geraten.

IN-VITRO-BEFRUCHTUNG

Eine In-Vitro-Fertilisation (IVF) ist ein komplizierter Vorgang, der von spezialisierten Ärzten betreut wird. Frauen, die auf diese Weise schwanger werden wollen, neigen zu einer Nierenschwäche und leiden – wie die Chinesen sagen – unter einem schwachen Yin. Beides kann mithilfe von Akupunktur behoben werden. Für eine IVF sollten Sie sich von der Arbeit beurlauben lassen und ruhen, wenn die Eiübertragung stattfindet. Essen Sie Nahrung, die reich an Zink und essenziellen Fettsäuren ist. Diese Nährstoffe sind wichtig für die Zellteilung und die Zellmembranen.

FRÜHGEBURT

Als Frühgeburt bezeichnet man eine Niederkunft, die mehr als 6 Wochen vor dem Termin stattfindet. Hatten Sie bereits eine Frühgeburt, müssen Sie immer wieder damit rechnen. Die Akupunktur kann hier vorbeugend helfen, sofern die Behandlung nach der Hälfte der Schwangerschaft beginnt. Wichtig sind viel Ruhe sowie eine Ernährung mit genügend essenziellen Fettsäuren, Eisen und Zink. Ein Mangel an diesen Nährstoffen

wird mit frühzeitigen Wehen in Verbindung gebracht. Achten Sie auf die Symptome einer Harnwegsinfektion, die eine Frühgeburt verursachen kann, oder Schmerzen im unteren Rücken, die den Beginn der Wehen anzeigen können.

DIABETES

Schwangerschaftsdiabetes tritt bei manchen Frauen in der zweiten Hälfte der Schwangerschaft auf (sie waren vorher nicht an Diabetes erkrankt). Die Erkrankung wird durch die Vorsorge-Urintests erkannt. Sie macht die werdende Mutter anfälliger für Infektionen, wie Blasenentzündung oder Soor, und für erhöhten Blutdruck. Künstliche Geburtseinleitung oder Kaiserschnitt können in der 36. Woche angebracht sein.

ZUCKERAUFNAHME

Haben Sie Zucker in Ihrem Urin, sollten Sie bestimmte Nahrungsmittel meiden.

UNGEEIGNET
- Zucker, Fruchtsaftkonzentrate, gezuckerte Getränke, Kürbisse, süßes Gebäck, süße Nachspeisen
- Fettreiche Nahrungsmittel
- Salz, salzige Lebensmittel
- Behandelte Lebensmittel

GEEIGNET
Hiervon können Sie essen, so viel Sie wollen:
- Stärkehaltige Nahrungsmittel, z.B. Brot, Teigwaren, Reis und Cerealien
- Obst und Gemüse
- Hülsenfrüchte

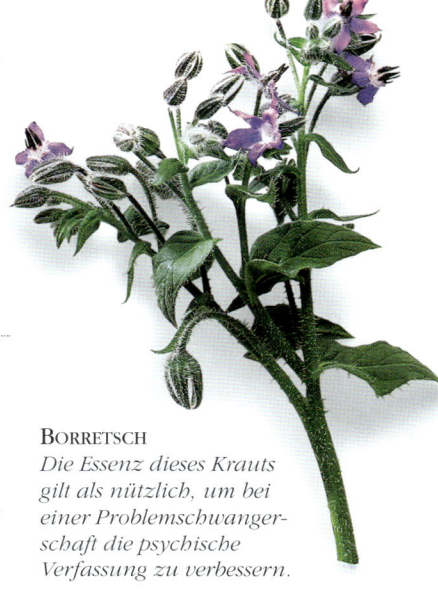

BORRETSCH
Die Essenz dieses Krauts gilt als nützlich, um bei einer Problemschwangerschaft die psychische Verfassung zu verbessern.

Halten Sie sich genau an die Diätvorschriften, die Ihnen Ihr Arzt gibt! Hilfreich ist eine vom Fachmann durchgeführte homöopathische Behandlung.

ALTERNATIVE THERAPIEN

Bei einer Risikoschwangerschaft müssen Sie jede therapeutische Maßnahme, die Sie neben der konventionellen Behandlung durchführen möchten, mit Ihrem Arzt genau absprechen. Informieren Sie Therapeuten alternativer Methoden präzise über Ihre Situation! Nützlich bei Risikoschwangerschaften sind häufig pflanzliche Mittel. Für Frauen, die bereits eine Fehlgeburt hatten, soll Brustwurz in der frühen Schwangerschaftszeit günstig sein. Von Borretsch sagt man, dass er die allgemeine Gemütsverfassung hebt. Durchhaltevermögen fördern und Mut machen können Bach-Blüten wie Wild Rose und Gentian. Die Tigerlilie fördert mitunter bei älteren Frauen eine erfolgreiche Schwangerschaft.

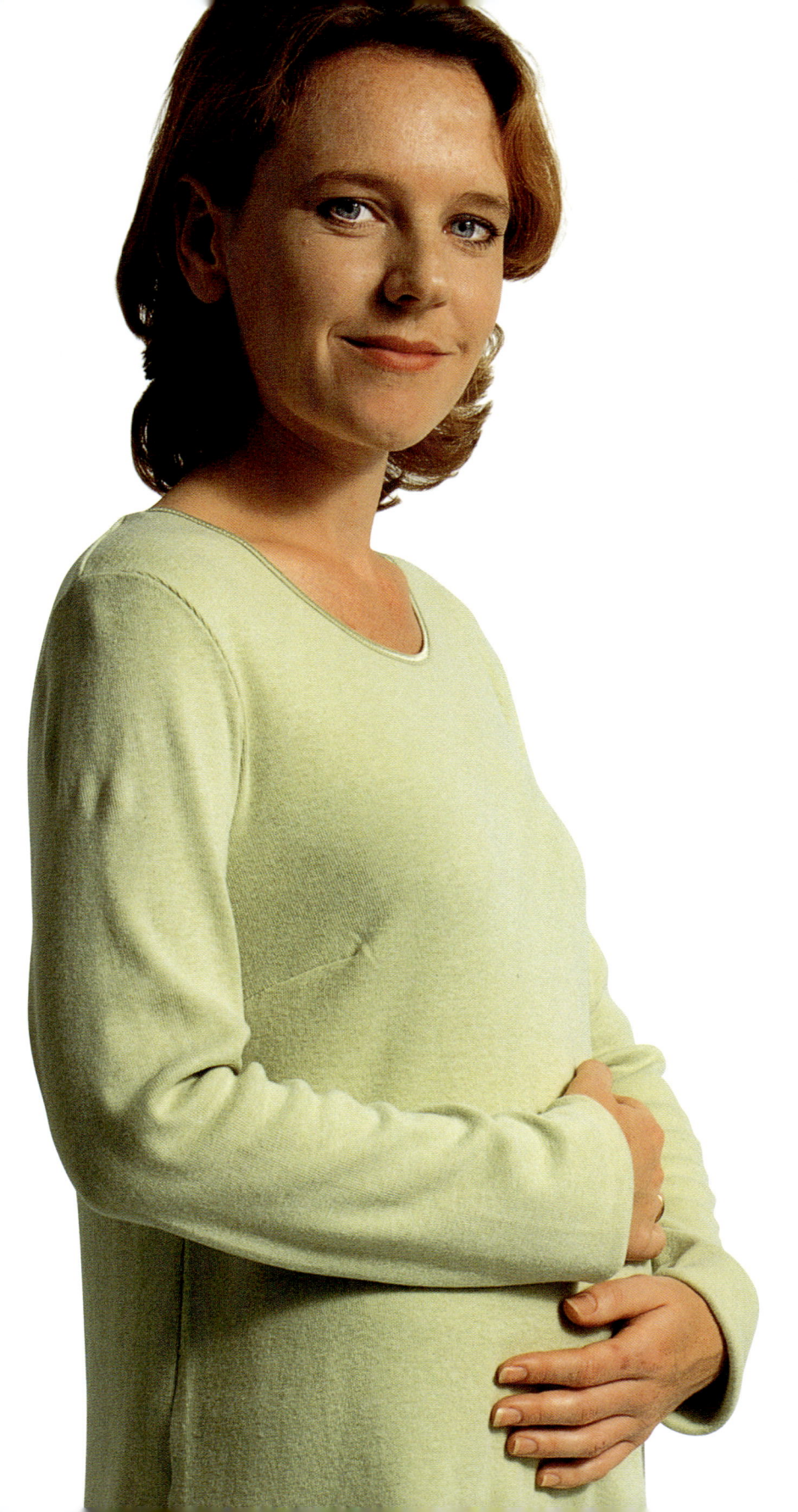

IN DEN ERSTEN DREI Monaten der Schwangerschaft schwanken Sie wahrscheinlich zwischen Glücks- und Angstgefühlen. Sie und Ihr Partner denken vielleicht, dass es noch zu früh ist, die Neuigkeit der Familie und den Freunden mitzuteilen. Das ist völlig normal, denn Sie beide müssen sich ja erst selbst einmal über die Veränderungen, die

Das erste Trimester

auf Sie zukommen, klar werden. Das Baby wird Ihr Leben gravierend verändern. Doch zunächst müssen Sie als werdende Mutter mit den Veränderungen in Ihrem Körper zurechtkommen. Dabei will dieses Kapitel Ihnen helfen. Es informiert Sie, was Sie tun können, um sich so wohl wie möglich zu fühlen, und wie Sie mit den eventuellen Beschwerden umgehen sollten.

ERSTES TRIMESTER

Die ersten 12 Wochen

DIE ENTWICKLUNG EINES BABYS dauert 38 Wochen – vom Tag der Empfängnis an. 40 Wochen Schwangerschaft rechnet man ab dem ersten Tag der letzten Menstruation. In der dritten Woche nach der Empfängnis, wenn Ihre Periode ausbleibt, heißt es: »Bin ich schwanger?«

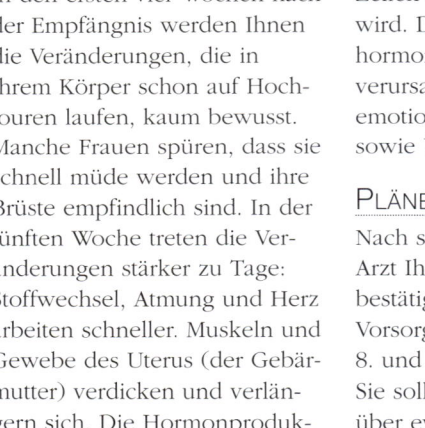

WICHTIGE TIPPS

Wägen Sie pränatale Tests, die nicht zur Vorsorgeroutine gehören, gut ab.

✳

Essen Sie mehrmals am Tag kleine Portionen.

✳

Ruhen Sie, wenn Sie sich müde fühlen.

✳

Lassen Sie sich selbst Zeit, um sich an die Schwangerschaft zu gewöhnen.

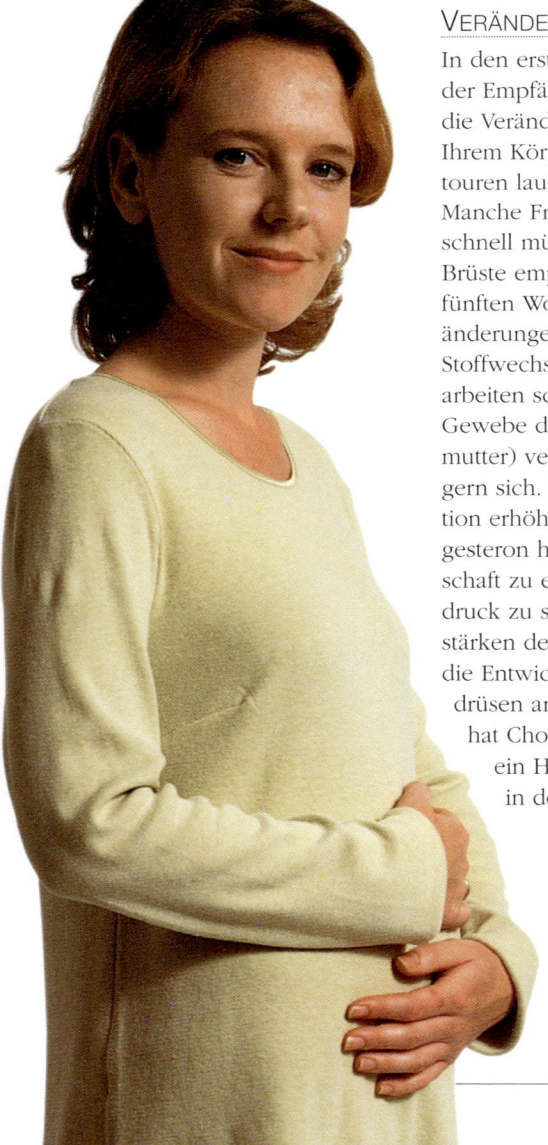

VERÄNDERUNGEN

In den ersten vier Wochen nach der Empfängnis werden Ihnen die Veränderungen, die in Ihrem Körper schon auf Hochtouren laufen, kaum bewusst. Manche Frauen spüren, dass sie schnell müde werden und ihre Brüste empfindlich sind. In der fünften Woche treten die Veränderungen stärker zu Tage: Stoffwechsel, Atmung und Herz arbeiten schneller. Muskeln und Gewebe des Uterus (der Gebärmutter) verdicken und verlängern sich. Die Hormonproduktion erhöht sich beachtlich: Progesteron hilft, die Schwangerschaft zu erhalten und den Blutdruck zu senken; Östrogene stärken den Uterus und regen die Entwicklung der Milchdrüsen an. Wichtige Aufgaben hat Choriongonadotropin – ein Hormon, das nur in der Schwangerschaft

DIE ERSTEN WOCHEN
Äußere Anzeichen der Veränderungen in Ihrem Körper sind in den ersten zwölf Wochen noch nicht zu sehen.

entsteht und in den Langhans-Zellen der Plazenta gebildet wird. Die ziemlich gewaltigen hormonellen Veränderungen verursachen sehr häufig große emotionale Höhen und Tiefen sowie Übelkeit und Erbrechen.

PLÄNEMACHEN

Nach sechs Wochen wird Ihr Arzt Ihre Schwangerschaft voll bestätigen und den ersten Vorsorgetermin – zwischen der 8. und 12. Woche – festlegen. Sie sollten jetzt auch schon über eventuell nötige Tests zur Früherkennung von Anomalien sprechen (*s. S. 23*). Suchen Sie vorsorglich Ihren Zahnarzt auf, um Ihre Zähne gesund zu erhalten. Die höhere Geschwindigkeit Ihres Stoffwechsels wird Ihnen jetzt bewusst werden. Wahrscheinlich fühlen Sie sich ausgelaugt. Ungefähr in der 8. Woche spüren Sie leichte Unterleibsschmerzen, da Ihr Uterus sich langsam ausdehnt. (Bei starken Schmerzen sofort zum Arzt!) In der 12. Woche fängt der Uterus an aus dem Becken zu wachsen und er wird ein Unterleibsorgan. Ihr Herz pumpt zusätzliches Blut.

WIE DAS BABY SICH ENTWICKELT

1. WOCHE Unmittelbar nach der Befruchtung verschmelzen Spermium (Samenzelle) und Eizelle zur Zygote (Keim). Auf dem Weg zum Uterus fängt sie an sich zu teilen.

2. WOCHE Etwa am 4. Tag entwickelt sich die Zellmasse zur Blastozyste. Am 10. Tag wird sie im Endometrium – der Schleimhaut des Uterus – eingebettet.

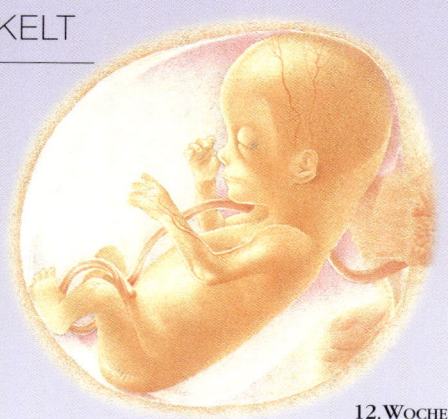

12. WOCHE

3. WOCHE Die Blastozyste ist nur so groß wie ein Stecknadelkopf, aber sie wächst schnell. Die innere Zellmasse ihres Hohlraums entwickelt sich zum Embryo.

4. WOCHE Das Baby ist ungefähr 2 mm lang und wiegt weniger als 1 g. Es formt sich aus drei embryonalen »Schichten«: Aus einer entstehen Haare, Nägel, Brustdrüsen, Zahnschmelz, Innenohr und die Linsen der Augen, aus der anderen Schicht bilden sich Nervensystem, Netzhaut, Hirnanhangdrüse, Muskeln, Knochen, Knorpel, Blut und Lymphzellen, die dritte ist zuständig für Lungen, Luftröhre, Leber, Bauchspeicheldrüse und Blase.

5. WOCHE Das Herz entwickelt sich; es hat jetzt vier Kammern. Der obere Gaumen des Mundes formt sich.

6. WOCHE Das Bündel Zellen wird jetzt ein Embryo, ungefähr so groß wie eine Fingerspitze. Das Herz schlägt 180-mal in der Minute, mehr als doppelt so oft wie Ihres. Augenlider, Ohren und die Ansätze der Hände und Füße bilden sich. Die Kopfform und die Linie der Wirbelsäule sind erkennbar.

7. WOCHE Die Größe des Embryos hat sich vervierfacht und das Nervensystem entwickelt sich weiter. Das Baby fängt an, Körper, Arme und Beine zu bewegen. Diese Bewegungen kann man mit einem Gerät erfassen, Sie aber fühlen sie noch nicht. Die Entwicklung von Lungen, Leber und Nieren beginnt.

8. WOCHE Während der Organentwicklung war Ihr Baby ein Embryo. Nun wird es Fetus genannt. Sein Gehirn entwickelt sich rasch. Die Nabelschnur hat sich gebildet. Es entwickeln sich die Ohren. Der Mund kann sich öffnen und schließen. Es ist um 2,5 cm groß.

9. WOCHE Das Baby ist jetzt 4 cm groß und kann schon leicht zappeln. Verdauungs- und Nervensystem entwickeln sich schnell. Die Größe des Gehirns hat sich in den letzten vier Wochen vervierfacht.

10. WOCHE Das Nervensystem ist so weit gereift, dass sich der Fetus voll bewegen kann. Die Organe und die Fruchtwasserblase haben sich gebildet. Das Baby ist als ein menschliches Wesen klar zu erkennen.

11. WOCHE Die Leber übernimmt die Herstellung roter Blutzellen und die Nieren arbeiten. Das Baby ist ungefähr 5 cm groß und wächst schnell. Sein Gesicht ist vollständig geformt. Der Kopf wächst, um das Gehirn zu beherbergen.

12. WOCHE Das Baby ist vollständig ausgeformt, obwohl mit nur 6 cm Größe noch viel Wachstum bevorsteht. Haare und Nägel beginnen zu wachsen. Seine Kiefer haben 32 kleine Zahnaugen. Es fängt an zu saugen. Innere Geschlechtsorgane bilden sich aus.

ERSTES TRIMESTER

Ernährungstipps

DIE ERSTEN DREI MONATE der Schwangerschaft sind in vielerlei Beziehung die entscheidendsten für die gesunde Entwicklung Ihres Babys. Eine mangelhafte Ernährung kann die Bildung der Organe sowie die Entwicklung der Körpersysteme beeinträchtigen und zu einem niedrigen Geburtsgewicht führen.

ENTWICKLUNG FÖRDERN

Nach der Empfängnis ist eine gesunde Ernährung genauso wichtig wie zuvor. Die meisten Frauen erfahren erst fünf oder sechs Wochen nach der Empfängnis, dass sie schwanger sind. Bis dahin haben jedoch schon viele ausschlaggebende Entwicklungen des Embryos stattgefunden. Das Baby ist mit Ende der 12. Woche vollständig ausgeformt; alle Organe sowie die Körpersysteme, Glieder, Muskeln und Knochen sind voll angelegt (*s. S. 29*).

SCHWERPUNKT-NÄHRSTOFFE

Zu den Nährstoffen, auf die eine werdende Mutter besonders achten muss, gehören die Proteine. Sie spielen bei der embryonalen Entwicklung von Zellen, Muskeln, Organen, Gewebe und Haaren sowie bei der Enzymproduktion eine große Rolle. Mindestens die Hälfte der Kalorien sollte von den Kohlenhydraten kommen, hauptsächlich in der Form von Stärke. Für Mutter und Kind lebenswichtig sind Folsäure und Eisen. Folsäure ist ein B-Vitamin, das Ihr Baby zur Zellteilung, der Bildung der roten Blutzellen und der Entwicklung des Nervensystems braucht. Da sich das Neuralrohr, aus dem sich Gehirn und Rückenmark entwickeln, in der 4. Schwangerschaftswoche bildet, sollten Sie vor der Empfängnis, aber auch danach, ein Folsäure-Präparat einnehmen. Damit können Sie Schäden, wie Spina bifida, vorbeugen. (Es ist recht schwierig, ausreichend Folsäure nur über die Nahrung zuzuführen.) Der Eisenbedarf erhöht sich bei Schwangeren auf Grund der Zunahme der Blutmenge und der Entwicklung der Plazenta.

WICHTIGE BESTANDTEILE DER TÄGLICHEN NAHRUNG

6 Portionen Getreide

5 Portionen Gemüse

2 Portionen mageres Fleisch, Fisch oder Hülsenfrüchte

2 Portionen folsäurereiche Nahrungsmittel

2 Portionen kalziumreiche Nahrungsmittel

Sehr viel gefiltertes oder Mineralwasser

SOMMERGEMÜSE
Gebratene rote und gelbe Paprika, Salatgurken, reife Tomaten, Eier und Sardellen ergeben einen nahrhaften Salat als Hauptgericht.

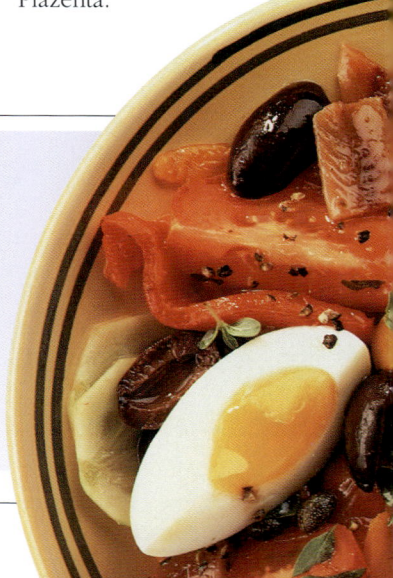

WICHTIGE VITAMINE UND MINERALSTOFFE

NÄHRSTOFFE	FÜR DIE MUTTER	FÜR DAS BABY
VITAMIN A Ein Teil des aufgenommenen Beta-Karotins kann sich in Vitamin A verwandeln.	*Antioxidante Eigenschaften, die vor Infektionen schützen.*	*Für Zellteilung, Bildung gesunder Zellmembranen, Entwicklung der Augen.*
B-VITAMINE Erhöhte Aufnahme nicht nötig; Ausnahmen: bei Jugendlichen, Zwillingen oder Diabetesrisiko.	*B_2 und B_6 für den Hormonausgleich; B_2 und B_5 für Energie; B_6 zur Stoffwechselverbesserung.*	*B_{12} für das Nervensystem; B_6 für das Immunsystem und die Gehirnentwicklung.*
ANDERE VITAMINE Der Bedarf an Vitamin D steigt und ebenso der an Vitamin E, wenn der Verzehr von mehrfach ungesättigten Fetten hoch ist.	*Vitamin C für die Eisenaufnahme und Hormonproduktion; Vitamin D für die Kalziumaufnahme.*	*Vitamin D für gesunde Knochen; Vitamin E für die Entwicklung des Herzens.*
FOLSÄURE	*Siehe Nährstoffe, links.*	*Siehe Nährstoffe, links.*
EISEN	*Siehe Nährstoffe, links.*	*Sauerstoffversorgung.*
KALZIUM Der Fetus braucht viel Kalzium im ersten Trimester.	*Für gesunde Knochen und Zähne.*	*Für die Muskeln und Nerven.*
ZINK Wichtig während der ganzen Schwangerschaft.	*Für die Hormonproduktion.*	*Für Bildung der Zellen und Wachstum; um Geburtsuntergewicht zu vermeiden.*
ANDERE MINERALSTOFFE Vor der Empfängnis ist ausreichend Jod wichtig. Chrom kann Übelkeit vorbeugen. Magnesium kann Bluthochdruck verhüten.	*Mangan und Chrom für die Blutzuckerregulierung; Mangan und Magnesium für den Hormonausgleich und die Energie.*	*Mangan zur Verhütung von Missbildungen beim Fetus; Jod, um Überfunktion der Schilddrüse zu vermeiden.*

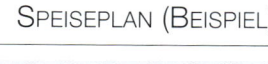
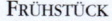

SPEISEPLAN (BEISPIEL)

FRÜHSTÜCK
Haferflocken, Sesamsamen, Banane, Birne, Milch

SNACK AM VORMITTAG
Apfel, Haferkuchen, eine Scheibe Cheddar-Käse

MITTAGESSEN
Makrelen mit Brunnenkresse, geriebene Möhre, Tomate, Vollkornbrot, Butter, Orange

SNACK AM NACHMITTAG
Getrocknete Feigen, Mandeln

ABENDESSEN
Bohneneintopf mit Lamm, Kartoffeln, Möhren, Brokkoli

VOR DEM SCHLAFENGEHEN
Vollfrucht-Heidelbeermarmelade, Vollkornbrot, Butter

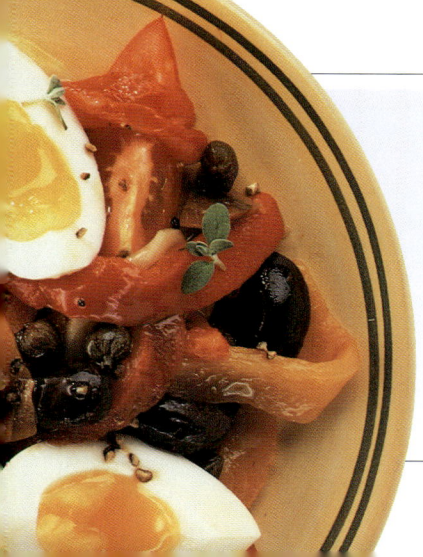

Bewegung ist wichtig

ENORME EMOTIONALE und körperliche Veränderungen geschehen in den ersten Monaten der Schwangerschaft. Manche Frauen sorgen sich um ihre Fitness und wollen sofort voll in ein Übungsprogramm einsteigen, andere ringen mit der emotionalen Achterbahn und der typischen Erschöpfung.

AUFWÄRMEN & ABKÜHLEN

ES IST WICHTIG, *dass Sie sich aufwärmen, bevor Sie Ihre Übungen beginnen. Um Verletzungen und Verspannungen zu vermeiden, müssen Muskeln warm und Gelenkbänder sanft gedehnt sein.*

Erst dann folgen aerobische Übungen, die Ihren Puls beschleunigen und die Muskeln stärken. Mit sanften Dehnübungen sorgen Sie für das Abkühlen und entspannen Ihren Körper.

RICHTLINIEN

Beachten Sie immer die allgemeinen Richtlinien für körperliche Betätigung während der Schwangerschaft (s. S. 18–19).

AUFWÄRMEN & DEHNEN

Arbeiten Sie ihren Körper ganz durch. Fangen Sie oben an. Alle Übungen sollten Sie 6- bis 8-mal auf jeder Seite ausführen, sofern keine andere Anweisung gegeben wird.

Kopf und Nacken

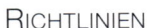

• Im Schneidersitz den Kopf langsam und sanft von der einen Seite zur anderen drehen.

• Ohr zur Schulter senken und dann wieder heben.

• Den Kopf zur Seite drehen, dann

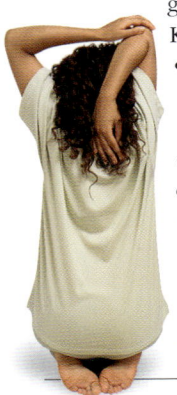

senken und mit aufliegendem Kinn langsam zur anderen Seite führen und wieder heben.

Schultern und Arme

• Rechte Schulter hochheben und wieder senken. Beide Schultern nach vorne ziehen, anheben und zurückdrücken. Dann in umgekehrter Richtung: Schultern zurück, anheben nach vorne drehen.

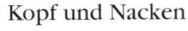

• Auf die Fersen setzen. Mit der Handfläche nach oben den rechten Arm schräg

nach vorne strecken, dann den Arm so nach hinten führen, dass die Hand auf dem Rücken liegt. Drücken Sie mit Ihrer linken Hand Ihren Ellenbogen ganz sanft nach hinten, um die Dehnung zu verstärken (*s. Foto ganz links*). Mit dem linken Arm wiederholen.

Wirbelsäule und Becken

• In den Schneidersitz setzen, mit geradem Rücken, den Hals leicht nach oben gestreckt. Ausatmend den Oberkörper nach rechts drehen, dabei die rechte Hand zum besseren Halt hinter sich aufstützen (*s. Foto Mitte*). Mit der linken Hand das rechte Knie umfassen und den Oberkörper weiter sanft nach hinten drehen. Nach links drehend wiederholen.

• Aufrecht stehen, die Füße hüftbreit stellen – Hüfte, Füße und Knie (nicht durchstrecken) nach vorne gerichtet. Langsam den Oberkörper mehrere Male in jede Richtung drehen. Dann genauso die Hüften drehen.

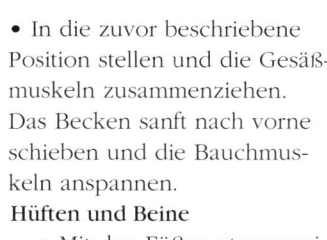

• In die zuvor beschriebene Position stellen und die Gesäßmuskeln zusammenziehen. Das Becken sanft nach vorne schieben und die Bauchmuskeln anspannen.

Hüften und Beine

• Mit den Füßen etwas weiter als hüftbreit stellen, die Knie locker, das Gesäß eingezogen, das Becken nach oben gerichtet. Eine Hüfte anheben und 5 Sekunden so bleiben. Wiederholen.

• Mit ausgestreckten Beinen sitzen, die Arme hinten aufstützen. Jedes Bein mehrere Male anziehen und wieder strecken (*s. Foto, linke Seite, rechts unten*).

INTENSIVER ÜBEN

Nach dem Aufwärmen kombinieren Sie zwei, drei leichte Aerobicschritte zu einem Fünf-Minuten-Programm, um die Gelenke zu mobilisieren und den Puls leicht zu beschleunigen. Gut sind: »marschieren« – vor- und rückwärts und auf der Stelle, Ausfallschritt (Schritt in die halbe Hocke) nach vorn und zur Seite. Diese Übungen stets mit einem sanftem Strecken der betroffenen Muskeln beenden.

• Aufrecht stehen und einen Fuß ans Gesäß bringen. Beide Arme seitwärts schwingen. Falls das zu schwierig für Sie ist, die Übung auf beiden Beinen stehend ausführen.

FÜR KRAFT UND AUSDAUER

Schwangere Frauen sollten sich bestimmte Muskeln vornehmen, um ihre Haltung zu verbessern und sie für die Wehen vorzubereiten. »Boxen« und Pressen mit den Armen stärkt z.B. den Oberkörper. Halbe Hocken und seitliche Beinhebungen sind gut für den Unterleib. Einige Übungen helfen gegen Schmerzen (*s. unten*). Immer alle Muskeln, die Sie benutzt haben, zum Abschluss sanft dehnen!

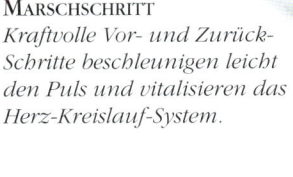

MARSCHSCHRITT
Kraftvolle Vor- und Zurück-Schritte beschleunigen leicht den Puls und vitalisieren das Herz-Kreislauf-System.

FÜR DEN UNTEREN RÜCKEN

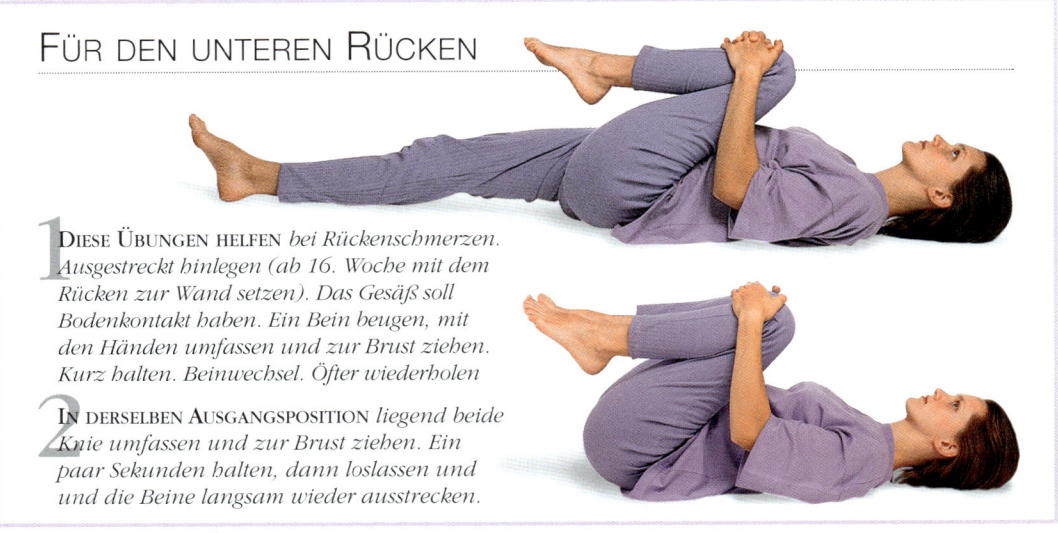

1 **DIESE ÜBUNGEN HELFEN** *bei Rückenschmerzen. Ausgestreckt hinlegen (ab 16. Woche mit dem Rücken zur Wand setzen). Das Gesäß soll Bodenkontakt haben. Ein Bein beugen, mit den Händen umfassen und zur Brust ziehen. Kurz halten. Beinwechsel. Öfter wiederholen*

2 **IN DERSELBEN AUSGANGSPOSITION** *liegend beide Knie umfassen und zur Brust ziehen. Ein paar Sekunden halten, dann loslassen und und die Beine langsam wieder ausstrecken.*

Der Fünf-Punkte-Plan

DIE ERSTEN DREI MONATE der Schwangerschaft sind eine spannende, aber möglicherweise auch eine nervige Zeit. In diesen Wochen müssen Sie nicht nur mit den körperlichen Veränderungen fertig werden, sondern sich auch an den Gedanken gewöhnen, dass ein neues oder ein weiteres Kind zu Ihrem Leben gehören wird. Die folgenden Ratschläge können dabei hilfreich sein:

LASSEN SIE SICH ZEIT

Sie werden emotionale Höhen und Tiefen erleben und Sie können sich erschöpfter fühlen als jemals zuvor. Sie werden viele Entscheidungen treffen müssen, z.B. wann Sie anderen Menschen die Neuigkeit mitteilen, wann Sie aufhören zu arbeiten oder welche Vorsorgemaßnahmen Sie treffen müssen. Übereilen Sie Entscheidungen nicht! Nehmen Sie sich viel Zeit zum Nachdenken und Plänemachen. Besprechen Sie alles in Ruhe mit Ihrem Partner.

DIE ERNÄHRUNG ÜBERPRÜFEN

Werfen Sie einen kritischen Blick auf Ihre Nahrung. Vitamine und Mineralstoffe werden oft durch moderne Anbaumethoden, Nahrungsmittelveredelung und falsches Kochen zerstört. Wahrscheinlich mangelt es Ihnen an einigen Nährstoffen, die der Embryo zur Organentwicklung benötigt. Essen Sie Biokost, nehmen Sie eventuell Präparate ein. Meiden Sie Alkohol, Tee, Kaffee und stark behandelte Lebensmittel.

AUSREICHEND SCHLAFEN

Eine ausgiebige Nachtruhe ist die beste Grundlage für den neuen Tag. Gehen Sie ruhig abends schon um acht ins Bett, wenn Ihr Körper das Bedürfnis nach Ruhe signalisiert. Verschaffen Sie sich einen ruhigen Schlaf, indem Sie ein leichtes Abendessen zu sich nehmen, um Ihr Verdauungssystem nicht zu überlasten. Versuchen Sie, tagsüber Ihre Beine so häufig wie möglich hochzulegen. Halten Sie jeden Tag ein Mittagsschläfchen, wenn es Ihre Arbeit oder Ihre anderen Kinder erlauben.

TRAINIEREN SIE VERNÜNFTIG

Zwingen Sie sich nicht zu irgendwelchen Übungen, wenn Sie sich nicht danach fühlen. Sanfte Übungsformen, z.B. Gehen, Stretching oder Schwimmen, sind einem anstrengenden Programm im Fitnesscenter vorzuziehen. Man weiß es noch nicht genau, aber die durch Anstrengungen erhöhte Körpertemperatur der Mutter soll sich ungünstig auf die Bildung der Organe des Babys auswirken. Meiden Sie besser Überanstrengungen und Überhitzung.

MENTAL VORBEREITEN

Nehmen Sie sich jeden Tag etwas Zeit, um in Ruhe darüber nachzudenken, was mit Ihnen geschieht und wie sich Ihr Leben ändern wird. Neben praktischen Erwägungen ist es wichtig, dass Sie eine Beziehung zu Ihrem ungeborenen Baby herstellen, z.B. indem Sie sich das Kind vorstellen. Hören Sie Ihre Lieblingsmusik, um Ihren Geist zu besänftigen und Ihren Körper zu entspannen.

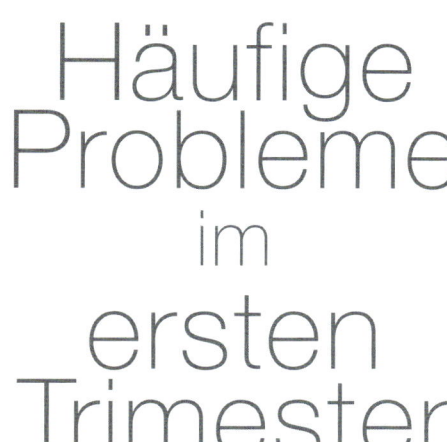

Häufige Probleme im ersten Trimester

DIE ERSTEN WOCHEN können eine beunruhigende Zeit sein, wenn Sie Ihrer Schwangerschaft noch nicht sicher sind. Viele Frauen fühlen sich sehr ausgelaugt. Die folgenden Seiten werden Ihnen helfen, mit den Beschwerden umzugehen.

MORGENDLICHE
ÜBELKEIT   36

ÜBERMÄSSIGES
ERBRECHEN   38

ZÄHNE & ZAHNFLEISCH   40

FEHLGEBURT   42

Morgendliche Übelkeit

UNGEFÄHR DIE HÄLFTE der Schwangeren leidet unter Übelkeit am Morgen. Die Plazentaentwicklung und die einhergehende Hormonproduktion (Höhepunkt in der 9. und 10. Woche) hängen damit zusammen. Aber es kann auch eine Selbsthilfe des Körpers sein, um Giftstoffe auszuscheiden.

SYMPTOME

Übelkeit und Erbrechen

✳

Übermäßige Speichelabsonderung

✳

Abneigung gegen Essen

✳

Erschöpfung

NAHRUNG & NÄHRSTOFFE

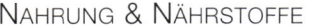

Essen Sie, worauf Sie Lust haben. Essen Sie oft, weil dadurch Ihr Blutzuckerspiegel stabilisiert wird. Ihr Bedarf an Vitamin B_6 und B_{12}, Folsäure, Eisen und Zink erhöht sich in der Schwangerschaft. Übelkeit hängt mit Vitamin-B_6- und Zinkmangel zusammen. Wenn Sie sich sehr viel erbrechen, kann Magnesiummangel eintreten. Vitamin- und Mineralstoffpräparate sind hilfreich, aber schwer einzunehmen, wenn Ihnen sehr übel ist. Essen Sie folgende Nahrung, um Nährstoffe aufzustocken:

✳ Für Vitamin B_6: Vollkornbrot, Kichererbsen, Getreidekörner, Haselnüsse, Rosinen

✳ Für Vitamin B_{12}: Milch, Joghurt, weißer Fisch

✳ Für Folsäure: grünes Blattgemüse, Hefeextrakt, angereicherte Frühstückscerealien, Nüsse, Hülsenfrüchte

✳ Für Eisen: Brokkoli, Aprikosen, Sardinen

✳ Für Zink: Geflügel, mageres Fleisch, Sonnenblumenkörner, Vollkornbrot, Weizenkeime

✳ Für Magnesium: Nüsse, Vollkornprodukte, Aprikosen, Tofu

Weitere Ernährungstipps finden Sie auf Seite 30.

DEN BRECHREIZ LINDERN
Machen Sie diese leichte Atemübung vor jeder Mahlzeit: Eine Hand auf Ihren Magen und die andere auf die Brust legen. Konzentrieren Sie sich voll auf Ihren Magen und atmen Sie fünf Minuten tief ein und aus.

WICHTIGE TIPPS

Viel ruhen.

✳

Essen Sie, was Ihr Körper verlangt. Trinken Sie viel Wasser.

✳

Oft essen, jeweils wenig.

✳

Fette und scharfe Gerichte meiden.

✳

Morgens vor dem Aufstehen etwas essen.

VORSICHT!

Trinken Sie viel Wasser, um eine Dehydrierung zu vermeiden. Symptome dafür sind: schneller Puls, pelzige Zunge, schlechter Atem, wenig Urinlassen. Bei anhaltendem starkem Erbrechen (*s. S. 38–39*) sofort zum Arzt!

ALTERNATIVE THERAPIEN

Bevor Sie eine ergänzende Behandlung beginnen, sprechen Sie mit Ihrem Arzt. Beachten Sie die **Hinweise** auf Seite 4!

AKUPUNKTUR

Spezielle Nadeln werden an Akupunkturpunkte des Körpers gestochen (schmerzlos); Vorgeschichte und Art der Übelkeit bestimmen die Punkte. Behandlung: etwa 4 bis 6 Wochen.

✳ Ein Akupunkteur kann feine Nadeln in den Perikard-Meridian am Unterarm für 15 bis 20 Minuten einführen.

Weitere Informationen s. S. 134–135

AKUPRESSUR

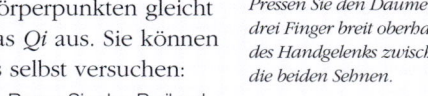

Beruht auf denselben chinesischen Prinzipien wie die Akupunktur – danach entsteht die Übelkeit durch Stockung des *Qi*. Die Stimulation von Körperpunkten gleicht das *Qi* aus. Sie können es selbst versuchen:

PERIKARD-MERIDIAN
Pressen Sie den Daumen drei Finger breit oberhalb des Handgelenks zwischen die beiden Sehnen.

✳ Regen Sie den Perikard-Meridian an (*s. Foto oben*) – 4-mal am Tag, je 10 Minuten.
✳ Tragen Sie ständig spezielle Akupunkturmagnete auf diesem Akupunkturpunkt – kann Erleichterung bringen.

Weitere Informationen s. S. 136

REFLEXZONENMASSAGE

Übelkeit und Erbrechen sprechen mitunter auf diese Therapie an, vor allem in Verbindung mit anderen Methoden – Shiatsu, Akupunktur oder Homöopathie.

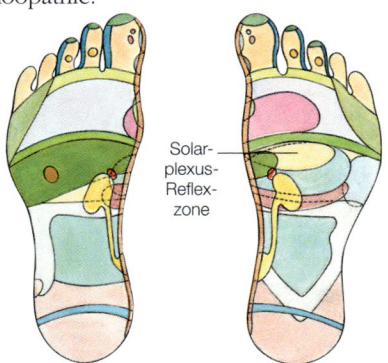

Solar-
plexus-
Reflex-
zone

Der Therapeut wird die Solarplexus-Zone auf der Sohle Ihres linken Fußes leicht massieren.
Weitere Informationen s. S. 140–141

YOGA & MEDITATION

Yoga und Meditation können Übelkeit durch die Entspannung des Zwerchfells erleichtern. Um die Entspannung zu begünstigen, zeigt Ihnen ein Yoga-Lehrer eine Serie von Körperhaltungen (*Asanas*), die darauf ausgerichtet sind, Körper und Geist zu vereinen, wodurch die gesamte Spannung vermindert wird.

✳ Wenn sich während der Meditation irgendwelche Gedanken aufdrängen, dann konzentrieren Sie sich einfach auf die Wahrnehmung Ihres Atmens.

Weitere Informationen s. S. 142–143

WESTLICHE KRÄUTERMEDIZIN

Ingwer ist ein wichtiges Heilkraut bei der Behandlung morgendlicher Übelkeit. Reich an Zink, hilft er, den Zinkmangel zu bekämpfen, der eine mögliche Ursache der Übelkeit ist. Klinische Versuche beweisen, dass er Anfälle von Übelkeit und Erbrechen vermindert.

✳ Essen Sie Ingwer in jeder Form, kandiert oder in Keksen verarbeitet. Trinken Sie jedoch am besten regelmäßig Ingwertee. Dafür 1 Teelöffel geriebene Ingwerwurzel in einer Tasse mit frisch gekochtem Wasser fünf Minuten ziehen lassen. Trinken Sie 2- oder 3-mal am Tag eine Tasse oder nippen Sie während des ganzen Tages häufig daran.

✳ Andere Kräutertees können auch helfen, z. B. Kamille, Fenchel, Minze oder Pfefferminze. Trinken Sie 3-mal täglich eine Tasse. Zur Abwechslung kann man aus diesen Tees Eiswürfel machen und sie dann lutschen.

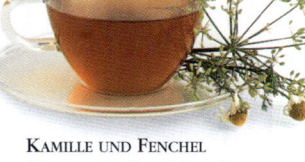

KAMILLE UND FENCHEL
Diese sanfte, beruhigende Teemischung lindert die morgendliche Übelkeit.

Weitere Informationen s. S. 150–151

HOMÖOPATHIE

Versuchen Sie folgende Mittel:

✳ *Nux vomica D6* bei morgendlicher Übelkeit mit auffälliger Reizbarkeit
✳ *Ipecacuanha D6,* wenn Sie nichts bei sich behalten, aber Erbrechen keine Erleichterung bringt.
✳ *Pulsatilla* bei Übelkeit am Abend mit Weinen.

Weitere Informationen und Dosierungen s. S. 148–149

Übermäßiges Erbrechen

UNTER STARKEM ERBRECHEN (Hyperemesis) leidet eine von 100 Schwangeren. Es kann in folgenden Schwangerschaften erneut auftreten. Hyperemesis verursacht Dehydration und zerstört den Nährstoffhaushalt. Manchmal wird ein Klinikaufenthalt nötig. Durch richtige Ernährung in der Zeit vor der Empfängnis lässt sich Hyperemesis eventuell vermeiden.

SYMPTOME

Starkes und ständiges Erbrechen

✳

Dehydration

✳

Depressionen und ein Gefühl der Verlassenheit sind möglich.

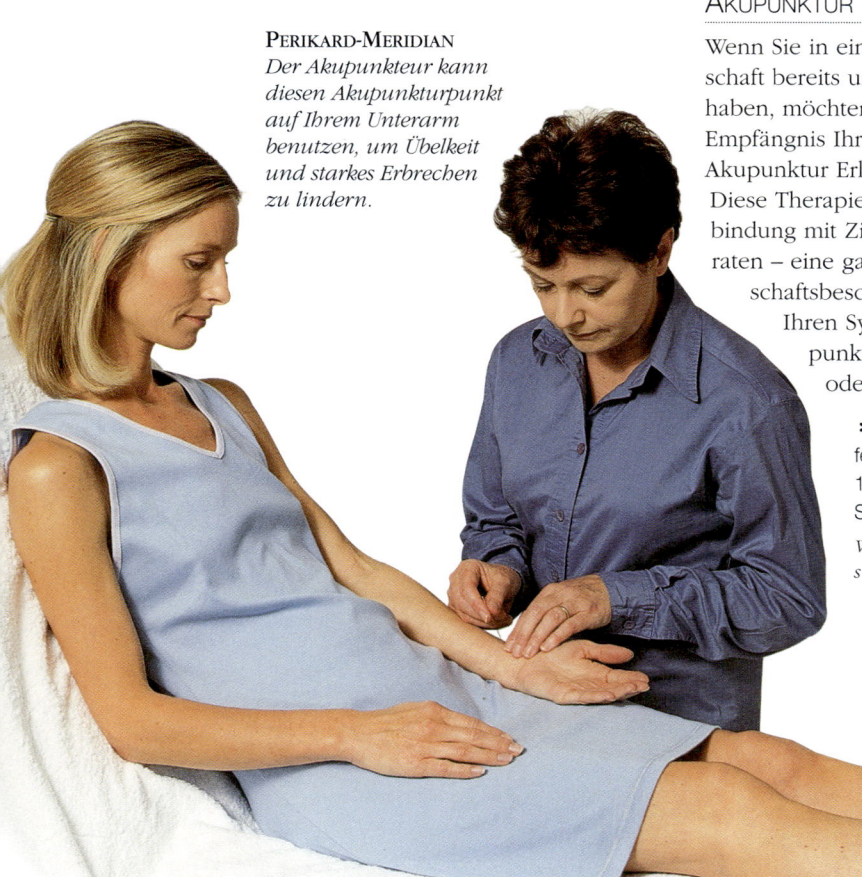

PERIKARD-MERIDIAN
Der Akupunkteur kann diesen Akupunkturpunkt auf Ihrem Unterarm benutzen, um Übelkeit und starkes Erbrechen zu lindern.

AKUPUNKTUR

Wenn Sie in einer vorherigen Schwangerschaft bereits unter Hyperemesis gelitten haben, möchten Sie sich vielleicht vor der Empfängnis Ihres nächsten Babys durch Akupunktur Erleichterung verschaffen. Diese Therapie lindert – vor allem in Verbindung mit Zink- und Vitamin-B-Präparaten – eine ganze Reihe von Schwangerschaftsbeschwerden. Abhängig von Ihren Symptomen wird der Akupunkteur im Bereich des Magens oder der Leber stimulieren.

✳ Der Akupunkteur wird die feinen Nadeln einführen und sie 15 bis 20 Minuten an Ort und Stelle belassen.

Weitere Informationen s. S. 134–135

WICHTIGE TIPPS

Ruhen Sie viel!

✳

Langsam aufstehen und abrupte Bewegungen vermeiden.

✳

Viel Wasser trinken.

✳

Oft kleine Mengen essen.

✳

Üble Gerüche meiden.

✳

Vor dem Schlafengehen essen, damit der Blutzucker nicht absinkt.

VORSICHT!

Leiden Sie unter andauerndem Erbrechen, achten Sie auf die Anzeichen einer Dehydration (*s. S. 35*). Trinken Sie viel und suchen Sie Ihren Arzt auf.

ALTERNATIVE THERAPIEN

Bevor Sie eine ergänzende Behandlung beginnen, sprechen Sie mit Ihrem Arzt. Beachten Sie die **Hinweise** auf Seite 4!

AKUPRESSUR

Die Magen- und Leber-Meridiane werden häufig für die Behandlung von Übelkeit und Erbrechen benutzt. Doch dies sollte man Fachleuten überlassen. Selber können Sie den Perikard-Meridian, der sich drei Finger breit über dem Handgelenk, zwischen den Sehnen, befindet, 4-mal am Tag

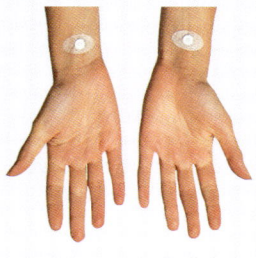

jeweils 10 Minuten lang drücken (*s. S. 37*). Dies bringt Ihnen meist spürbare Erleichterung.

✳ Zum gleichen Zweck können Sie Akupunkturmagnete auflegen. Diese üben den gewünschten Druck auf den Perikard-Meridian aus.

AKUPUNKTURMAGNETE
Auf der Rückseite ist ein Klebeband, mit dem die Magnete befestigt werden.

✳ Elektroakupunktur ist eine andere Möglichkeit, den Beschwerden beizukommen.

Weitere Informationen s. S. 136

CHIROPRAKTIK

Ein Chiropraktiker wird Ihr Rückgrat und Ihre Gelenke bearbeiten, um Ihren Körper neu auszurichten und die Verdauungsfunktionen zu verbessern. Studien haben gezeigt, dass diese Behandlung Übelkeit erleichtern kann.

Weitere Informationen s. S. 147

HYPNOTHERAPIE

Die therapeutische Anwendung der Hypnose kann Stress und Erbrechen vermindern. Sie ist aber nur wirksam, wenn Sie dafür empfänglich sind. Der Hypnotherapeut kann Selbsthilfemaßnahmen vorschlagen, sodass Sie die Übelkeit zu Hause regulieren können.

Weitere Informationen s. S. 145

HOMÖOPATHIE

Anhand der Symptome wird der Heilpraktiker das homöopathische Mittel aussuchen, z.B.:

✳ *Antimonium tartaricum D6* für plötzliches, krampfhaftes und schweres Erbrechen.

✳ *Ipecacuanha D6* bei beständigem Erbrechen ohne Erleichterungsgefühl.

Weitere Informationen s. S. 148–149

AROMATHERAPIE

Das Verdampfen ätherischer Öle, wie Zitrone oder Bergamotte, kann Ihren Geist beleben und Ihre Übelkeit lindern.

BERGAMOTTE
Das frisch riechende Bergamottöl wirkt belebend.

Vorsicht: *s. S. 153* für Öle, die in der Schwangerschaft nicht angewendet werden dürfen.

Weitere Informationen s. S. 152–153

BACH-BLÜTEN & HEILPFLANZEN

Frauen mit Hyperemesis fühlen sich häufig ängstlich, müde und empfindsam. Folgende Mittel bringen vielleicht Erleichterung:

✳ Red chestnut, wenn Sie Angst um Ihr Baby haben.

✳ Crab apple bei Widerwillen gegen sich selbst.

✳ Kamille bei emotionaler Verwirrung.

Weitere Informationen s. S. 154

ERNÄHRUNG & NÄHRSTOFFE

Wenn Sie Hyperemesis haben, kann der Fetus trotzdem die Nährstoffe erhalten, die er braucht. Essen Sie möglichst folgende Lebensmittel:

✳ Ein Vitamin-B_6-Mangel erhöht die Übelkeit. Essen Sie Bananen, Kichererbsen, Vollkornbrot, braunen Reis und Rosinen.

✳ Schwangere brauchen viel Zink. Zinkreich sind: Ingwer, Geflügel, mageres Fleisch, Vollkornbrot, Mandeln.

✳ Bei starkem Erbrechen geht Magnesium verloren. Essen Sie viel Nüsse, Vollkornprodukte, Weizenkeime, getrocknete Aprikosen.

✳ Kaliumreiche Nahrungsmittel, z.B. Bananen, Feigen, Melonen, Rosinen und Obstsäfte, sind nach starkem Erbrechen als »Kaliumauffüller« besonders wichtig.

Weitere Informationen s. S. 30–31

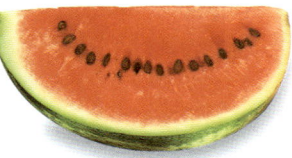

MELONE
Liefert Kalium, das den durch Erbrechen gestörten Flüssigkeitshaushalt des Körpers wieder ausbalanciert.

Zähne & Zahnfleisch

DURCH HORMONELLE VERÄNDERUNGEN in der Schwangerschaft wird das Zahnfleisch weicher, was zu Zahn- und Zahnfleischproblemen führen kann. Zahnfleischentzündung tritt oft in der ersten Schwangerschaftshälfte auf (Folgen: Zahnfleischbluten, Zahnverlust). Lippenbläschen, verursacht durch Virus *Herpes simplex*, erscheinen bei geschwächtem Immunsystem.

SYMPTOME

Zahnfleischprobleme

✳

Lippenbläschen

✳

Schlechter Geschmack im Mund

✳

Zahnschmerzen

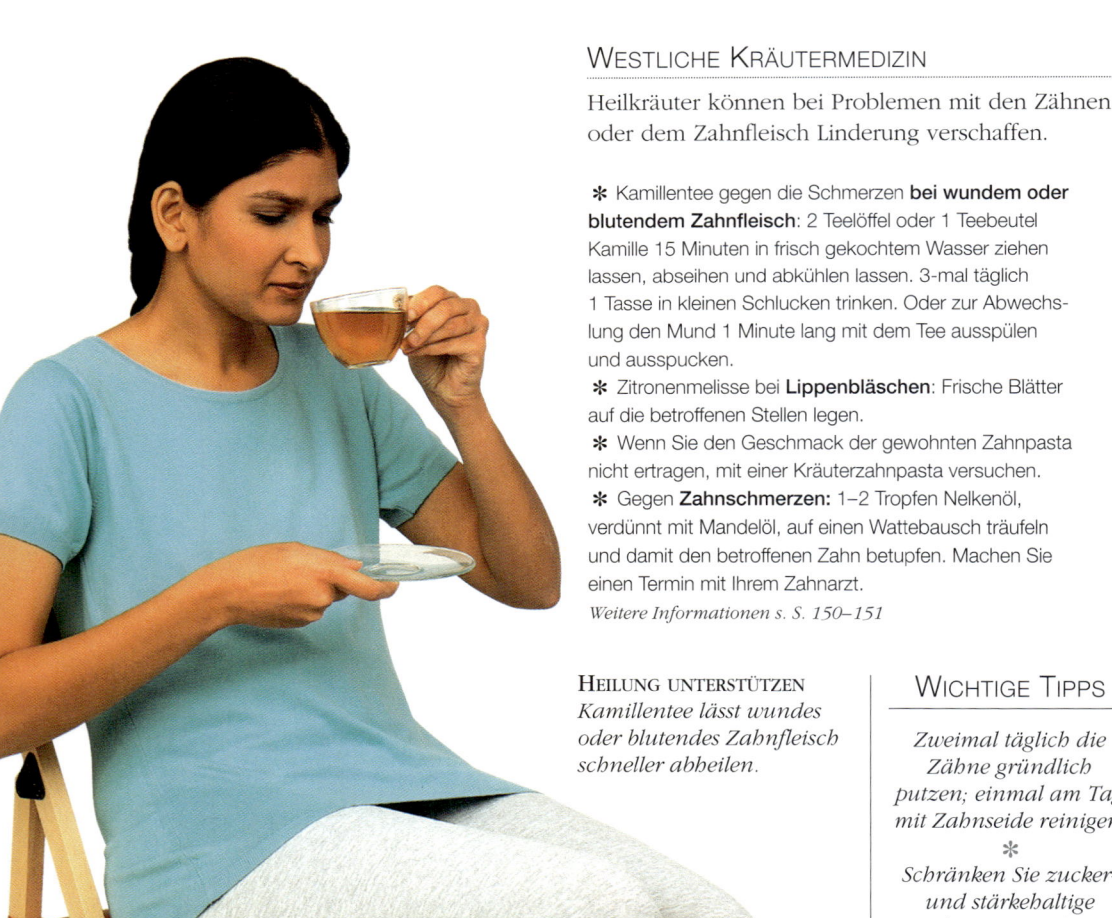

WESTLICHE KRÄUTERMEDIZIN

Heilkräuter können bei Problemen mit den Zähnen oder dem Zahnfleisch Linderung verschaffen.

✳ Kamillentee gegen die Schmerzen **bei wundem oder blutendem Zahnfleisch**: 2 Teelöffel oder 1 Teebeutel Kamille 15 Minuten in frisch gekochtem Wasser ziehen lassen, abseihen und abkühlen lassen. 3-mal täglich 1 Tasse in kleinen Schlucken trinken. Oder zur Abwechslung den Mund 1 Minute lang mit dem Tee ausspülen und ausspucken.

✳ Zitronenmelisse bei **Lippenbläschen**: Frische Blätter auf die betroffenen Stellen legen.

✳ Wenn Sie den Geschmack der gewohnten Zahnpasta nicht ertragen, mit einer Kräuterzahnpasta versuchen.

✳ Gegen **Zahnschmerzen**: 1–2 Tropfen Nelkenöl, verdünnt mit Mandelöl, auf einen Wattebausch träufeln und damit den betroffenen Zahn betupfen. Machen Sie einen Termin mit Ihrem Zahnarzt.

Weitere Informationen s. S. 150–151

HEILUNG UNTERSTÜTZEN
Kamillentee lässt wundes oder blutendes Zahnfleisch schneller abheilen.

WICHTIGE TIPPS

Zweimal täglich die Zähne gründlich putzen; einmal am Tag mit Zahnseide reinigen.

✳

Schränken Sie zucker- und stärkehaltige Nahrungsmittel ein.

✳

Regelmäßig zum Zahnarzt gehen.

✳

Sonnenschutzcreme auf die Lippen geben – beugt Lippenbläschen vor.

VORSICHT!

Plombierte Zähne in der Schwangerschaft nicht mit Amalgam füllen lassen. Besser Amalgam ganz vermeiden, da schädliche Stoffe freigesetzt werden.

ALTERNATIVE THERAPIEN

Bevor Sie eine ergänzende Behandlung beginnen, sprechen Sie mit Ihrem Arzt. Beachten Sie die **Hinweise** auf Seite 4!

HOMÖOPATHIE

Es gibt mehrere homöopathische Mittel, die bei Beschwerden mit Zähnen, Zahnfleisch und Lippenbläschen Linderung verschaffen. Ihre medizinische Vorgeschichte und die aktuellen Symptome entscheiden über das Mittel. Fragen Sie am besten einen Homöopathen.

✼ *Mercurius solubilis D6* bei schlechtem **Mundgeruch** und **wundem Zahnfleisch**.

✼ *Kreosotum D6* bei **gerötetem, entzündetem und geschwollenem Zahnfleisch**, das leicht blutet.

✼ *Phosphorus D6* bei **blutendem Zahnfleisch**.

✼ *Natrium muriaticum D6* bei **Lippenbläschen**.

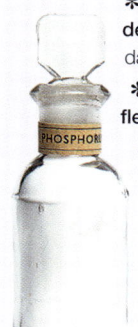

PHOSPHORUS
Ist zu empfehlen bei Zahnfleisch, das bei Berührung blutet.

Dosierungshinweise und weitere Informationen s. S. 148–149

ERNÄHRUNG & NÄHRSTOFFE

Eine abwechslungsreiche Ernährung mit möglichst viel frischem Obst und Gemüse – vor allem grünem Blattgemüse –, Getreide, Samen und Nüssen, Fisch und magerem Fleisch wird Zähne und Zahnfleisch mit allen nötigen, gesund erhaltenden Nährstoffen versorgen. Sie stärkt außerdem das Immunsystem, sodass es Krankheitserreger besser abwehren kann. Kauen Sie das Essen sorgfältig. Das hilft das Zahnfleisch zu massieren, was wiederum eine bessere Durchblutung bewirkt. Der Kalziumbedarf Ihres Körpers erhöht sich während der Schwangerschaft um mehr als das Dreifache, da das Baby Kalzium zur Bildung seiner Zähne und Knochen braucht. Kalziummangel kann die Entwicklung Ihres Babys beeinträchtigen. Ihre eigenen Zähne und Knochen können in Mitleidenschaft gezogen werden.

Achten Sie darauf, dass Sie über Ihre Nahrung ausreichend Magnesium zuführen. Dieser Mineralstoff sorgt für die Kalziumabsorption, genauso wie regelmäßige Bewegung und Vitamin D, das durch die ultravioletten Strahlen der Sonne unter der Haut erzeugt wird. 20 Minuten Sonne am Tag ist wahrscheinlich alles, was Sie brauchen (aber keine langen Sonnenbäder!).

ZITRUSFRÜCHTE
Essen Sie viel frisches Obst. Das hilft, Ihre Zähne und Ihr Zahnfleisch gesund zu erhalten.

Hier einige wichtige Ernährungsrichtlinien:

✼ Um Problemen mit Zähnen und Zahnfleisch vorzubeugen, brauchen Sie täglich 5 Portionen Obst und Gemüse. Besonders geeignet sind Zitrusfrüchte, schwarze Johannisbeeren, Äpfel, Aprikosen, Kirschen, Rosenkohl, Luzerne, Brunnenkresse, frische Petersilie.

✼ Sorgen Sie für eine ausreichende Kalziumzufuhr. Gute Quellen sind Petersilie, Brunnenkresse, Nüsse, Sonnenblumenkerne, Eier, fettarme Milch, öliger Fisch (z. B. Sardinen und Lachs) und Hühnerfleisch.

✼ Beschränken Sie die Aufnahme von Nahrungsmitteln, die eine Kalziumabsorption hemmen. Dazu gehören Kaffee, Erfrischungsgetränke, raffinierte Zucker, Alkohol, Proteine (im Übermaß) und Salz.

✼ Essen Sie Nahrungsmittel, die reich an Magnesium sind, das fördert die Kalziumabsorption. Besonders empfehlenswert sind: getrocknete Aprikosen, Weizenkeime, Vollkorngetreide, Sojabohnen, Cashewnüsse, fettarme Milch und Jogurt.

✼ Essen Sie Vitamin-D-reiche Nahrung. Gute Quellen sind öliger Fisch, brauner Reis, Eier, Milch, Butter.

✼ Vermeiden Sie große Mengen von raffiniertem Zucker und Stärke. Sie können den Zahnverfall verursachen oder beschleunigen, während Sie entzündetes Zahnfleisch haben.

Weitere Informationen s. S. 30–31

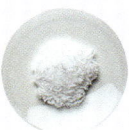

NÜSSE UND SAMEN
Sind gute Quellen für Proteine und so wichtige Nährstoffe wie Magnesium.

Fehlgeburt

Zu den Ursachen für eine Fehlgeburt zählen: Ernährungs-
mängel, ein unausgeglichener Hormonhaushalt, Infektionen,
Autoimmunerkrankungen oder Chromosomenanomalien
beim Fetus. Vorsorgemaßnahmen vor der Empfängnis
(s. S. 10–11) sind besonders angebracht, wenn Sie schon
einmal eine Fehlgeburt hatten.

SYMPTOME

Rückenschmerzen
*
*Krampfartige
Schmerzen im Unterleib
(wie Regelschmerzen)*
*
*Mehr oder weniger
starke Blutungen*

AKUPUNKTUR

Gemäß der Traditionellen Chinesischen Medizin sind die Nieren mit der
Fortpflanzung verbunden. Wenn diese reproduktiven Organe schwach
sind, wird ein Akupunkteur darauf hinzielen, sie zu stärken, indem er den
Nieren-Meridian behandelt. Er wird Ihre Krankengeschichte aufnehmen,
Ihren Puls abhören und Ihre Zunge
ansehen. Auch Hitze- oder Kälte-
empfindungen sind für ihn
bedeutsam im Fall einer
befürchteten Fehlgeburt.

✳ Der Akupunkturpunkt, der traditionell für den Versuch, eine Fehlgeburt zu vermeiden, benutzt wird,
liegt auf der großen Zehe. Der
Therapeut wird sie wahr-
scheinlich für einen
Test anwärmen.
Dafür eignet sich
Beifuß.

*Weitere
Informationen
s. S. 134–135*

WICHTIGE TIPPS

Meiden Sie Alkohol.
*
*Meiden Sie Kaffee, Tee,
Cola-Getränke (Koffein
wird mit Fehlgeburt in
Verbindung gebracht).*
*
Meiden Sie heiße Bäder.
*
Rauchen Sie nicht.
*
*Ruhen Sie viel,
vor allem zwischen
17 und 19 Uhr
(s. S. 132–133)*

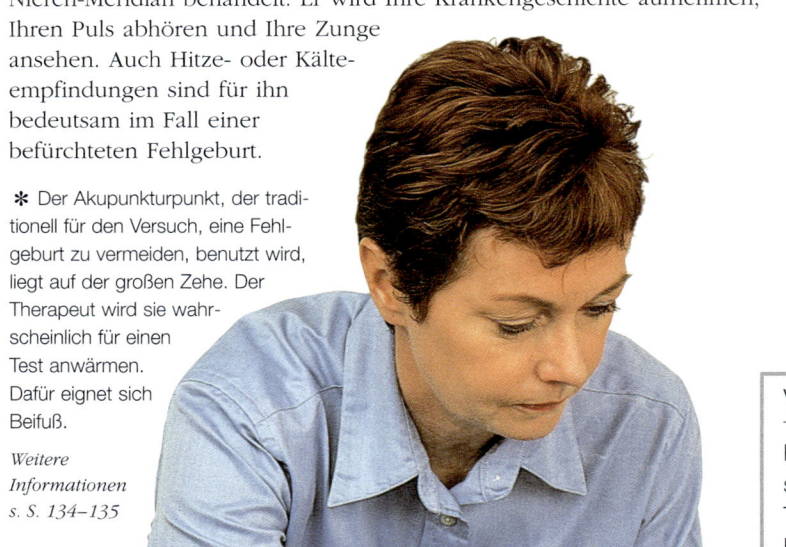

VORSICHT!

Bei Verdacht auf Fehlgeburt
sofort zum Arzt! Alternative
Therapien ersetzen nicht die
Betreuung und Behandlung
durch einen Facharzt der
Schulmedizin!

AKABANE-TEST
*Zur Prüfung
der Meridian-
funktion wer-
den bestimmte
Punkte mit
Akabane-Stäb-
chen erwärmt.*

ALTERNATIVE THERAPIEN

Bevor Sie eine ergänzende Behandlung beginnen, sprechen Sie mit Ihrem Arzt. Beachten Sie die **Hinweise** auf Seite 4!

REIKI

Das Behandlungsverfahren fördert eine völlige Entspannung, die dem Risiko einer Fehlgeburt entgegensteuern kann. Reiki-Anhänger sagen, dass der Körper Reiki – Lebensenergie – aufsaugt, ähnlich wie die Pflanze das Wasser. Die Energie fließt zum Ursprung des Problems und wirkt dort als Katalysator für die Selbstheilungskräfte des Körpers.

Weitere Informationen s. S. 139

WESTLICHE KRÄUTERMEDIZIN

Traditionelle Mittel der Kräutermedizin, die einer Fehlgeburt entgegenwirken können, dürfen Sie nur unter Aufsicht eines Kräuterheilkundigen einnehmen. Ingwer können Sie jedoch dem Essen zufügen oder als Tee zu sich nehmen. Für den Tee 1 Teelöffel geriebenen frischen Ingwer in einer Tasse mit frisch gekochtem Wasser überbrühen.

Weitere Informationen s. S. 150–151

VISUALISIERUNG

Konzentrieren Sie sich auf Ihr Baby im Uterus und senden Sie ihm positive Gedanken. Stellen Sie sich die Farbe Blau (Farbe der Heilung) vor. Die Traditionelle Chinesische Medizin bezieht Blau auf das Element Wasser und die Nieren (verantwortlich für die Fortpflanzung). Sitzen Sie 15 Minuten still und vergegenwärtigen Sie sich ein blaues Feld rund um Ihren Unterleib.

VISUALISIERUNG
Die Kraft des Denkens kann helfen, die Heilung zu fördern und eine Fehlgeburt zu vermeiden.
Weitere Informationen s. S. 143

HOMÖOPATHIE

Je nach Symptomen wird ein Homöopath eines der folgenden Mittel verschreiben, um einer Fehlgeburt vorzubeugen:

✳ Ipecacuanha D30 – bei stetigem Verlust von hellem, rotem Blut, krampfartigen Leibschmerzen, Schwäche und Übelkeit.

✳ Kalium carbonicum D30 – bei stechenden Schmerzen, die im Rücken beginnen und sich nach vorne ausbreiten.

✳ Pulsatilla D30 – bei stoßweisem Verlust von dunklem, rotem Blut, das jedes Mal üppiger wird.

Weitere Informationen s. S. 148–149

AROMATHERAPIE

Um Entspannung zu erzielen und so die Furcht vor einer Fehlgeburt zu mindern, kann man Lavendel- oder Zitronenöl in einer Duftlampe verdampfen lassen.

Vorsicht: *s. S. 153* für Öle, die während der Schwangerschaft nicht verwendet werden dürfen.

Weitere Informationen s. S. 152–153

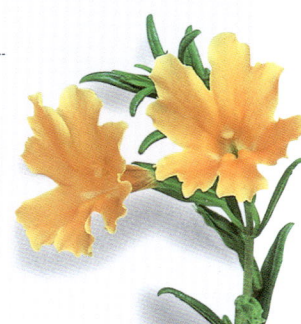

MIMULUS
Das Mittel, das aus dieser Blume gemacht wird, kann Ängste zerstreuen.

BACH-BLÜTEN

Bach-Blüten können helfen, die Angst vor einer möglichen Fehlgeburt zu verringern.

✳ Mimulus bekämpft Ängste.

✳ White chestnut erleichtert Sorgen.

✳ Sweet chestnut bekämpft Hoffnungslosigkeit.

Weitere Informationen s. S. 154

ERNÄHRUNG & NÄHRSTOFFE

Vitamin E (in Süßkartoffeln und Blattgemüse) ist wie Selen (in Meeresfrüchten und Paranüssen) ein Antioxidans. Beide Nährstoffe können helfen, einer Fehlgeburt vorzubeugen.

Weitere Informationen s. S. 30–31

KNOBLAUCH
Ist eine gute Selen-Quelle.

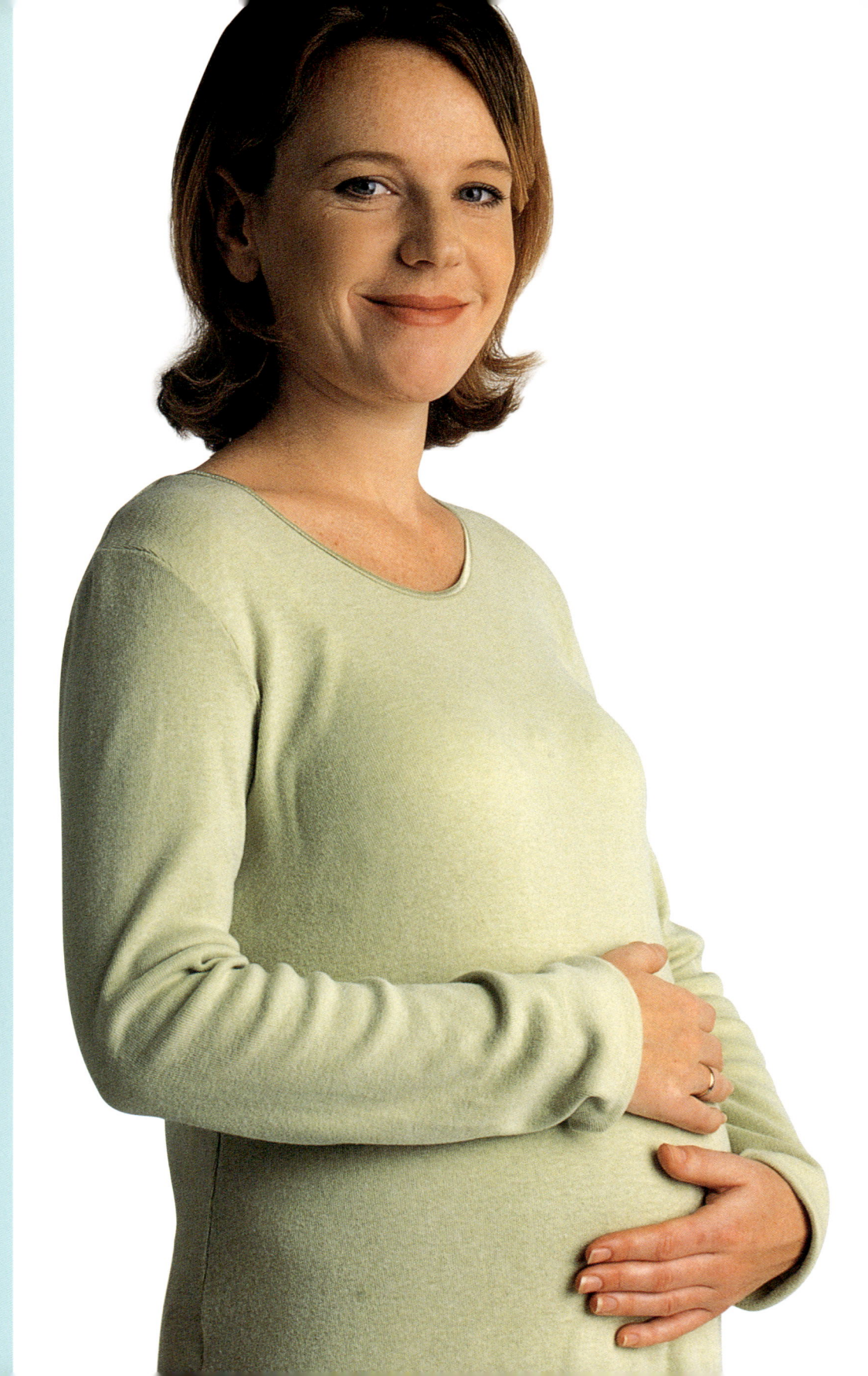

WÄHREND DIESER PHASE Ihrer Schwangerschaft blühen Sie wahrscheinlich auf, Ihr
Haar leuchtet, Ihre Haut strahlt. Für viele
Frauen ist es die schönste Zeit, vor allem
wenn die ersten Vorsorgeuntersuchungen
mögliche Ängste abgebaut haben. Übelkeit und Erschöpfung sind meist zurück-
gegangen. Ihr Appetit und Ihre Energie

Das zweite Trimester

tauchen wieder auf. Mehr oder weniger
belastende gesundheitliche Beschwerden
oder persönliche Probleme sind natürlich
nicht ganz auszuschließen. Dieses Kapitel
bietet fundierten Rat, der Ihnen hilft, sich
in Hochform zu fühlen – körperlich wie
geistig. Und es informiert Sie, wie sich Ihr
Baby in diesem Trimester entwickelt.

Wie es Mutter & Fetus geht

IHRE MÜDIGKEIT DÜRFTE inzwischen nicht mehr ganz so groß sein und Ihr Appetit ist wahrscheinlich recht gut. Sie bemerken den ersten »Bauchansatz«, da der Uterus schnell zu wachsen beginnt. Sie denken sicher öfter an Ihr zukünftiges Kind – mit gemischten Gefühlen.

ZWEITES TRIMESTER

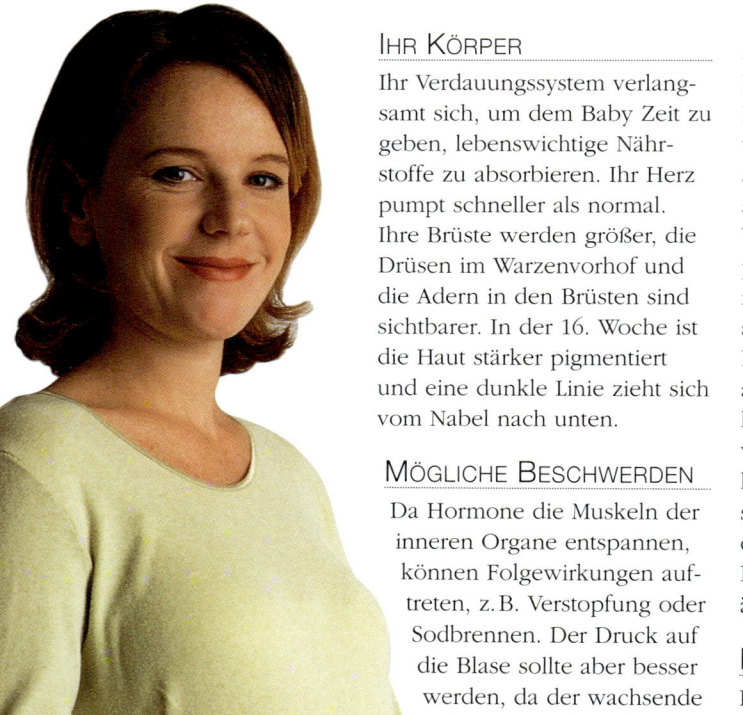

IHR KÖRPER

Ihr Verdauungssystem verlangsamt sich, um dem Baby Zeit zu geben, lebenswichtige Nährstoffe zu absorbieren. Ihr Herz pumpt schneller als normal. Ihre Brüste werden größer, die Drüsen im Warzenvorhof und die Adern in den Brüsten sind sichtbarer. In der 16. Woche ist die Haut stärker pigmentiert und eine dunkle Linie zieht sich vom Nabel nach unten.

MÖGLICHE BESCHWERDEN

Da Hormone die Muskeln der inneren Organe entspannen, können Folgewirkungen auftreten, z.B. Verstopfung oder Sodbrennen. Der Druck auf die Blase sollte aber besser werden, da der wachsende Uterus aus der Schamhöhle heraustritt. Ab der 18. Woche kann die erhöhte Blutver-

SCHWANGER AUSSEHEN
Ein Bäuchlein wird sichtbar und Ihre Taille verschwindet jetzt für eine ganze Zeit.

sorgung gelegentliches Nasenbluten verursachen. Als Folge Ihres erhöhten Stoffwechsels werden Sie vielleicht verstärkt schwitzen. Ab der 17. Woche speichern Sie Fett: Ab der 24. Woche nehmen Sie 225–450 g pro Woche zu. Die Gewichtszunahme kann in der 27. Woche stärker ansteigen, wenn Ihr Baby zu einem Wachstumsspurt ansetzt. Ihr Bauch wird merklich dicker, die ersten Spuren von Schwangerschaftsstreifen können erscheinen. Das wachsende Gewicht des Babys und die Hormone, die Gelenke und Bänder elastischer machen, verändern Ihr Schwereempfinden.

IHR BABY

In der 16. Woche spüren Sie vielleicht schon Ihr Baby – als Flattern oder Glucksen in Ihrem Leib. Ab der 20. Woche fühlen Sie die Bewegungen des Babys deutlich. Zwei Wochen später merken Sie, ob es schläft, ruht oder irgendetwas »tut«. Sogar seinen Schluckauf werden Sie erkennen können. Etwa ab der 24. Woche kann es sein, dass Ihr Baby sich bewegt, wenn Sie anfangen zu sprechen.

WIE DAS BABY SICH ENTWICKELT

13. WOCHE Der Körper wächst schnell. Die Plazenta übernimmt die volle Versorgung des Fetus. Sie ist Atmungs-, Ernährungs- und Ausscheidungsorgan für das Baby.

14. WOCHE Das Baby nimmt Geräusche wahr und reagiert, wenn die Mutter ihren Bauch berührt. Die Glieder sind vollständig ausgeformt. Die Nieren beginnen zu arbeiten. Das Baby schluckt Fruchtwasser, das wieder ausgeschieden wird.

15. WOCHE Der Körper wächst schneller als der Kopf. Die Bewegungen sind kraftvoller. Die noch weichen Knochen verhärten sich. Die Zellen des Gehirns vermehren sich um 250 000 Zellen in der Minute.

16. WOCHE Die Gesichtszüge werden differenzierter. Lanugohaare – ein wolliger Flaum – bilden sich am ganzen Körper. Die Nerven entwickeln Markscheiden, die für die Nervenverbindungen zuständig sind.

17. WOCHE Das Baby misst jetzt etwa 18 cm und wiegt ungefähr 170 g. Es kann nun die Stirn runzeln und die Augen verdrehen; die Augenlider, Augenbrauen und Wimpern entwickeln sich.

18. WOCHE Das Baby übt sich im Atmen, indem es Fruchtwasser in die Lungen aufnimmt und es wieder »ausatmet«. Es kann am Daumen lutschen.

19. WOCHE Die Zellen des Gehirns vervielfachen sich in rasender Geschwindigkeit – um 50 000 und 100 000 pro Minute. Und das Rückenmark beginnt sich zu verdicken.

20. WOCHE Das Baby ist etwa halb so groß wie bei der Geburt. Haare wachsen auf dem Kopf. Der Körper wächst langsamer, Vorrang haben jetzt die Körpersysteme.

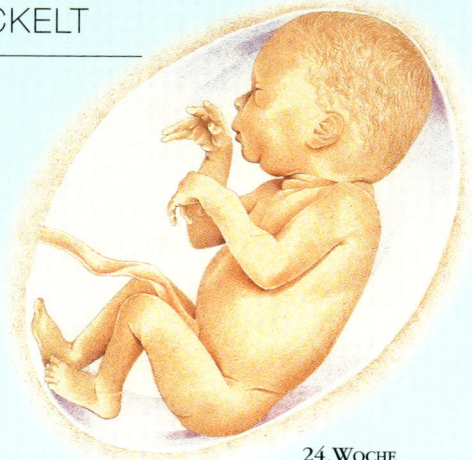

24. WOCHE

21. WOCHE Die Geschmacksknospen haben sich entwickelt. Das Baby beginnt, große Mengen Fruchtwasser zu trinken.

22. WOCHE Die Ohren sind ausgeformt. Das Baby hört schon differenziert Geräusche und Stimmen – auf einen Knall z. B. reagiert es mit Strampeln. Musik regt das Gehirn an.

23. WOCHE Die Hände können greifen. Es bildet sich die Frucht- oder Käseschmiere, die das Baby vor Einwirkungen des Fruchtwassers schützt.

24. WOCHE Die bis jetzt geschlossenen Augen öffnen sich. Das Baby kann Stimmen erkennen. Die Alveolensäckchen in der Lunge sind geformt, aber falls das Baby jetzt auf die Welt käme, hätte es schwere Atemprobleme. Die Haut ist durchsichtig und die Blutgefäße können klar erkannt werden.

25.–26. WOCHE Wach- und Schlafperioden sind festgesetzt. Die Entwicklung des Babys im Mutterleib ist fast abgeschlossen, aber es wächst noch und bildet Fettpolster aus. Die Organfunktionen werden verfeinert.

27. WOCHE Das Baby nimmt an Gewicht zu; es beginnt zugleich eine neue Periode des Wachstums. Das Fruchtwasser vermehrt sich.

Ernährungstipps

IM ZWEITEN TRIMESTER WERDEN die Übelkeit und ungewöhnliche Erschöpfung der Anfangszeit abklingen. Ihre Energie und Ihr Appetit kehren zurück. Die Ernährung behält weiterhin ihre große Bedeutung, denn einige Nährstoffe sind in dieser Phase der Entwicklung des Babys ganz besonders wertvoll.

WICHTIGE TIPPS

Sorgen Sie sich nicht wegen der Gewichtszunahme.

*

Für Folsäurezufuhr sorgen.

*

Essen Sie viele Nahrungsmittel, die Kalzium, Phosphor und Magnesium enthalten.

ZWEITES TRIMESTER

ENTWICKLUNG FÖRDERN

Im 4. bis 6. Schwangerschaftsmonat nehmen Sie stärker zu – etwa 450 g pro Woche und die Menge Ihres Blutes steigt an. Das Hormon Progesteron sorgt dafür, dass Sie Fett einlagern, damit genügend »Treibstoff« für die Milchproduktion nach der Geburt vorhanden ist. Die Entwicklung Ihres Babys schreitet zügig voran (*s. S. 47*). Am Ende der 14. Woche sind seine Glieder ausgeformt. Ab der 21. Woche lagert das Baby Fett ein. Sein Nervensystem wird immer ausgereifter und die Gehirnzellen vervielfachen sich in rasanter Geschwindigkeit – 50 000 bis 100 000 neue Zellen in der Minute. Die Organe reifen weiter aus, das Skelett fährt fort zu verknöchern.

SCHWERPUNKT-NÄHRSTOFFE

Kalzium braucht das Baby für die Ausbildung der Knochen und Zähne, außerdem für die Entwicklung der Muskeln und Nerven. Für Sie ist es wichtig, weil es Blutgerinseln und erhöhtem Blutdruck entgegenarbeitet. Während der Schwangerschaft

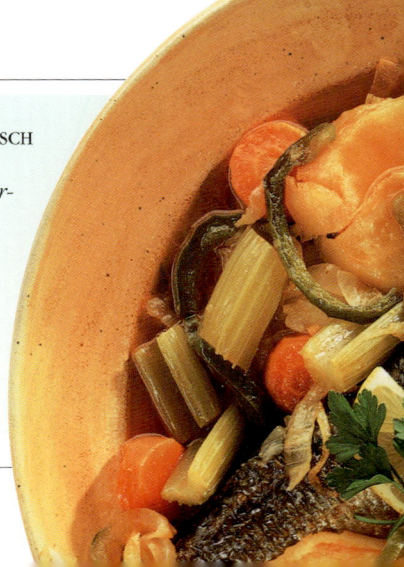

erhöht sich Ihr Kalziumbedarf mindestens um das Dreifache und das trotz der besseren Fähigkeit des Körpers Kalzium zu absorbieren. Phosphor wird gebraucht für gesunde Zähne und Knochen und vor allem für den Stoffwechsel sowie für die Produktion von Energie und Muttermilch. Für das Baby sehr wichtig ist Magnesium, das in Verbindung mit Kalzium die Entwicklung von Muskeln, Zellen und Nerven unterstützt. Zudem wird es für die Funktion der Leber und des Herzens des Babys benötigt. Auch beim Protein- und Kohlenhydratstoffwechsel spielt es eine große Rolle.

WICHTIGE BESTANDTEILE DER TÄGLICHEN NAHRUNG

7 Portionen Getreide

6 Portionen Gemüse

4 Portionen Obst, davon 2 Sorten mit viel Vitamin C

3 Portionen mageres Fleisch oder Hülsenfrüchte

3 Portionen kalziumreiche Nahrungsmittel

3 Portionen phosphorreiche Nahrungsmittel

3 Portionen magnesiumreiche Nahrungsmittel

GEBACKENER FISCH MIT GEMÜSE
Fisch, z.B. Meeräsche, Möhren, Sellerie, Knoblauch und Paprika liefern Proteine und viele andere Nährstoffe.

WICHTIGE VITAMINE & MINERALSTOFFE

NÄHRSTOFFE	FÜR DIE MUTTER	FÜR DAS BABY
VITAMIN A Ein Teil des aufgenommenen Beta-Karotins verwandelt sich in Vitamin A.	*Gesunderhaltung von Immunsystem, Schleimhäuten, Knochen, Zähnen, Haut und Haaren.*	*Für gesunde Neuronen, stabile Zellmembranen und gutes Sehvermögen.*
B-VITAMINE Während der Schwangerschaft produziert der Körper selbst erhöhte Mengen.	*B_6 und B_{12} zur Unterstützung des Proteinstoffwechsels; hoher Proteinbedarf.*	*Für das Nervensystems, die Verarbeitung von Fettsäuren und für Energie.*
VITAMIN C Speichert der Körper nicht, muss regelmäßig zugeführt werden, aber nicht mehr als 500 mg täglich	*Für hormonelle Aktivitäten, Stärkung des Immunsystems und der Eisenabsorption.*	*Für die Kollagenproduktion, Gewebewachstum, Knochen, Zähne und Haut.*
VITAMIN D Erhöhter Bedarf an Vitamin D, vor allem wenn nicht viel Zeit im Freien verbracht wird.	*Als Vorrat für das Baby, für die Hormonproduktion und Absorption von Kalzium und Phosphor.*	*Für die Entwicklung starker Knochen, besonders der des Schädels, für die Zähne.*
FOLSÄURE Der Körper speichert sehr wenig Folsäure, so wird wahrscheinlich ein Folsäurepräparat nötig sein.	*Für hormonelle Aktivitäten, den Proteinstoffwechsel, die Nerven und das Freisetzen von Energie.*	*Für die Entwicklung des Nervensystems, vor allem des Rückenmarks.*
EISEN Die Zahl der roten Blutzellen erhöht sich während der Schwangerschaft um 30 %.	*Für die Hämoglobinproduktion und um Anämie vorzubeugen.*	*Für die Hämoglobinproduktion.*
KALZIUM	*Siehe* Nährstoffe, *links.*	*Siehe* Nährstoffe, *links.*
PHOSPHOR	*Siehe* Nährstoffe, *links.*	*Siehe* Nährstoffe, *links.*
MAGNESIUM	*Siehe* Nährstoffe, *links.*	*Siehe* Nährstoffe, *links.*

ZWEITES TRIMESTER

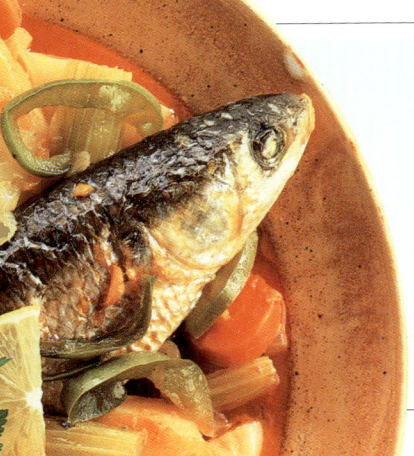

SPEISEPLAN (BEISPIEL)

FRÜHSTÜCK
Cornflakes, Sonnenblumenkerne, Banane, Milch, Vollkorntoast, Orangensaft

SNACK AM VORMITTAG
Walnüsse und Backpflaumen

LUNCH
Vollkorn-Sandwich mit Lachs und Avocado belegt, Kiwi und eine Scheibe Melone

SNACK AM NACHMITTAG
Hummus mit Möhrenstücken

ABENDESSEN
Pfannengerührtes Hühnchen mit Ingwer, Maiskölbchen, Sesamsamen, Zuckererbsen und braunem Reis

VOR DEM SCHLAFENGEHEN
Selbst gemachtes Popcorn

Bewegung ist wichtig

SOWEIT ES UM KÖRPERTRAINING geht, handelt es sich jetzt darum, Lebenskraft aufzubauen und Ihre Muskeln zu strecken. Da Ihre Körperform sich ändert, müssen Sie eine entsprechende Körperhaltung einnehmen und bestimmte Muskelgruppen einbeziehen, um Rückenschmerzen und Muskelverspannungen vorzubeugen.

WICHTIGE TIPPS

Übungen abbrechen, wenn Sie Übelkeit oder Schmerz verspüren.

✳

Achten Sie stets auf Ihre Haltung.

✳

Täglich Beckenboden-Übungen.

✳

Übernehmen Sie sich nicht.

RICHTLINIEN

Beachten Sie die allgemeinen Richtlinien, die im vorigen Kapitel ausführlich beschrieben sind (*s. S. 18–19*). Jetzt ist es besonders wichtig, dass Sie sich aufwärmen, bevor Sie irgendeine Übung machen. Und nicht vergessen: Abkühlen, wenn Sie fertig sind (*s. S. 32*).

BECKENÜBUNGEN

Während der Schwangerschaft sind Übungen für den Beckenbereich unerlässlich. Beckenboden-Übungen sind so nützlich, dass man sie für den Rest des Lebens beibehalten sollte.

Für das Becken
• Aufrecht stehen, Füße hüftbreit stellen, Knie locker lassen.

Die eine Hand auf den Bauch legen, die andere auf den Po. Die Bauchmuskeln anspannen, den Po einziehen und das Becken aufwärts kippen.
• Diese Übung abwechselnd mit der Übung für Becken und Rücken (*s. Fotos, rechte Seite oben*) ausführen.

Beckenboden-Übungen
Diese können in allen Phasen der Schwangerschaft ausgeführt werden (*s. S. 75*) und sind auch nach der Geburt wichtig.

ÜBUNGEN FÜR DEN RÜCKEN

Im zweiten Trimester vollziehen sich Veränderungen im Becken, bei Ihrem Gewicht und Ihrer Körperform, die Ihr Rückgrat stark belasten. Übungen, die den Rücken stärken, sind deshalb sehr wichtig (*s. S. 33*).

ÜBUNGEN FÜR DEN BAUCH

Viele schwangere Frauen macht der Verlust ihrer Figur und der bisher straffen Bauchmuskulatur nervös. Dagegen lässt sich was tun, allerdings sollten Sie ab der 16. Woche keine Übungen mit Bauchdrehung mehr machen. Das Anspannen der Bauchmuskulatur in der folgenden Übung ist ungefährlich.

FÜR EINE GUTE KÖRPERHALTUNG

SO STEHEN SIE RICHTIG
Um den Rücken nicht zu belasten, halten Sie Ihren Rücken gerade, ziehen Sie Schultern und Po zurück. Kopf hoch – Kinn und Hals bilden einen rechten Winkel. Auch im Sitzen den Rücken gerade und gestützt halten.

BEWUSST AGIEREN
Nehmen Sie Ihren Körper bewusst wahr. Knien Sie sich lieber, statt sich nach vorn zu beugen. Stehen Sie aus dem Liegen stets etappenweise auf. Beugen Sie die Knie und halten Sie den Rücken gerade, wenn Sie etwas vom Boden aufheben.

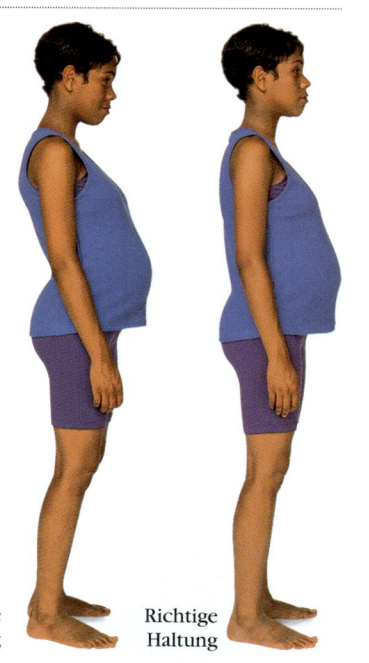

Falsche Haltung   Richtige Haltung

ÜBUNGEN FÜR BECKEN UND BAUCH

1 KNIEN SIE AUF DEM BODEN *auf Händen und Knien. Achten Sie darauf, dass Ihr Rücken eine gerade Linie bildet. Am besten im Spiegel überprüfen.*

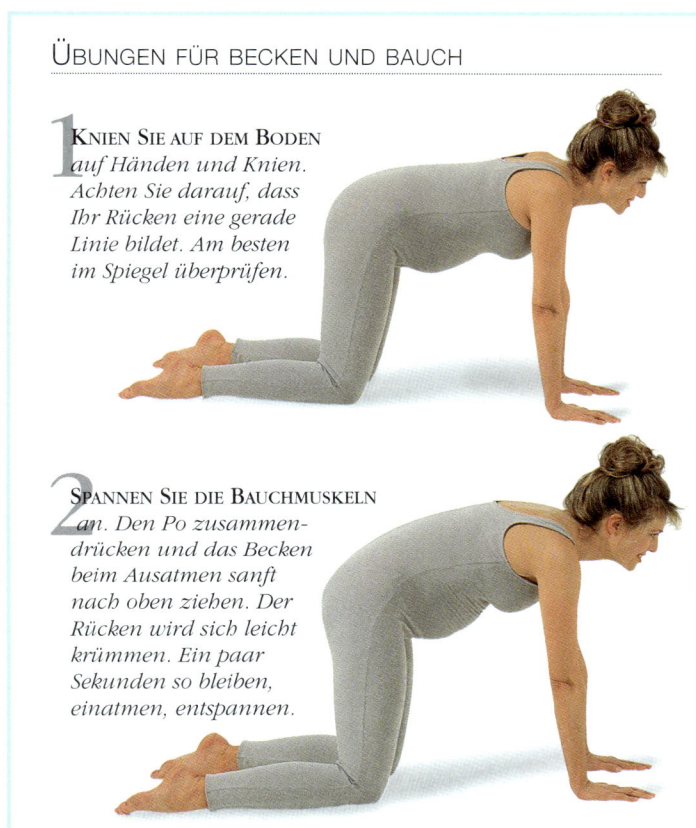

2 SPANNEN SIE DIE BAUCHMUSKELN *an. Den Po zusammen-drücken und das Becken beim Ausatmen sanft nach oben ziehen. Der Rücken wird sich leicht krümmen. Ein paar Sekunden so bleiben, einatmen, entspannen.*

ZWEITES TRIMESTER

• Aufrecht stehen, Füße hüft-breit stellen, Knie locker lassen. Die Hände seitlich auf den Bauch legen. Tief ein- und aus-atmen. Den Po einziehen und das Becken aufwärts kippen. Dabei die Bauchmuskeln rund um das Baby anspannen. Ein paar Sekunden so bleiben, dann entspannen. Aufpassen: Kein Hohlkreuz machen!

VORBEUGENDE ÜBUNGEN

In Ihr Muskeltraining sollten Sie Übungen einbeziehen, die viele der üblichen Probleme in der Schwangerschaft vermeiden helfen. Schmerzen, Krämpfe, Sodbrennen und andere Ver-dauungsstörungen lassen sich damit verhindern oder lindern.

BEINKREISEN
Den Fuß heben und große Kreise in die Luft zeichnen. Mit jedem Fuß mehr-mals wiederholen.

DEN KREISLAUF STÄRKEN

Gehen, Schwimmen und sanfte Aerobicübungen (*s. S. 33*) regen den Blutkreislauf an.
Fußübungen
• Mit dem Rücken an ein keil-förmiges Kissen lehnen oder sich auf die Arme nach hinten abstützen. Die Beine nach vorn ausstrecken. Die Zehen 10-mal vor- und zurückbewegen. Dann die Knie durchdrücken und die Füße samt Zehen in Richtung des Körpers ziehen, sodass sich die Wadenmuskeln strecken. Dabei normal atmen! 4 Sekun-den halten, dann entspannen. Die Übung 5-mal wiederholen.
Knöchelkreisen
• Mit ausgestreckten Beinen hinsetzen. Die Hüften stillhalten und den Knöchel kreisen – erst in eine Richtung, dann in die andere. Mit jedem Knöchel 10-mal wiederholen.
• In gleicher Position die Beine kreisen. (*s. Foto unten*).

GEGEN SODBRENNEN

Die folgende Yogaübung kann Sodbrennen erleichtern.
• Um mehr Platz unter dem Zwerchfell zu schaffen, mit geradem Rücken hinsetzen und die Handflächen in Brusthöhe gegeneinander legen. Beim Einatmen die Hände über den Kopf heben, beim Ausatmen die Hände senken. Die Übung mehrere Male wiederholen.

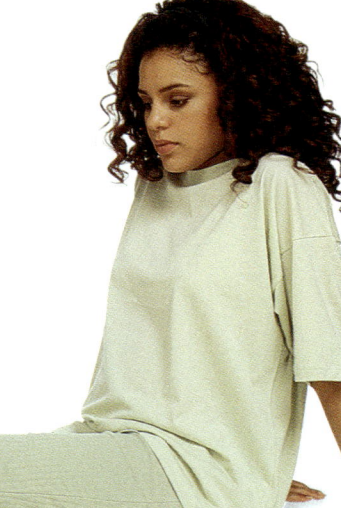

Der Fünf-Punkte-Plan

SIE STEHEN JETZT IN DER »BLÜTEZEIT« Ihrer Schwangerschaft. Übelkeit und häufige Erschöpfung plagen Sie jetzt immer weniger. Da Sie die Bewegungen Ihres Babys spüren, sollte Ihr Vertrauen in die Schwangerschaft wachsen. Wahrscheinlich »strahlen« Sie und fühlen sich rundum wohl. Werden Sie aber nicht zu übermütig und beachten Sie die folgenden Ratschläge.

BALD WIRD ES JEDER WISSEN

Langsam macht sich die Entwicklung eines »Bauches« bemerkbar. Es wird nicht mehr lange dauern, bis Ihre Schwangerschaft auch von anderen Menschen nicht mehr übersehen werden kann. Kümmern Sie sich jetzt um Kurse, z. B. Schwangerschaftsgymnastik, Geburtsvorbereitung – manche sehr begehrte sind schnell ausgebucht.

BLEIBEN SIE FIT

Da Ihre Energie zurückkehrt, haben Sie wahrscheinlich Lust auf Gymnastik. Lassen Sie sich von Ihrem Körper führen. Nehmen Sie sich nicht zu viel vor! Belegen Sie am besten Kurse, die speziell für schwangere Frauen gedacht sind. Weil sich Ihre Figur verändert und die Ligamente (Bänder) entspannt sind, vermeiden Sie ruckartige Bewegungen oder zu viel Bücken und Heben. Dehnübungen ist anstrengenden Aerobicübungen vorzuziehen.

NÄHRSTOFFE

Ihr Baby braucht jetzt viel Kalzium und Magnesium für die Bildung gesunder, starker Knochen und Zähne, außerdem für die Entwicklung seiner Muskeln und seines Nervensystems. Legen Sie Wert auf Nahrungsmittel, die reich an diesen Mineralstoffen sind, z. B. für Kalzium: Sesamsamen, Soja, Mandeln, Milchprodukte und Fisch; für Magnesium: Haferflocken, Weizenkeime, Reis und Kohlgemüse.

RICHTIG ESSEN

Das bedeutet nicht mehr essen, sondern mehr Vitamine und Mineralstoffe. Ihr Baby nimmt sich, was es braucht, daher müssen Sie im eigenen Interesse die Nährstoffe ständig nachfüllen. Durch die erhöhte Blutmenge benötigen Sie mehr Eisen, um einer Anämie vorzubeugen. Essen Sie eisenreiche Nahrung. Achten Sie auf die Zufuhr von Vitamin C, das der Eisenabsorption beisteht. Genügend Ballaststoffe verhindern Verstopfung.

IHR BABY HÖRT SIE

Forschungsergebnisse lassen vermuten, dass das Baby ab der 20. Schwangerschaftswoche auf Geräusche hört und antwortet. Musik kann wahrscheinlich die Aktivität der Gehirnzellen Ihres Babys anregen. Verbinden Sie das Nützliche mit dem Schönen: Legen Sie Ihre Beine hoch, hören Sie angenehme Musik, entspannen Sie sich und fühlen Sie sich mit Ihrem ungeborenen Baby innig verbunden.

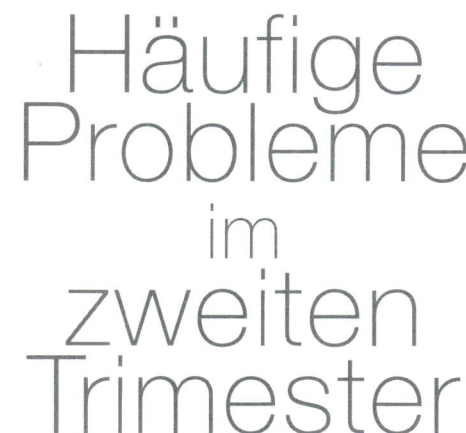

Häufige Probleme im zweiten Trimester

OBWOHL SIE SICH BESSER und sorgenfreier fühlen, sind Sie vor den Gesundheitsstörungen, die im zweiten Trimester auftreten können, nicht gefeit. Die nachfolgend aufgeführten natürlichen Lösungen helfen Ihnen, geeignete Maßnahmen zu ergreifen.

SODBRENNEN   54

ANÄMIE   56

RÜCKENSCHMERZEN UND ANDERE SCHMERZEN   58

MIGRÄNE & KOPFSCHMERZEN   60

VERSTOPFUNG, HÄMORRHOIDEN, KRAMPFADERN   62

CYSTITIS, SOOR & HERPES   64

DEPRESSIONEN   66

Sodbrennen

UNTER SODBRENNEN, EINEM BRENNENDEN Gefühl in Brust und Kehle, leiden bis zu 80 Prozent der Schwangeren. Durch die größere Elastizität der Bauchmuskeln kann der Eingang des Magens leicht geöffnet bleiben, statt sich fest zu schliessen, sodass Magensäfte in die Speiseröhre hochsteigen. Mit fortschreitender Schwangerschaft tritt Sodbrennen häufiger auf.

ZWEITES TRIMESTER

SYMPTOME

Als ob Säure in der Kehle brennt

✳

Übelkeit

✳

Unangenehmer Geschmack im Mund

TRADITIONELLE CHINESISCHE MEDIZIN (TCM)

Gemäß der TCM sollte der Magen zwischen 19 und 21 Uhr in Ruhe gelassen werden. Um Sodbrennen zu vermeiden, ist es für Schwangere ratsam, während dieser Zeit zu ruhen und nichts zu essen. Ein leichtes Abendessen gegen 18 Uhr und ein kleiner Snack vor dem Zubettgehen sind einem großen Abendessen vorzuziehen. Wenn Sie am Ende des Tages leichte Mahlzeiten essen, werden Sie besser schlafen.

✳ Reflexzonenmassage kann bei Sodbrennen helfen. Der Therapeut wird die Reflexpunkte am Fuß, die mit dem Magen und Darm in Verbindung stehen, anregen, um Ihr Unwohlsein zu erleichtern.

Weitere Informationen s. S. 132 und 140–141

RUHE AM ABEND
Um schlechter Verdauung vorzubeugen, entspannen Sie sich am besten während der natürlichen Ruhezeit des Magens.

WICHTIGE TIPPS

Essen Sie mehrere kleine Mahlzeiten am Tag.

✳

Lagern Sie beim Schlafen Ihren Oberkörper leicht erhöht.

✳

Tragen Sie weite Kleidung.

✳

Nicht plötzlich nach vorn beugen.

✳

Während des Essens nur wenig trinken.

VORSICHT!

Nehmen Sie frei verkäufliche Mittel gegen Sodbrennen nur kurze Zeit ein. Bei anhaltenden Symptomen zum Arzt gehen!

ALTERNATIVE THERAPIEN

Bevor Sie eine ergänzende Behandlung beginnen, sprechen Sie mit Ihrem Arzt. **Hinweise** auf Seite 4 beachten!

AKUPUNKTUR

In der Traditionellen Chinesischen Medizin verbindet man Sodbrennen mit übermäßiger »Hitze« im Magen. Ein Akupunkteur wird versuchen, Ihr Verdauungssystem wieder ins Gleichgewicht zu bringen. Für die Diagnose wird Ihre Zunge untersucht. Die Zungenspitze steht für das Herz und ist oft rot bei Frauen, die an Sodbrennen leiden. Der mittlere Bereich der Zunge, dem Magen zuge-ordnet, kann auch sehr rot sein. Um die überflüssige »Hitze« zu entfernen, wird der Akupunkteur Akupunkturpunkte an Armen oder Füßen behandeln.

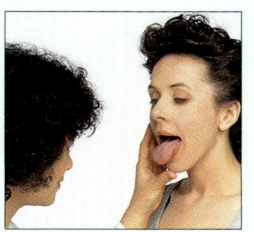

ZUNGENDIAGNOSE
Die Farbe der Zunge gibt dem Therapeuten Anhalts-punkte für die Art der Verdauungsstörungen.

Weitere Informationen s. S. 134–135

AKUPRESSUR

Sie können das Sodbrennen selbst lindern: Legen Sie vier Finger auf die Stelle, die sich auf halbem Weg zwischen dem Nabel und dem Ende des Brustbeins befindet – jeweils 10 Sekunden lang drücken, über eine Zeit von 5 bis 10 Minuten.

Weitere Informationen s. S. 136

HOMÖOPATHIE

Es gibt einige homöopathische Mittel gegen Sodbrennen. Nach der genauen Beschreibung Ihrer Symptome wird ein Heilpraktiker das für Sie geeignete auswählen.

✳ *Carbo vegetabilis D6* bei Blähungen und Unbehagen im Verdauungstrakt nach dem Essen.

✳ *Nux vomica D6* bei starkem Völlegefühl im Magen.

✳ *Pulsatilla D6* bei glucksendem, knurrendem Magen.

Vorsicht: Die Wirkung homöopathischer Mittel wird durch Pfefferminze, ein Heilkraut gegen Sodbrennen, aufgehoben.

Weitere Informationen und Dosierungen s. S. 148–149

WESTLICHE KRÄUTERMEDIZN

Samen von Kümmel, Dill und Fenchel lindern Sodbrennen. Man kann sie gemahlen dem Essen zufügen oder ganz nach dem Essen kauen. Auch diese Mittel helfen häufig:

✳ Trinken Sie Zitronenbalsam-, Kamillen- oder Pfefferminztee während des ganzen Tages.

✳ Um Blähungen zu lindern, rühren Sie 1 Teelöffel Rotulmenpulver und 1 Teelöffel Honig in ein Glas heißes Wasser. Schluckweise trinken.

Weitere Informationen s. S. 150–151

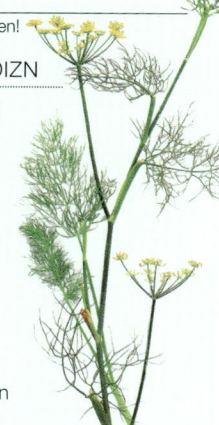

FENCHEL
Fenchelsamen ist ein gutes Heilmittel.

AROMATHERAPIE

Beruhigend wirkt, wenn Sie einem Massageöl 4 Tropfen eines ätherischen Öls, z.B. Lavendel, beimischen und damit Ihren Leib massieren – in kreisenden Bewegungen im Uhrzeigersinn bis zu einer halben Stunde lang.

Vorsicht: *s. S. 153*, dort finden Sie die zu meidenden Öle.

Weitere Informationen s. S. 152–153

ERNÄHRUNG & NÄHRSTOFFE

Sodbrennen verschlimmert sich durch üppige Mahlzeiten und bestimmte Nahrungskombina-tionen. Abhilfe kann die Trennkost (nach Hay) schaffen, bei der säurehaltige Nahrungsmittel, z.B. proteinhaltige wie Eier oder Milch, nie Teil einer alkalischen, also einer kohlenhydrat-haltigen Mahlzeit bilden.

Weitere Informationen s. S. 48–49

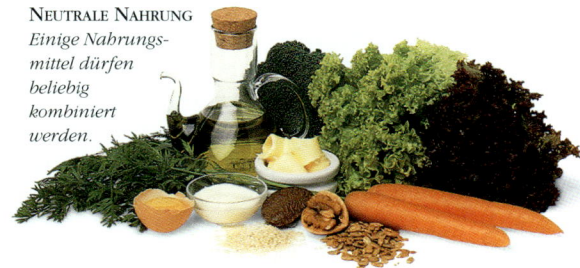

NEUTRALE NAHRUNG
Einige Nahrungs-mittel dürfen beliebig kombiniert werden.

ZWEITES TRIMESTER

Anämie

ANÄMIE ENTSTEHT, wenn das Sauerstoff tragende Hämoglobin in den roten Blutzellen anomal abfällt. In der Schwangerschaft ist gesundes Blut sehr wichtig, da Anämie zu folgenreichen Erschöpfungszuständen führt und die Anfälligkeit für eine Depression nach der Geburt erhöht. Anämiegefährdet sind besonders Frauen mit einer Mehrlingsschwangerschaft.

SYMPTOME

Schwindel, Herzklopfen, blasse Haut

✳

Lethargie, Erschöpfung, emotionale Labilität

✳

Verstopfung als Folge der Einnahme von Eisen

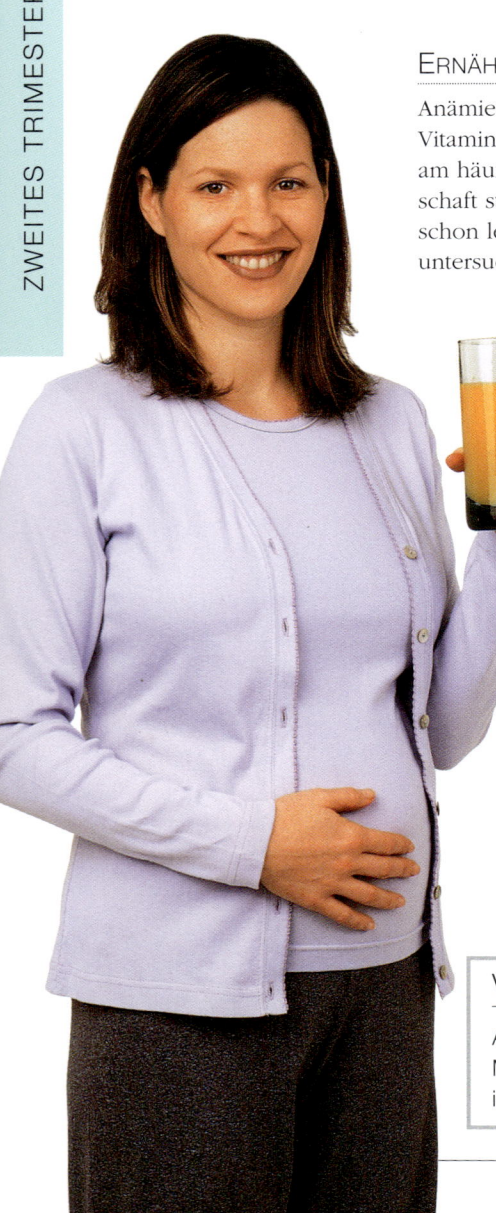

ERNÄHRUNG & NÄHRSTOFFE

Anämie ist meist die Folge eines Mangel an Eisen, Folsäure oder Vitamin B_{12}. Als Folge der Bedürfnisse des Babys kommt Eisenmangel am häufigsten bei Schwangeren vor. Frauen, die vor der Schwangerschaft starke Monatsblutungen hatten, beginnen diese wahrscheinlich schon leicht anämisch. Stellt man bei Tests im Rahmen der Vorsorgeuntersuchungen Anämie bei Ihnen fest, wird der Arzt Ihnen Eisentabletten verschreiben. Anämie kann selbst bei eisenreicher Ernährung auftreten, da sie durch Mangel an B-Vitaminen entstehen kann. Folgende Ernährungsrichtlinien sollten Sie befolgen:

✳ Für die Eisen-Zufuhr essen Sie grünes Blattgemüse, Kürbiskerne, Kirschen, getrocknete Aprikosen, Geflügel und Fisch. Trinken Sie Schwarzen Johannisbeersaft und Preiselbeersaft.

✳ Um Vitamin-B_{12}-Mangel vorzubeugen, essen Sie Eier, Milch, Käse, weißen Fisch, Schweinefleisch und Hefeextrakt.

✳ Gegen Folsäuremangel Nüsse, gedämpftes oder rohes grünes Blattgemüse, Weizenkeime, Hülsenfrüchte und Hefeextrakt essen.

Weitere Informationen s. S. 48–49

EISENABSORPTION FÖRDERN
Der Verzehr von Vitamin C (z.B. in Orangensaft) zusammen mit eisenreichen Nahrungsmitteln verbessert die Absorption von Eisen.

WICHTIGE TIPPS

Vitamin-C- und eisenreiche Kost essen.

✳

Kalziumreiche Nahrung nur in Maßen essen, da sie die Absorption von Eisen hemmt.

VORSICHT!

Anämie senkt die Widerstandskraft gegen Infektionen und kann Muskelkontraktionen verursachen, da sich zu wenig Sauerstoff im Blut befindet. Bei Verdacht auf Anämie sofort zum Arzt gehen!

ALTERNATIVE THERAPIEN

Bevor Sie eine ergänzende Behandlung beginnen, sprechen Sie mit Ihrem Arzt. Beachten Sie die **Hinweise** auf Seite 4!

AKUPUNKTUR

Gemäß der Traditionellen Chinesischen Medizin (TCM) ist das Blut sowohl für das körperliche als auch für das emotionale Wohlbefinden verantwortlich. Bei »wenig Blut« kann die Gemütsverfassung tief stehen, was erklären würde, warum schwangere Frauen häufig so tränenreich und deprimiert sind, wenn sie Anämie haben. Um eine Anämie festzustellen, wird der Therapeut Ihre Zunge anschauen, die blass und trocken sein kann. Man wird Sie bitten, Ihre Symptome zu beschreiben. Reden Sie über alles Auffällige, denn z. B. Angst, Herzklopfen, Albträume oder Schlaflosigkeit sind für die Diagnose in TCM von Bedeutung.

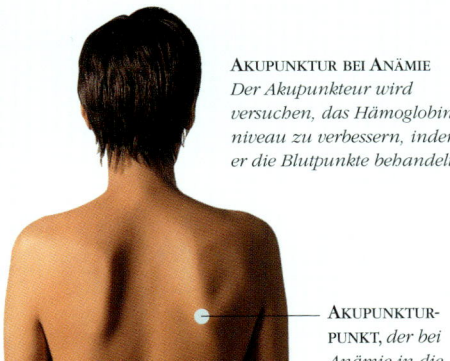

AKUPUNKTUR BEI ANÄMIE
Der Akupunkteur wird versuchen, das Hämoglobinniveau zu verbessern, indem er die Blutpunkte behandelt.

AKUPUNKTUR-PUNKT, *der bei Anämie in die*

verstärken und allgemeine Unpässlichkeiten zu behandeln. Um der Anämie abzuhelfen, wird Druck auf die Punkte entlang des Magen-Meridians ausgeübt.

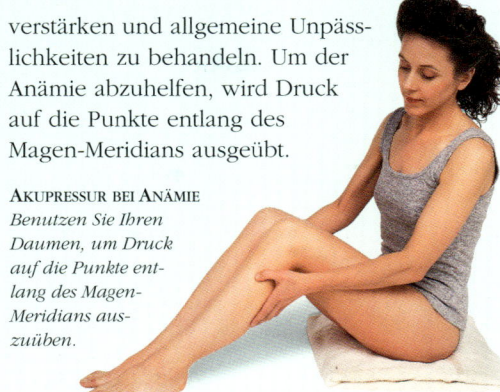

AKUPRESSUR BEI ANÄMIE
Benutzen Sie Ihren Daumen, um Druck auf die Punkte entlang des Magen-Meridians auszuüben.

∗ Auf den Boden setzen und die Knie anziehen. Die Daumen genau unter die Knochen der Knie legen, dort wo Sie eine Vertiefung fühlen. 4- bis 5-mal jeweils 3 Sekunden lang – 2- bis 3-mal am Tag wiederholen.
Weitere Informationen s. S. 136

HOMÖOPATHIE

Frauen mit einer Eisenmangel-Anämie können das Schüßler-Salz *Ferrum phosphoricum* einnehmen, um die Absorption des Eisens zu verbessern. Bei anderen Anämiearten sollten Sie einen Homöopathen fragen, der ein Mittel auswählt, das Ihrer Verfassung entspricht, z. B.:

∗ *Ferrum metallicum D6* bei blassen Lippen mit körper- und geistiger Erschöpfung.
e Informationen und Dosierung s. S. 148–149

STLICHE KRÄUTERMEDIZIN

nnesseltee ist eine reiche
aquelle. Für den Tee 5 g
elöffel) getrocknete Brenn-
elblätter in eine große Tasse
n und mit frisch gekochtem
er übergießen. Etwa 10–15
ten ziehen lassen. Trinken
is zu 4 Tassen am Tag.

e Informationen s. S. 150–151

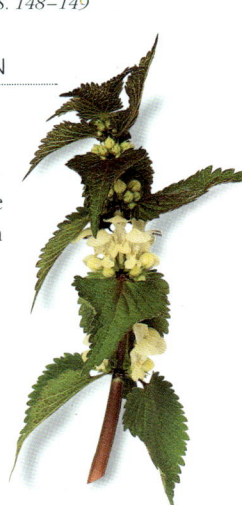

BRENNNESSEL
Reich an Vitamin C und Eisen, ist Nessel ein gutes Tonikum für schwangere Frauen mit Anämie.

Rückenschmerzen und andere Schmerzen

ZWEITES TRIMESTER

RÜCKENSCHMERZEN IN DER SCHWANGERSCHAFT haben oft ihren Ursprung in der Hormonfunktion, die Ligamente (Bänder) und Gelenke weich macht. Das führt oft zu Schmerzen im Beckenbereich, die Schlafen und Hausarbeit beschwerlich machen. Ischias kann durch Druck, den das Baby auf die entsprechenden Nerven ausübt, verursacht werden.

OSTEOPATHIE

Durch die veränderte Körperhaltung in der Schwangerschaft kann es zu einer Überbeanspruchung des Rückens kommen. Auch das Baby kann Rückenschmerzen hervorrufen, wenn es mit seinem Rücken gegen das Rückgrat der Mutter liegt. Die Beckengelenke können am meisten von den Hormonen beeinträchtigt werden: Die Gelenke werden weich, damit sie sich während der Wehen strecken können. Dadurch wird Druck auf Rückgrat und Becken ausgeübt, was Schmerzen zur Folge haben kann. Osteopathie kann diese Überbeanspruchung des Bewegungsapparats mindern.

✳ Um den Rücken zu stützen und die Schmerzen zu lindern, wird man Ihnen raten, einen Hüftgürtel für Schwangere zu tragen. Dessen Vorderteil ist so gearbeitet, dass es den anwachsenden Bauch stützt und damit den Rücken entlastet.

Weitere Informationen s. S. 146

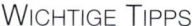

SYMPTOME

Schmerzen im Rückgrat oder Becken

✳

Schmerzen in Po, Beinen oder Füßen

✳

Gehbeschwerden durch Schmerzen

WICHTIGE TIPPS

Vermeiden Sie Tätigkeiten, die körperliches Unbehagen erzeugen.

✳

Ruhen Sie viel und entlasten Sie das Becken so oft wie möglich.

✳

Schwimmen ist gut gegen Rückenprobleme.

*

Tragen Sie einen Schwangerschaftsgürtel.

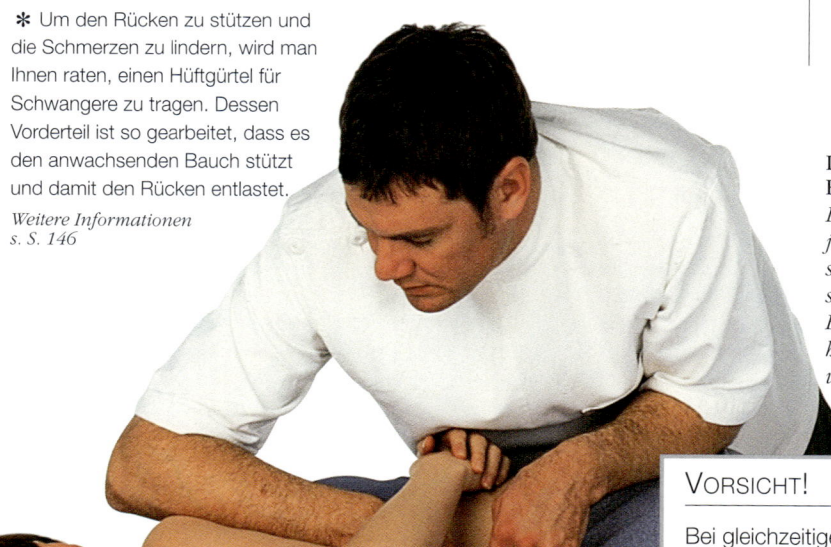

LINDERUNG DER RÜCKENSCHMERZEN
Der Osteopath wird jeden Wirbel untersuchen, um die Einschränkung der Bewegungsfreiheit herauszufinden und zu korrigieren.

VORSICHT!

Bei gleichzeitigen Schmerzen in Leib und Rücken vor der 36. Woche sofort zum Arzt – es könnte sich um eine Frühgeburt handeln.

ALTERNATIVE THERAPIEN

Bevor Sie eine ergänzende Behandlung beginnen, sprechen Sie mit Ihrem Arzt. Beachten Sie die **Hinweise** auf Seite 4!

AKUPUNKTUR

Nach sorgfältiger Durchsicht Ihrer Krankengeschichte wird der Akupunkteur das Ausmaß und die Stelle Ihrer Rücken- oder Beckenschmerzen herausfinden und testen, wie diese auf Wärme oder Kälte reagiert.

✱ Gemäß der Traditionellen Chinesischen Medizin werden die Knochen vom Nieren-Meridian beherrscht. Die Hochzeit dieses Meridians liegt zwischen 17 und 19 Uhr. Versuchen Sie daher, während dieser Zeit zu ruhen, um davon zu profitieren.

✱ Im letzten Schwangerschaftsmonat kann eine Elektroakupunktur (*s. S. 109*) des unteren Rückens von Nutzen sein.

Vorsicht: Niemals vor der 36. Woche Elektroakupunktur anwenden, sie kann Gebärmutterkontraktionen anregen.

Weitere Informationen s. S. 134–135

REFLEXZONENMASSAGE

Der Therapeut wird die Innenränder Ihrer Füße sanft massieren, was eine vorübergehende Besserung der Rückenschmerzen bewirkt.

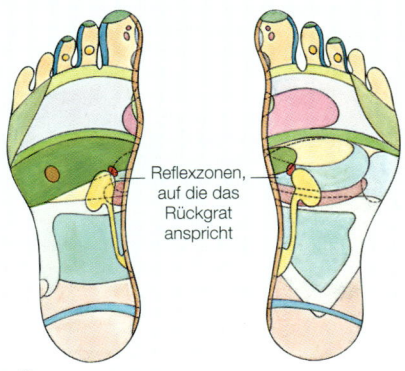

Reflexzonen, auf die das Rückgrat anspricht

REFLEXZONENMASSAGE
Die mit dem Rückgrat verbundene Reflexzone liegt an der Innenseite der Fußsohle.

Weitere Informationen s. S. 140–141

YOGA

Verschiedene Yoga-Stellungen können helfen Rückenschmerzen zu lindern, z.B.: Auf die Fersen setzen, den Körper nach vorne neigen und die Hände auf den Boden legen. Dabei

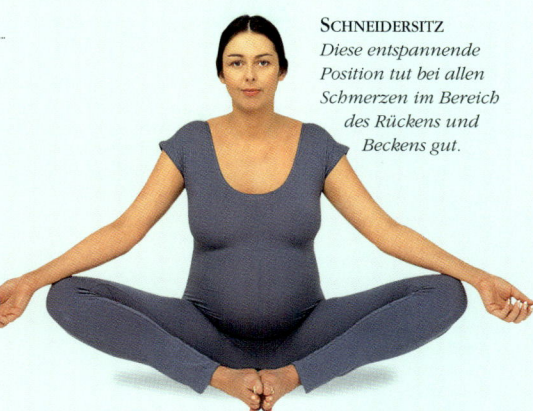

SCHNEIDERSITZ
Diese entspannende Position tut bei allen Schmerzen im Bereich des Rückens und Beckens gut.

den Rücken gerade halten. Dann auf die Ellenbogen stützen und den Körper so weit nach unten neigen, bis der Kopf auf den Armen am Boden ruht. Ihr Bauch sollte bequem zwischen Ihren Knien »lagern«. Zur Abwechslung bestens geeignet ist der Schneidersitz (*s. Foto, oben*).

Weitere Informationen s. S. 142

CHIROPRAKTIK

Der Chiropraktiker kann die Wirbel im unteren Rücken neu ausrichten, um Verzerrungen einzurenken und gereizte Nerven zu beruhigen.

Weitere Informationen s. S. 147

ALEXANDER-TECHNIK

Mit Fortschreiten der Schwangerschaft verlagert sich das körperliche Gleichgewichtszentrum. Ein Alexander-Therapeut zeigt Ihnen, wie Sie sich bewusster halten und bewegen können.

Weitere Informationen s. S. 147

MASSAGE

Eine Massage beidseits der Wirbelsäule lindert Rückenschmerzen. Dem Massageöl ein ätherisches Öl zusetzen.

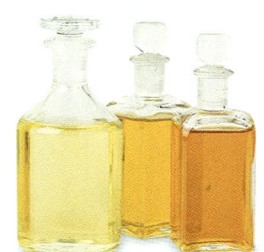

TRÄGERÖLE
Massageöle dienen der Verdünnung ätherischer Öle.

Weitere Informationen s. S. 152–153

ZWEITES TRIMESTER

Migräne & Kopfschmerzen

VIELE SCHWANGERE LEIDEN UNTER MIGRÄNE – das sind in diesem Fall heftige Kopfschmerzen, die durch die Erweiterung der Blutgefäße im Hirn verursacht und mit den hormonellen Veränderungen verbunden sind. Kopfschmerzen verursachen können auch Stress oder Verspannung der Nackenmuskeln aufgrund einer schlechten Körperhaltung.

SYMPTOME

Dumpfes Pochen im Kopf, wird beim Bewegen schlimmer

✳

Schmerz auf einer Kopf-seite oder in Schläfen

✳

Erbrechen, Sehstörungen

AKUPRESSUR

Gemäß der Traditionellen Chinesischen Medizin werden Kopfschmerzen in der ersten Schwangerschaftszeit oft durch Stockungen des Qi-Flusses in den Leber- und Gallenblasenmeridianen verursacht. Zur Linderung der Kopfschmerzen regen Sie die Akupressurpunkte auf dem Kopf an.

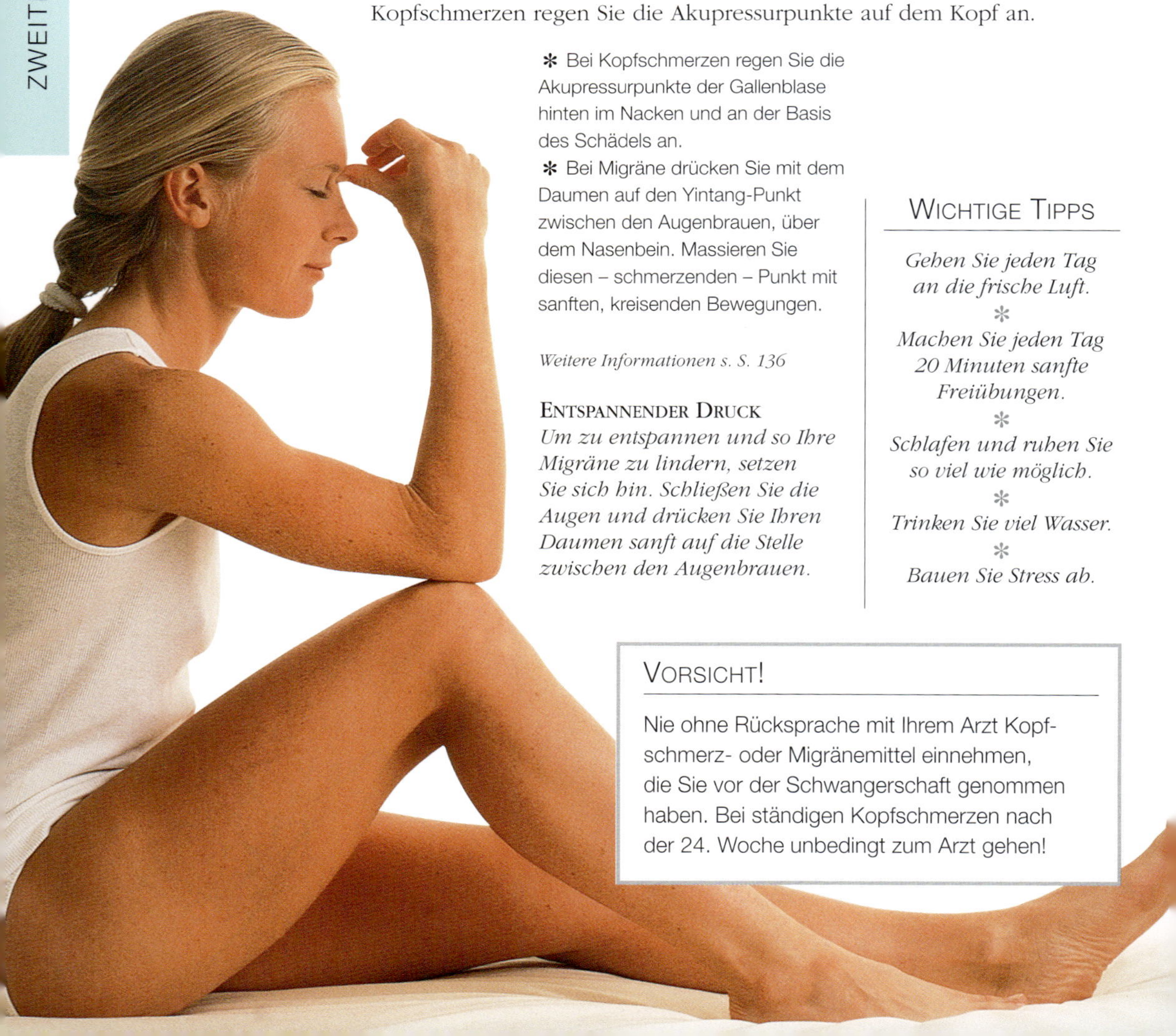

✳ Bei Kopfschmerzen regen Sie die Akupressurpunkte der Gallenblase hinten im Nacken und an der Basis des Schädels an.

✳ Bei Migräne drücken Sie mit dem Daumen auf den Yintang-Punkt zwischen den Augenbrauen, über dem Nasenbein. Massieren Sie diesen – schmerzenden – Punkt mit sanften, kreisenden Bewegungen.

Weitere Informationen s. S. 136

ENTSPANNENDER DRUCK
Um zu entspannen und so Ihre Migräne zu lindern, setzen Sie sich hin. Schließen Sie die Augen und drücken Sie Ihren Daumen sanft auf die Stelle zwischen den Augenbrauen.

WICHTIGE TIPPS

Gehen Sie jeden Tag an die frische Luft.

✳

Machen Sie jeden Tag 20 Minuten sanfte Freiübungen.

✳

Schlafen und ruhen Sie so viel wie möglich.

✳

Trinken Sie viel Wasser.

✳

Bauen Sie Stress ab.

VORSICHT!

Nie ohne Rücksprache mit Ihrem Arzt Kopf-schmerz- oder Migränemittel einnehmen, die Sie vor der Schwangerschaft genommen haben. Bei ständigen Kopfschmerzen nach der 24. Woche unbedingt zum Arzt gehen!

ZWEITES TRIMESTER

ALTERNATIVE THERAPIEN

Bevor Sie eine ergänzende Behandlung beginnen, sprechen Sie mit Ihrem Arzt. Beachten Sie die **Hinweise** auf Seite 4!

AKUPUNKTUR

Für den Akupunkteur ist Ihre Beschreibung der Symptome wichtig, beispielsweise deuten Schmerzen, die sich auf Ihre Schläfen konzentrieren, auf Unausgeglichenheit der Gallenblase hin. Der Therapeut wird die Punkte auf dem Gallen-Meridian im Nacken behandeln.

Weitere Informationen s. S. 134–135

REIKI

Reiki-Energie fließt dahin, wo der Körper sie braucht. Die entspannende Behandlung hilft, Stress-Kopfschmerzen zu lindern.

Weitere Informationen s. S. 139

REFLEXZONENMASSAGE

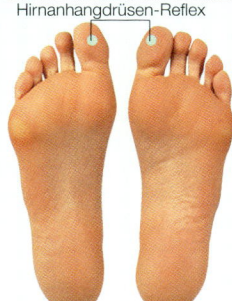

Hirnanhangdrüsen-Reflex

Der Therapeut wird die großen Zehen anregen, um eine Migräne zu lindern.

Weitere Informationen s. S. 140–141

MIGRÄNE LINDERN
Die Spitze der großen Zehe ist die Reflexzone, die für die Behandlung der Migräne angeregt wird.

CHIROPRAKTIK

Ständig wiederkehrende Kopfschmerzen oder Migräne haben ihre Ursache oft in einer Verschiebung der Wirbelsäule, wodurch Druck auf die Nerven entsteht. Der Chiropraktiker kann den betroffenen Bereich korrigieren.

Weitere Informationen s. S. 147

HOMÖOPATHIE

Folgende Mittel kommen in Frage:

✻ *Aconitum D6* bei Schmerzen rund um den Kopf.

✻ *Belladonna D6* bei plötzlichem, heftigem Schmerz.

✻ *Bryonia D6* bei Gereiztheit und Schmerzen, die sich beim Bewegen verschlimmern und lang anhalten.

Weitere Informationen und Dosierungshinweise s. S. 148

WESTLICHE KRÄUTERMEDIZIN

Kamillentee beruhigt, wenn Sie Kopfschmerzen haben. Ingwertee dient als Kreislauftonikum.

Weitere Informationen s. S. 150–151

KAMILLENTEE
Beruhigender Kamillentee ist ein gutes Mittel gegen Kopfschmerzen.

AROMATHERAPIE

4 Tropfen Lavendelöl auf einer Kompresse auf die Schläfen gelegt, lindert Kopfschmerzen.

Vorsicht: *s. S. 153* für Öle, die Sie nicht verwenden dürfen.

Weitere Informationen s. S. 152–153

MASSAGE

Eine Nacken- und Schultermassage entspannt die Muskeln und regt den Kreislauf an. Das lindert Kopfschmerzen.

Weitere Informationen s. S. 152–153

SCHULTERMASSAGE
Bitten Sie Ihren Partner, Ihnen die Schultern sanft zu massieren.

ERNÄHRUNG & NÄHRSTOFFE

Während der Schwangerschaft werden Kopfschmerzen häufig durch Dehydration oder niedrigen Blutzucker verursacht. Trinken Sie viel Wasser und befolgen Sie diese Richtlinien:

✻ Stabilisieren Sie Ihren Blutzuckerspiegel, indem Sie regelmäßig komplexe Kohlenhydrate (Haferflockenbrei, Brot, Hülsenfrüchte, stärkehaltige Wurzelgemüse und Vollkornprodukte) und proteinhaltige Kost essen.

✻ Vermeiden Sie Migräne verursachende Nahrung, z.B. Schokolade, Koffein, Alkohol, Zitrusfrüchte und Käse.

Weitere Informationen s. S. 48–49

ZWEITES TRIMESTER

Verstopfung, Hämorrhoiden & Krampfadern

VERSTOPFUNG IST WÄHREND der Schwangerschaft üblich, weil das Hormon Progesteron die Darmbewegungen verlangsamt. Hämorrhoiden sind die Folgen von Verstopfung oder Druck durch den Uterus. Die Belastung des Kreislaufsystems durch das höhere Körpergewicht und die größere Blutmasse kann Venen vergrößern und verformen, vor allem in den Beinen.

SYMPTOME

Seltener oder schwieriger Stuhlgang

✻

Knotige, schmerzhafte, mitunter blutende Blutgefäße am After

✻

Verdickte Beinvenen

AKUPUNKTUR

In der Traditionellen Chinesischen Medizin verkörpert die hintere Zunge den Darm. Der Akupunkteur wird prüfen, ob dort ein gelber Belag ist, der **Verstopfung** anzeigt. Falls ja, wird er die »warmen« Akupunkturpunkte entlang des Dickdarm-Meridians anregen. Er könnte auch folgende Punkte behandeln:

✻ Die Schmerzen der **Hämorrhoiden** lassen sich lindern durch die Anregung des Blasen-Meridians auf der Rückseite der Wade. Ein weiterer guter Akupunkturpunkt liegt oben auf dem Kopf.

✻ Durch **Krampfadern** bedingte Schmerzen werden erleichtert durch das Einstechen von Nadeln rund um die sich schlängelnde schmerzende Vene.

Weitere Informationen s. S. 134–135

WICHTIGE TIPPS

Bei Verstopfung lange Spaziergänge, viel Wasser trinken und Nahrungsmittel, die viel Ballaststoffe enthalten.

✻

Bei Hämorrhoiden viel ruhen, sanfte Übungen, viel Wasser trinken; Tee, Kaffee und scharfe Gerichte meiden.

✻

Bei Krampfadern Stützstrümpfe und täglich leichte Übungen.

HÄMORRHOIDEN LINDERN
Feine Akupunkturnadeln, am Kopf angebracht, helfen Hämorrhoiden zu lindern.

VORSICHT!

Bei dumpfem Schmerz in der Wade oder einem Gefühl der Schwere in den Beinen, sofort zum Arzt – es könnten Anzeichen für Thrombose in einer tief liegenden Vene sein.

ALTERNATIVE THERAPIEN

Bevor Sie eine ergänzende Behandlung beginnen, sprechen Sie mit Ihrem Arzt. Beachten Sie die **Hinweise** auf Seite 4!

AKUPRESSUR

Der **Verstopfung** kann abgeholfen werden, indem man auf den Akupunkturpunkt, der auf halbem Weg zwischen Schambein und Nabel liegt, Druck ausübt – mehrmals 10 Sekunden.

Weitere Informationen s. S. 136

YOGA

Um die Schmerzen der **Krampfadern** und **Hämorrhoiden** zu lindern, auf dem Rücken liegend die Beine gegen eine Wand lehnen – 2-mal am Tag, jeweils 15 bis 30 Minuten.

Weitere Informationen s. S. 142

HYDROTHERAPIE

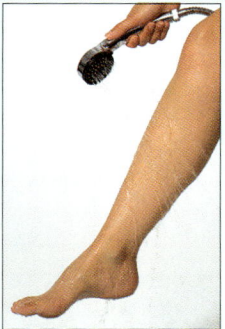

WECHSELDUSCHEN
Abwechselnd heißes und kaltes Wasser schafft bei Krampfadern Linderung.

Um die durch **Krampfadern** verursachten Schmerzen zu lindern, das Bein bis zur Wade abwechselnd in heißes und kaltes Wasser stellen – jeweils für 2 Minuten. Oder den Duschstrahl – ebenfalls heiß/kalt, je 2 Minuten – auf die betroffene Stelle richten.

Weitere Informationen s. S. 144

HOMÖOPATHIE

Abhängig von Ihren Symptomen kommen folgende homöopathische Mittel in Frage:

✳ *Arsenicum album D6* bei inneren Hämorrhoiden, die bluten, sehr schmerzhaft sind und durch warme Bäder besser werden.

✳ *Nux vomica D6* bei blutenden, vorstehenden, juckenden Hämorrhoiden, die sich durch kalte Bäder bessern.

✳ *Hamamelis D6* bei großen, blutenden Hämorrhoiden, die gegen Ende der Schwangerschaft auftreten.

✳ *Sepia D6* bei nässenden, schmerzhaften, vorstehenden Hämorrhoiden.

Weitere Informationen s. S. 148–149

KRÄUTERMEDIZIN

Gegen **Verstopfung** trinken Sie vor dem Frühstück am besten heißes Wasser mit Zitrone oder den Absud von Löwenzahnwurzeln. **Hämorrhoiden** lindern kalte Kompressen mit Tee aus Zaubernuss oder Brennnesseln. Oder Sie legen auf die betroffene Stelle rohe geriebene Kartoffeln oder Möhren oder Eiswürfel aus Wasser, in dem Lauch gekocht wurde. Bei **Krampfadern** helfen Calendula- oder Aloe-vera-Präparate (aus Apotheke oder Reformhaus) oder Kompressen mit Zaubernusstee.

LÖWENZAHN
Löwenzahnwurzeln können die Darmfunktion verbessern.

Weitere Informationen s. S. 150–151

AROMATHERAPIE

Gegen **Verstopfung** hilft häufig die Massage des Bauches mit einem ätherischen Öl.

Vorsicht: *s. S. 153* für Öle, die Sie nicht verwenden dürfen.

Weitere Informationen s. S. 152–153

ERNÄHRUNG & NÄHRSTOFFE

Um **Hämorrhoiden** oder **Krampfadern** vorzubeugen oder zu beheben, essen Sie Venen stärkende Nahrungsmittel, die reich an Vitamin C und Bioflavonoiden sind, z.B. Petersilie, Knoblauch und Zwiebeln. Gegen **Verstopfung**:

✳ Viel Wasser trinken.

✳ Wenig bearbeitete Nahrung, viel ballaststoffreiche.

✳ Für weichen Stuhl Flohkraut- und Leinsamen essen.

✳ Haferkleie, Trockenobst, Kohl, Erbsen, Papayas, Feigen, Mandeln, Bananen und Honig essen.

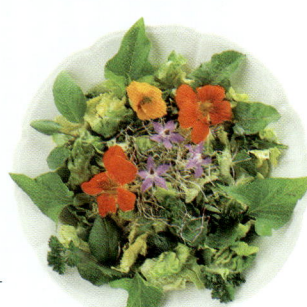

SALATSCHÜSSEL
Zwei oder drei Portionen Salat am Tag liefern nützliche Ballaststoffe.

Weitere Informationen s. S. 48–49

ZWEITES TRIMESTER

Zystitis, Soor & Herpes

DIE ERREGER DER ZYSTITIS (Blasenentzündung) bewirken eine Entzündung der Blasenschleimhaut. Soor, eine Infektion der Scheide, wird durch einen Pilz ausgelöst. Der Herpes-simplex-Virus kann Lippenbläschen und Genitalherpes hervorrufen. Bei Genitalherpes ist mitunter ein Kaiserschnitt nötig, wenn die Symptome unmittelbar vor der Geburt auftreten.

SYMPTOME

Zystitis: Harndrang und Schmerzen

✳

Soor: Jucken und weißer Ausfluss

✳

Herpes: grippeähnliche Symptome vor Ausbruch

AROMATHERAPIE

Ätherische Öle, z.B. Kamillen-, Geranien- oder Lavendelöl tun bei **Blasenentzündung** gut: 4 Tropfen Öl einem Bad zufügen oder auf eine warme Kompresse über dem Schambein oder den Nieren träufeln. Entspannende Öle mindern den Stress und helfen so den **Herpesvirus** deaktiv zu halten.

✳ Um Schmerzen zu lindern, fügen Sie 3 oder 4 Tropfen Zitronenbalsamöl einem Bad zu oder Sie geben einige Tropfen in ein Inhaliergerät.

✳ Gegen Soor: Eine Kamillenkompresse auf die Nieren legen oder 3–4 Tropfen Teebaumöl in eine Schüssel warmes Wasser träufeln und als antiseptische Dusche anwenden.

Vorsicht: s. S. 153 für Öle, die in der Schwangerschaft nicht verwendet werden dürfen.

Weitere Informationen s. S. 152–153

WICHTIGE TIPPS

Zur Linderung von Blasenentzündung: 2,5 Liter Wasser am Tag trinken. Beim Harnlassen warmes Wasser über den Harnröhrenausgang gießen.

✳

Essen Sie viel frisches Obst und Gemüse, um sich vor Soor und Herpes zu schützen.

✳

Um einem Ausbruch von Herpes vorzubeugen, sehr viel ruhen und Stress vermeiden.

ENTSPANNENDE ÖLE
Ätherische Öle, z.B. Lavendel- und Kamillenöl, im Badewasser können den Stress vermindern und somit Ihrem Körper helfen, Infektionen zu widerstehen.

VORSICHT!

Keinen Geschlechtsverkehr bei Zystitis, auch nicht bei Herpes, wenn Sie vermuten, dass ein Ausbruch bevorsteht, da Herpes äußerst ansteckend ist. Bei Rückenschmerzen und Fieber sofort zum Arzt, Sie könnten eine Harnwegsinfektion haben, die eine Frühgeburt auslösen kann.

ALTERNATIVE THERAPIEN

Bevor Sie eine ergänzende Behandlung beginnen, sprechen Sie mit Ihrem Arzt. Beachten Sie die **Hinweise** auf Seite 4!

REFLEXZONENMASSAGE

Bei **Blasenentzündung** ist diese Therapie sehr hilfreich. Der Therapeut wird die Reflexpunkte der Nieren und anderer Harnwege an beiden Füßen anregen (*s. Zeichnung, unten*) und damit versuchen, die Giftstoffe, die für die Entzündung des Harnsystems verantwortlich sind, zu zerstreuen. Wählen Sie einen qualifizierten Therapeuten, der genug Erfahrung in der Behandlung schwangerer Frauen hat.

Weitere Informationen s. S. 140–141

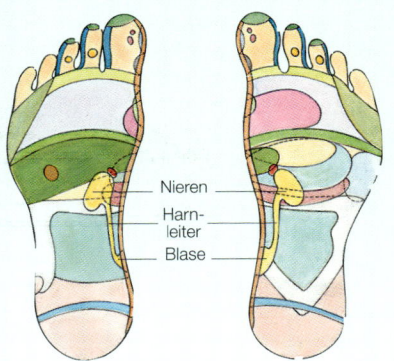

Nieren
Harn-
leiter
Blase

ZYSTITIS-BEHANDLUNG
Der Therapeut wird die Nieren-
und Blasenzonen durcharbeiten.

HYDROTHERAPIE

Zur Behandlung von Soor die Scheide mit der Dusche oder im Bidet reinigen. 15–30 ml (1–2 Teelöffel) reinen Apfelessig in warmes Wasser geben und mit der Lösung die Scheide und den Bereich ringsherum betupfen oder besprühen. Das kann brennen!

Weitere Informationen s. S. 144

HOMÖOPATHIE

Folgende Mittel kommen in Verbindung mit Antibiotika bei Harnwegsinfektionen in Frage.

✳ *Belladonna D6* bei **Zystitis** mit brennendem Gefühl längs des Harnleiters und hellrotem, blutigem Urin.
✳ *Capsicum D6* bei **Herpes** mit einem juckenden und beißenden Hautausschlag.

Weitere Informationen und Dosierungen s. S. 148–149

WESTLICHE KRÄUTERMEDIZIN

Ringelblumensalbe und Lavendel können **Soor** lindern. Um **Herpes** zu beruhigen, betupfen Sie den kranken Bereich mit Ringelblumenöl oder Aloe-vera-Gel. Versuchen Sie auch Folgendes:

✳ Brennnessel- oder Löwenzahntee wirken harntreibend und spülen eine **Blasenentzündung** aus.

✳ Ringelblumentinktur nach Gebrauchsanweisung mit kühlem Wasser verdünnt, lindert **Soor**, wenn die Lösung dreimal am Tag und vor dem Zubettgehen als »Dusche« angewendet wird.

✳ 1 bis 2 Tassen Kamillen- oder Zitronenbalsamtee am Tag können helfen, den **Herpesvirus** deaktiv zu halten.

Weitere Informationen s. S. 150–151

ERNÄHRUNG & NÄHRSTOFFE

Trinken Sie viel Wasser, um das Harnsystem »durchzuspülen« und die **Blasenentzündung** zu lindern. Cranberrysaft wird auch die Krankheitserscheinungen vermindern. Um **Herpes** vorzubeugen, essen Sie viel frisches Obst, Knoblauch und lysinreiche Nahrungsmittel, z.B. frischen Fisch, Hühnchen, Milch, Käse, Eier, Bohnen und frisches Gemüse. Einnahme von Vitamin C (500 mg/Tag) ist günstig.

✳ Rote Bete, Tomaten und Zitrusfrüchte meiden, sie verschlimmern wahrscheinlich eine **Blasenentzündung.**
✳ Nahrungsmittel, die Hefe und Zucker enthalten, sollte man meiden, um **Soor** nicht anzuregen.

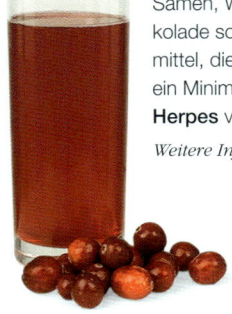

✳ Nahrungsmittel mit hohem Arginin-Gehalt (Aminosäure), z.B. Nüsse, Samen, Weizen, brauner Reis und Schokolade sowie generell alle Nahrungsmittel, die Zucker enthalten, sollten auf ein Minimum beschränkt werden, um **Herpes** vorzubeugen.

Weitere Informationen s. S. 48–49

CRANBERRIES
Sie können verhüten, dass
sich die Zystitiserreger an
der Blasenwand festsetzen.

ZWEITES TRIMESTER

Depressionen

DEPRESSIONEN IN DER SCHWANGERSCHAFT haben sehr komplexe Ursachen. Die hormonellen Veränderungen können Übelkeit, und Erschöpfung, aber auch Stimmungsumschwünge verursachen. Ein Baby verändert das persönliche Leben und bringt viele neue Pflichten mit sich. Wird man sich dessen bewusst, können alte, vergrabene Ängste an die Oberfläche kommen.

SYMPTOME

Abrupter Stimmungswechsel, Panikanfälle, oder Antriebslosigkeit

✳

Schlafstörungen

✳

Veränderungen im Essverhalten

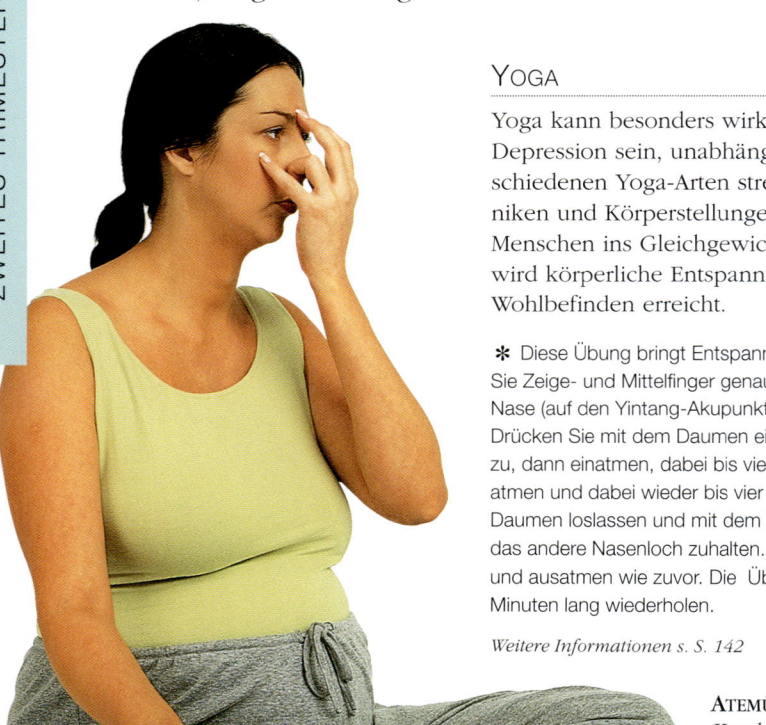

YOGA

Yoga kann besonders wirksam in der Behandlung einer Depression sein, unabhängig von der Ursache. Die verschiedenen Yoga-Arten streben alle an, durch Atemtechniken und Körperstellungen den Geist und Körper des Menschen ins Gleichgewicht zu bringen. Auf diese Weise wird körperliche Entspannung und besseres geistiges Wohlbefinden erreicht.

✳ Diese Übung bringt Entspannung: Legen Sie Zeige- und Mittelfinger genau über der Nase (auf den Yintang-Akupunkturpunkt). Drücken Sie mit dem Daumen ein Nasenloch zu, dann einatmen, dabei bis vier zählen, ausatmen und dabei wieder bis vier zählen. Den Daumen loslassen und mit dem Ringfinger das andere Nasenloch zuhalten. Zählend ein- und ausatmen wie zuvor. Die Übung mehrere Minuten lang wiederholen.

Weitere Informationen s. S. 142

ATEMÜBUNG
Kombiniert mit Akupressur kann diese Übung den Geist beruhigen und die Depression lindern.

WICHTIGE TIPPS

Sprechen Sie mit einer vertrauten Person über Ihre Gefühle.

✳

Meiden Sie zuckerhaltige oder raffinierte Nahrungsmittel.

✳

Meiden Sie Koffein, Nikotin und Alkohol.

VORSICHT!

Wenn Sie sich deprimiert fühlen, vertrauen Sie sich Ihrem Arzt oder einem anderen Fachmann an! Leiden Sie nicht alleine. Ein Gespräch nützt oft mehr als Medikamente. Niemals auf eigene Faust Antidepressiva nehmen!

ALTERNATIVE THERAPIEN

Bevor Sie eine ergänzende Behandlung beginnen, sprechen Sie mit Ihrem Arzt. Beachten Sie die **Hinweise** auf Seite 4!

AKUPUNKTUR

Akupunktur ist ausgezeichnet zur Behandlung einer Depression. Sie fördert die Freisetzung der lindernden Neurotransmitter im Gehirn.

Weitere Informationen s. S. 134–135

REIKI

Man sagt, dass Reiki bei Depressionen auf emotionaler Ebene hilft, die Lebensgeister zu heben und ein Gefühl der Ruhe und des Wohlbefindens zu schaffen.

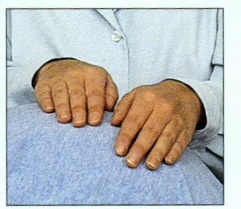

Weitere Informationen s. S. 139

REIKI
*Die Hände des Thera-
peuten sollen heilende
Energie übertragen.*

HOMÖOPATHIE

Leiden Sie unter einer schweren oder chroni-
schen Depression, muss ein Heilpraktiker
das geeignete Mittel herausfinden. Bei einer
leichten Depression können folgende Selbst-
hilfemittel Besserung bringen:

✳ *Ignatia D30* bei großen Stimmungsumschwüngen.

✳ *Pulsatilla D30* bei tränenreicher Depression, die durch
Hitze schlimmer wird.

✳ *Natrium chloratum D30*, wenn Sie sich abwesend und
voller Groll fühlen.

Vorsicht: Weder Tee noch Kaffee, sondern nur Kräutertees
trinken, solange Sie homöopathische Mittel einnehmen.

Weitere Informationen und Dosierungen s. S. 148–149

WESTLICHE KRÄUTERMEDIZIN

Johanniskraut ist ein wirksames Kräuterheilmittel, um nervöse Störungen und emotionale
Verwirrungen zu behandeln. Es kann Angst-
zustände, nervöse Spannungen, die zu starker
Erschöpfung führen, Reizbarkeit und eine
leichte Depression beheben.

Vorsicht: Sprechen Sie unbedingt vorher mit Ihrem Arzt,
bevor Sie Johanniskraut verwenden!

Weitere Informationen s. S. 150–151

AROMATHERAPIE

Einige ätherische Öle können das
Nervensystem beeinflussen und
helfen, die Lebensgeister zu heben.
Zitrusöle, z.B. Orangenblüten- oder
Grapefruitöl, sind besonders wirk-
sam. Auch Lavendel- oder Rosenöl
eignen sich. Geben Sie ein paar
Tropfen Öl ins Badewasser oder
Massageöl oder in ein Inhaliergerät.

Vorsicht: *s. S. 153* für Öle, die Sie in der
Schwangerschaft meiden müssen.

Weitere Informationen s. S. 152–153

BACH-BLÜTEN

Diese Mittel sind bei emotionalen Problemen
oft sehr hilfreich. Man kann sie einzeln
nehmen oder bis zu fünf Mittel kombinieren:
Zum Mischen von jedem Mittel einige Tropfen
in ein 20-ml-Fläschchen geben und mit stillem
Mineralwasser auffüllen.

✳ **Elm** bei übersteigertem Verantwortungsgefühl.

✳ **Gentian** arbeitet Mutlosigkeit und pessimistischen
Gefühlen entgegen.

✳ **Holly** vermindert Ärger und das Gefühl nicht geliebt
zu werden.

✳ **Mimulus** beruhigt Menschen, die voller Ängste sind.

Weitere Informationen s. S. 154

ERNÄHRUNG & NÄHRSTOFFE

Nährstoffmängel wirken sich auf den Hormonhaushalt aus und können damit Ihr Gefühls-
leben beeinträchtigen. Zinkmangel tritt in der
Schwangerschaft häufig auf, essen Sie daher
viel zinkreiche Nahrung, z.B. Eier, Sonnenblumenkerne und Vollkornbrot. Sehr wichtig
sind Vitamin C und die B-
Vitamine. Zuckerhaltiges,
Koffein und Alkohol
wirken sich nachteilig
auf das Gemüt aus.

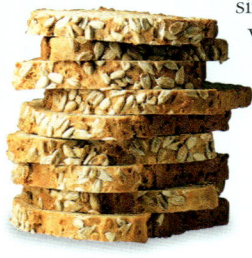

Weitere Informationen s. S. 49

VOLLKORNBROT
*ist eine gute Quelle für Zink,
B-Vitamine.*

ZWEITES TRIMESTER

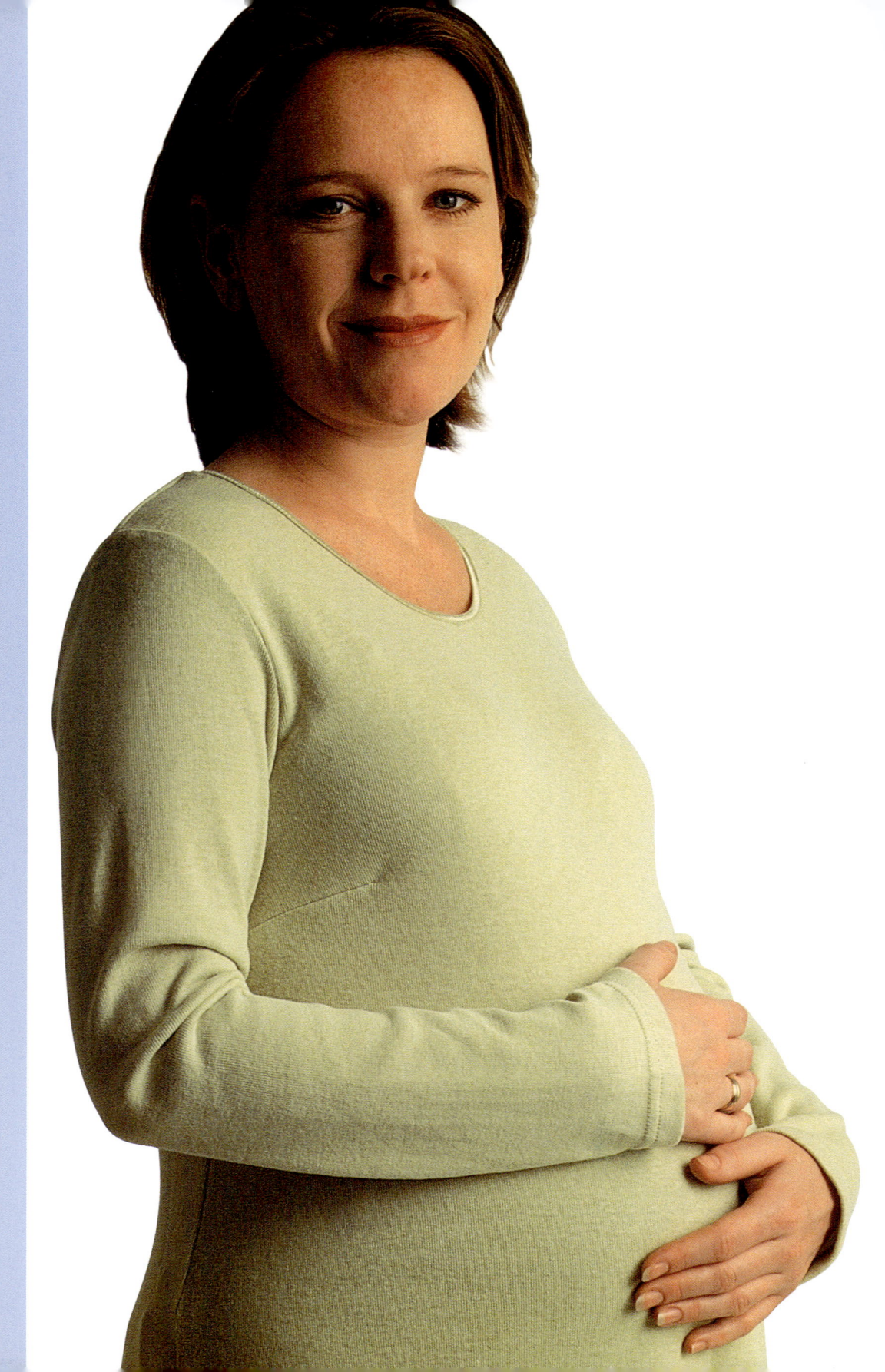

DIE LETZTEN DREI MONATE der Schwangerschaft sind eine wichtige Zeit für Sie. Jetzt müssen Sie nicht nur Ihre Ernährung, sondern auch Ihren Körper, Ihren Geist und Ihre Seele auf die Geburt des Babys einstellen. Ihr Körper ist selbst aktiv: Die Blutmenge erhöht sich um 40 Prozent, die Beckengelenke werden dehnungsbereit,

Das dritte Trimester

das Brustgewebe entwickelt sich. Ihr Baby wächst rascher als zu jeder anderen Zeit Ihrer Schwangerschaft. Ruhe lindert viele der Beschwerden, die auftreten können, und stärkt Sie für die Geburt. Ergänzende Therapien, gute Ernährung und geeignete Körperübungen tragen dazu bei, Sie für die Entbindung fit zu machen.

Wie es Mutter & Fetus geht

WAHRSCHEINLICH FÜHLEN SIE sich, als seien Sie schon immer schwanger gewesen. Jetzt können Sie mit jedem Tag Kolostrum produzieren und Ihre ersten »Übungswehen« erleben, die aber schmerzlos sind. Becken und Ligamente sind bereit zur Geburt.

WICHTIGE TIPPS

Versäumen Sie keinen der Vorsorgetermine, die jetzt in kurzen Abständen erfolgen.

✳

Ruhen Sie viel !

✳

Achten Sie auf die Bewegungen Ihres Babys. Gehen Sie sofort zum Arzt, wenn Ihnen irgendetwas ungewöhnlich vorkommt.

DRITTES TRIMESTER

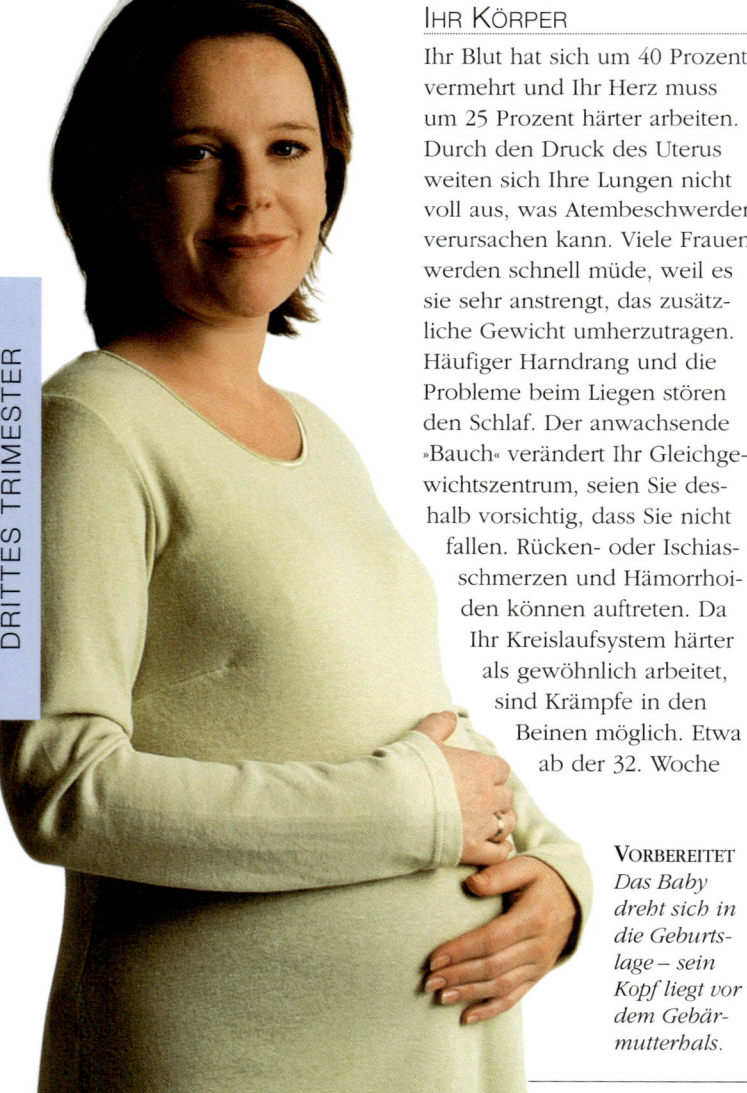

VORBEREITET
Das Baby dreht sich in die Geburtslage – sein Kopf liegt vor dem Gebärmutterhals.

IHR KÖRPER

Ihr Blut hat sich um 40 Prozent vermehrt und Ihr Herz muss um 25 Prozent härter arbeiten. Durch den Druck des Uterus weiten sich Ihre Lungen nicht voll aus, was Atembeschwerden verursachen kann. Viele Frauen werden schnell müde, weil es sie sehr anstrengt, das zusätzliche Gewicht umherzutragen. Häufiger Harndrang und die Probleme beim Liegen stören den Schlaf. Der anwachsende »Bauch« verändert Ihr Gleichgewichtszentrum, seien Sie deshalb vorsichtig, dass Sie nicht fallen. Rücken- oder Ischiasschmerzen und Hämorrhoiden können auftreten. Da Ihr Kreislaufsystem härter als gewöhnlich arbeitet, sind Krämpfe in den Beinen möglich. Etwa ab der 32. Woche

nehmen Sie schneller zu als je zuvor während der vorigen Trimester. Mit 8 bis 11 kg mehr Gewicht werden Sie sich sehr schwer fühlen. Etwa 450 l Blut fließen jetzt täglich durch die Plazenta. Überarbeitung oder zu wenig Ruhe beeinträchtigen Ihr Wohlbefinden und das Wachstum Ihres Babys.

BEREIT ZUR GEBURT

Bei fast 60 Prozent der Schwangerschaften dreht sich das Baby nach der 32. Woche, sodass es kopfunter liegt, bei weiteren 25 Prozent dreht es sich nach der 36. Woche. Nun kann der Kopf jederzeit ins Becken eintreten. Der Eintritt des Kopfes bereitet die Wehen vor, aber es bedeutet nicht, dass die Geburt unmittelbar bevorsteht. Viele Babys »warten« auf die Wehen. Nach der 37. Woche nehmen Sie weniger zu. Manche Frauen leiden unter ständigem Harndrang. Nach der 38. Woche fühlen Sie sich wahrscheinlich wie eine schwere Kugel. Die schmerzlosen Vorwehen (auch Stell-, Senk- oder Braxton-Hicks-Wehen genannt) treten immer häufiger auf.

Wie das Baby sich entwickelt

28. Woche Die Augen des Fetus sind zeitweise geöffnet, das Sehvermögen entwickelt sich. Bei Jungen wandern die Hoden in die Leisten. Käme das Baby jetzt zur Welt, hätte es (im Brutkasten) gute Überlebenschancen.

29. Woche Das Baby ist ungefähr 34 cm groß und vollkommen mit Käseschmiere bedeckt. Die Lungenbläschen haben sich weitgehend entwickelt und erzeugen eine nässende Substanz, die beim Atmen hilft.

30. Woche Das Baby hat an Muskelmasse gewonnen und die Fähigkeit entwickelt, sich im Raum zu orientieren. Es hat seinen eigenen Wach- und Schlafrhythmus, der nicht immer mit dem der Mutter gleich ist.

31. Woche Die Haut ist eher rosa als rot, was die hellen Fettablagerungen unter der Haut bewirken. Das Fett wird dem Baby Energie liefern und helfen, seine Körpertemperatur nach der Geburt zu regulieren.

32. Woche Die Käseschmiere ist sehr dick und auf dem Kopf können viele Haare sein. Die Fingernägel sind voll gewachsen, die Fußnägel aber noch nicht. Das Gesicht ist jetzt glatt und hat wenig Falten.

32. Woche Die Formen des Babys runden sich, es nimmt weiter an Gewicht zu. Die Körpersysteme sind noch am Reifen. Zum Schlafen ziehen fast alle Babys ihre Arme und Beine eng an den Körper.

34. Woche Gehirn und Nervensystem sind vollkommen entwickelt. Das Immunsystem ist noch unreif und das Baby erhält weiterhin die Antikörper seiner Mutter. Es ist jetzt ungefähr 37 cm groß.

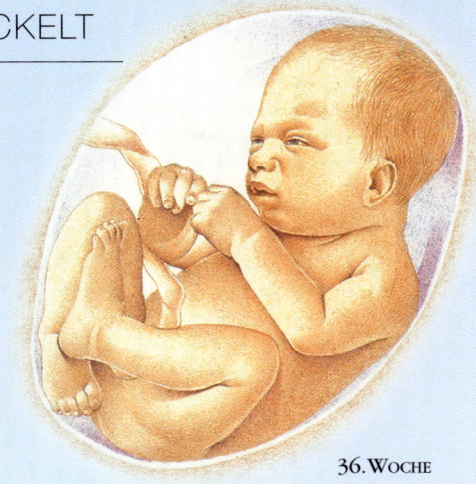

36. Woche

35. Woche Das Baby bewegt sich nun nicht mehr so viel, weil es immer weniger Platz in der Gebärmutterhöhle zur Verfügung hat.

36. Woche 70 Prozent des Sauerstoffs und der Nährstoffe, die durch die Plazenta kommen, werden vom Gehirn in Anspruch genommen. Bei einer vorzeitigen Geburt könnte das Baby ohne große Schwierigkeiten überleben. Unter der Haut lagert sich mehr Fett ab. Mekonium, eine dunkelgrüne, dicke Substanz aus abgestorbenen Zellen und Absonderungen des Darms und der Leber sammelt sich in den Gedärmen.

37. Woche Das Baby übt eifrig das Atmen, Saugen und Schlucken. Sein Bewusstsein und sein Koordinationsvermögen sind ausgeprägt. Die Plazenta beginnt zu altern.

38. Woche Das Baby ist bereit zur Geburt. Seine Entwicklung hat 38 Wochen vom Tag seiner Empfängnis an gedauert. Man rechnet 40 Wochen Schwangerschaft vom ersten Tag Ihrer letzten Regel an. Der Körper des Babys ist glatt und passt gerade noch in den Uterus. Es muss sich stark einrollen. Sein Kopf wird sich jetzt in den unteren Teil des Uterus senken und in den erweichten Gebärmutterhals drücken.

DRITTES TRIMESTER

Ernährungstipps

WIE IN DEN ERSTEN BEIDEN TRIMESTERN müssen Sie auch in den letzten drei Monaten der Schwangerschaft sorgfältig auf Ihre Ernährung achten. Jetzt beginnt die Zeit, in der Sie Ihren Körper auf die Geburt vorbereiten sollten, Sie aber auch Nahrung für das entscheidende Wachstum des Gehirns Ihres Babys liefern müssen.

WAS SIE BRAUCHEN

Ihre Blutmasse wächst noch an, daher benötigen Sie viel eisenreiche Nahrung und Vitamin C zur besseren Absorption des Eisens. Sie nehmen schneller zu als in jeder anderen Zeit der Schwangerschaft und lagern Fett, das zur Milchproduktion gebraucht wird. Sie müssen das richtige Fett essen (mehrfach ungesättigtes), um die erforderlichen Fettsäuren zu erhalten.

»HIRN-NAHRUNG«

Das Gehirn des Babys wächst schneller denn je. Die Zahl der Zellen erhöht sich um mindestens 100 000 in der Minute. 70 Prozent der Kalorien, die Ihr Baby erhält, werden zum Wachstum des Gehirns verwendet. Nach der Geburt wiegt das Gehirn des Babys ungefähr 350 g. 60 Prozent davon sind Fett, von dem sich etwa 20 Prozent aus mehrfach ungesättigten Fettsäuren zusammensetzen. Diese essenziellen Fettsäuren sind für die schnelle Übermittlung der Signale zwischen den Nervenzellen erforderlich. Besonders wichtig sind die Omega-3- und Omega-6-Fettsäuren, weil sie unentbehrlich sind für den einwandfreien Aufbau und Unterhalt der Zellen sowie für den reibungslosen Ablauf der

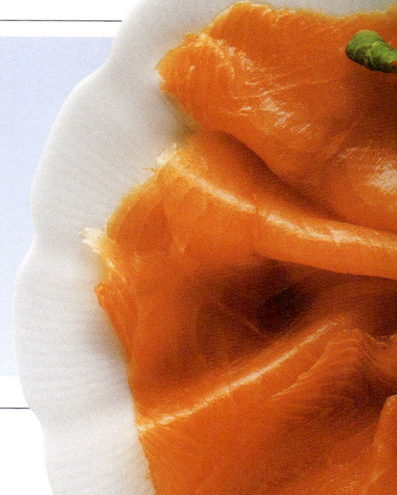

Gehirnfunktionen. Die ergiebigsten Quellen für Omega-6 sind Samen und ihre Öle. Die besten Lieferanten für Omega-3 sind Leinsamen, Kürbiskerne und öliger Fisch. Eine bioaktive Form von Omega-3-Fettsäuren ist DHS (Docosahexaenonsäure), die ein Bestandteil der Membranen der Gehirnzellen ist und gute Nervenverbindungen gewährleistet. DHS hilft, schwangerschaftsbedingten Bluthochdruck zu vermeiden, das Frühgeburtsrisiko zu senken und Seh- und Wahrnehmungsvermögen sowie die Gehirnleistung des Babys zu fördern.

WICHTIGE BESTANDTEILE DER TÄGLICHEN NAHRUNG

7 Portionen Getreide

6 Portionen Gemüse

4 Portionen Obst, 2 davon reich an Vitamin C

3 Portionen mageres Fleisch, Fisch oder Hülsenfrüchte

2 Portionen kalziumreiche Nahrung

1 Portion magnesiumreiche Nahrung

RÄUCHERLACHS-SALAT
Der Fisch liefert Proteine, die wichtig für die Wehen und das Stillen sind. Der Salat ist leicht, aber nahrhaft.

WICHTIGE VITAMINE UND MINERALSTOFFE

NÄHRSTOFFE	FÜR DIE MUTTER	FÜR DAS BABY
VITAMIN A Ist ein wirksames Antioxidans.	*Für Hormonproduktion, Milchdrüsen und Immunsystem.*	*Für die Gesunderhaltung der Schleimhäute.*
B-VITAMINE Vitamin B_2 ist in erhöhten Mengen nötig, ebenso wie die anderen aufgeführten B-Vitamine (*s. rechts*).	*B_1 für die Energieproduktion; B_6 für den Eiweißstoffwechsel; Folsäure für die DNS und (mit B_{12}) für die roten Blutzellen.*	*B_1 für die Energieproduktion.*
VITAMIN E Ist ein wirksames Antioxidans.	*Fördert die Wundheilung; erhöht die Geschmeidigkeit der Haut; stärkt die Gebärmuttermuskeln.*	*Für die Entwicklung des Nervensystems und des Herzens.*
ANDERE VITAMINE Vitamin K wird vom Körper im Darm produziert, aber nicht in dem der Babys.	*Vitamin C für die Eisenabsorption, Hormonproduktion und Infektionsabwehr.*	*Vitamin K für die Blutgerinnung.*
KALZIUM Der Fetus nimmt zirka 350 mg Kalzium am Tag auf.	*Vorbeugung von Präeklampsie und Bluthochdruck; mit Vitamin D zur Wehenschmerzlinderung.*	*Für die Entwicklung der Knochen und Zähne.*
ZINK Jungen nehmen 5-mal mehr Zink auf als Mädchen; bei Mangel droht Hodenhochstand.	*Für den Hormonausgleich; beugt eventuell Schwangerschaftsstreifen vor.*	*Für die Entwicklung des Fortpflanzungssystems.*
ANDERE MINERALSTOFFE Die Eisenaufnahme muss hoch sein, da es 6 Wochen dauert, um Vorrat aufzubauen.	*Eisen zur Produktion roter Blutzellen (Vitamin C, B_6, B_{12}, Folsäure dienen der Absorption).*	*Selen für die Entwicklung des Gehirns; Phosphor für die Knochenentwicklung.*

SPEISEPLAN (BEISPIEL)

FRÜHSTÜCK
Haferflocken, Rosinen, Milch; gegrillte Tomaten, Sardinen, Vollkorntoast; Grapefruitsaft

SNACK AM VORMITTAG
Fruchtmilch-Shake

MITTAGESSEN
Brokkolisuppe mit Sonnenblumenkernen; Vollkorn-Sandwich mit Pute und Brunnenkresse; Pfirsich

SNACK AM NACHMITTAG
Wassermelonensaft; 10 Cashewkerne, 1 Banane

ABENDESSEN
Möhrensaft; Vollkornpasta mit Sauce Bolognese (Fleisch/Linsen), geriebener Käse; Rauke-Salat; Walnüsse

VOR DEM SCHLAFENGEHEN
Rest der Brokkolisuppe, Vollkornbrot mit Butter

DRITTES TRIMESTER

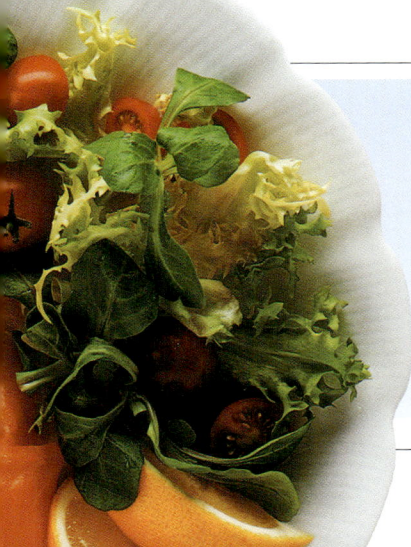

Bewegung ist wichtig

KONZENTRIEREN SIE SICH langsam auf die Geburt. Passen Sie die Übungen Ihrem körperlichen Befinden an. Gewichtszunahme, das nach hinten Verlagern des Gleichgewichtszentrums und der vergrößerte Uterus schränken Ihre Bewegungsfähigkeit ein. Bevorzugen Sie leichte Übungen, z. B. Schwimmen oder Dehnen.

WICHTIGE TIPPS

Bei Übelkeit oder Schmerzen die Übungen sofort abbrechen.

＊

Achten Sie auf die richtige Körperhaltung.

＊

Machen Sie täglich Beckenboden-Übungen.

DRITTES TRIMESTER

RICHTLINIEN

Beachten Sie die allgemeinen Richtlinien für Körperübungen während der Schwangerschaft (*s. S. 18–19*). Wärmen Sie sich unbedingt auf, bevor Sie irgendeine Übung machen. Und kühlen Sie sich ab, wenn Sie fertig sind (*s. S. 32*).

ZUR VORBEREITUNG AUF DIE WEHEN

Die Übungen sollen Sie auf die Wehen vorbereiten. Sie können Stellungen einüben, die Ihre Muskeln und Gelenke stärken und die Sie auch während der Wehen einnehmen können.

Schneidersitz (*s. Foto rechts*)
Auf den Boden setzen und die Beine anziehen. Die Fußsohlen flach gegeneinander legen und die Knöchel umfassen. Den Rücken gerade halten. Eine Ferse so nah an den Körper heranziehen, wie es ohne Anstrengung geht. Locker lassen und die andere Ferse an den Körper ziehen. Wiederholen, aber stets nur sanft ziehen, um zu viel Druck auf die Schambeinfuge zu vermeiden.

Hocke

Die Stellung hilft, den Beckenausgang zu öffnen, wodurch dem Baby der Eintritt ins Becken erleichtert wird. Diese Übung steigert die Elastizität der Gelenke von Becken, Knien und Knöcheln. Bleiben Sie nie

länger als zwei Minuten in der Hocke, um nicht die Durchblutung der Beine einzuschränken.

• Aufwärmen vor der Übung! Dafür aufrecht stehen und mit beiden Händen an der Wand abstützen. Die Fersen heben und senken, um die Wadenmuskeln zu dehnen, bevor Sie in die Hocke gehen.

• Die Hockstellung einnehmen: Einen Hocker an eine Wand stellen. Mit dem Rücken zum Hocker davorstellen, die Füße hüftbreit und leicht nach außen gerichtet gesetzt. Die Füße flach auf dem Boden halten und langsam in die Hocke gehen, bis Sie auf dem Hocker sitzen. Stützen Sie sich dabei an einer Türklinke oder einem Möbelstück ab, damit Sie nicht das Gleichgewicht verlieren.

• Variante der Übung: *s. Foto, rechts oben.*

SCHNEIDERSITZ
Fördert die Elastizität der Hüftgelenke, indem die Muskeln der Schenkelinnenseiten gestreckt werden.

IN DIE HOCKE GEHEN

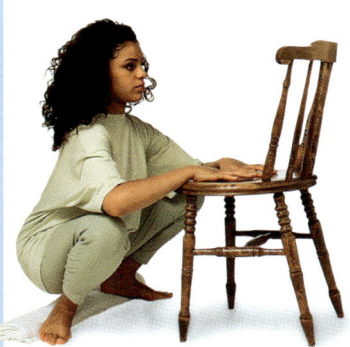

MIT STUHL ALS STÜTZE
Mit dem Gesicht vor einen Stuhl stellen, die Füße hüftbreit gesetzt und leicht nach außen gerichtet. Langsam die Knie beugen, bis Sie in der Hocke sind. Dabei am Stuhl abstützen. Knie und die flach aufliegenden Füße sollten in gerader Linie übereinander stehen. Kurz in der Hocke bleiben, dann aufrichten. 2- bis 3-mal wiederholen.

FÜR DEN BECKENBODEN

Das weibliche Becken ist klug gestaltet, um dem Baby den Weg nach draußen zu erleichtern. Hormone sorgen im Lauf der Schwangerschaft für die Elastizität der Beckengelenke, sodass das Baby sich bewegen kann, wenn es sich durch den Geburtskanal kämpft. Die paarigen Muskeln des Beckenbodens führen ringförmig vom Beckenausgang zum Kreuz- und Steißbein und stützen die Organe der Beckenhöhle. Durchquert wird der Beckenboden von Rektum, Scheide und Harnröhre. Seine Muskeln dehnen sich in der Schwangerschaft und werden geschwächt, wodurch Inkontinenz auftreten kann. Übungen zur Kräftigung der Beckenbodenmuskulatur helfen – vor allem im letzten Trimester –, dies zu vermeiden. Sie sind auch ausgesprochen nützlich für die Entbindung, da trainierte Muskeln sich leichter strecken und entspannen. Mit Beckenboden-Übungen können Sie schon im ersten Trimester anfangen. Sehr ratsam ist es, die Übungen auch nach der Geburt des Babys weiterhin

auszuführen, um Stressinkontinenz zu vermeiden. Am besten ist es, wenn jede Frau diese Übungen ihr Leben lang in ihr Körpertraining einschließt. Man erspart sich so viele Probleme im Harnwegs- und Vaginalbereich. Die Übungen lassen sich im Stehen, Sitzen oder Liegen ausführen, an jedem beliebigen

Platz – je öfter, umso besser. Um die Übungen nicht zu vergessen, sollte man sie mit einer Routinetätigkeit verknüpfen, z.B. Zähneputzen oder an einer roten Ampel warten.

Beckenbodenübungen
• Die Muskeln rund um den After und die Scheide so nach oben ziehen, als wollten Sie den Urinfluss einhalten. Die Spannung 6 Sekunden halten, dann entspannen. Atmen Sie dabei ganz normal. Die Übung 10-mal wiederholen und das mindestens 2-mal täglich – oder so oft Sie wollen.
• Zur Abwechslung spannen Sie die Beckenbodenmuskeln in 4 oder 5 Etappen an – als seien sie ein nach oben fahrender Aufzug, der in jedem Stockwerk kurz hält. Lassen Sie den »Aufzug« auf die gleiche Weise wieder runterfahren.

DIE BEINMUSKELN TRAINIEREN

DIE MUSKELN KRÄFTIGEN
Ihre Beine tragen während der Schwangerschaft ein zusätzliches Gewicht. Je weiter die Gewichtszunahme fortschreitet, umso stärker spüren Sie die gute Wirkung der Übungen zur Kräftigung des Unterkörpers (s. auch S. 33). Sie fördern auch die Durchblutung der Beine und verhindern deren Anschwellen.

ZUM ABSCHLUSS
Nach den Übungen zur Streckung der Wadenmuskeln mit den Armen gegen eine Wand lehnen. Abwechselnd, jeweils 5 Sekunden, einen Fuß vor den anderen stellen. Mehrmals wiederholen.

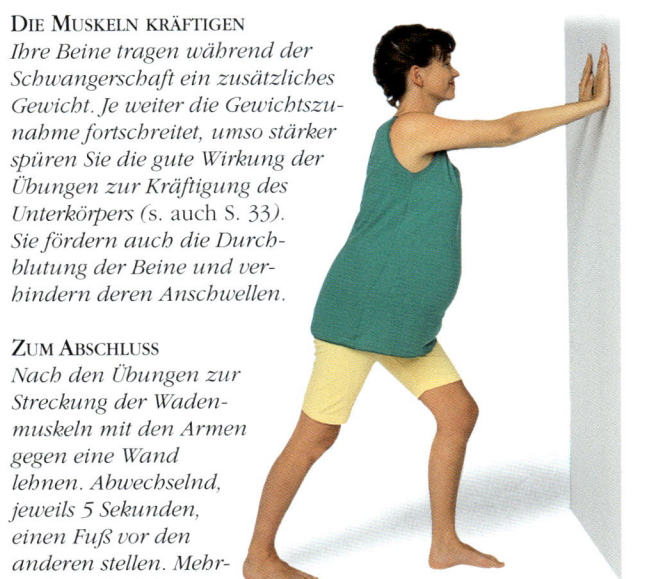

Der Fünf-Punkte-Plan

IN DEN LETZTEN 12 Schwangerschaftswochen sollten Sie sich sehr intensiv auf die Geburt Ihres Babys einstellen. Das wachsende Baby vergrößert den Umfang Ihres Leibes beträchtlich. Ihr ganzer Körper bereitet sich auf die Entbindung und das Stillen vor. Das Baby verdoppelt seine Größe, da die Körpersysteme weiter reifen und es Fett, Eisen und Kalzium speichert.

ENERGIE TANKEN

Ihr Stoffwechsel wird in dieser Zeit immer leistungsfähiger, um den steigenden Nährstoffbedarf des Babys zu decken und Ihren Körper auf die Entbindung vorzubereiten. Sie werden täglich ungefähr 200 Kalorien mehr brauchen und der Proteinbedarf ist ständig hoch. Sehr wichtig ist, viel Wasser zu trinken. Zu wenig Flüssigkeit wird Ihre Energie vermindern, Ihre Stimmung untergraben und die Leistungsfähigkeit der für Verdauung und Entschlackung zuständigen Körpersysteme reduzieren.

NAHRUNG FÜR BABYS GEHIRN

Das Gehirn Ihres Babys durchläuft jetzt die größte Wachstumsperiode; es vervierfacht sein Gewicht und verbraucht zwei Drittel der Energiezufuhr. 60 Prozent des Gehirns besteht aus Fett. Ein Teil davon sind die wichtigen essenziellen Fettsäuren, die sich Ihr Baby über die Plazenta aus Ihrem Blut nimmt; sein Blut wird doppelt so viel enthalten wie das Ihre. Nehmen Sie reichlich Fischöl zu sich, um die kognitiven Funktionen des Gehirns Ihres Babys zu fördern.

RUHEN SIE MÖGLICHST VIEL

Während Sie ruhen, entspannen sich die Muskeln rund um den Uterus, wodurch sich der Blutstrom zum Baby und damit seine Sauerstoffversorgung erhöhen. Legen Sie Ihre Beine so häufig wie möglich hoch, vor allem zwischen 15 und 18 Uhr. Arbeiten Sie im dritten Trimester zu schwer oder bis kurz vor die Geburt, kann dies das Wachstum Ihres Babys beeinträchtigen. Frauen, die erschöpft in die Entbindung gehen, haben es danach schwerer, als jene die ausgeruht sind.

MENTAL VORBEREITEN

Bereiten Sie sich nicht nur auf die Geburt Ihres Babys vor, sondern auch auf das Leben als Mutter. Nehmen Sie sich Zeit, um sich hinzusetzen, tief zu atmen und nachzudenken. Viele Frauen schieben die mentale Vorbereitung auf – bis kurz vor den geplanten Geburtstermin. Kommt das Baby jedoch früher zur Welt, fühlen sie sich überfordert, was sich dann negativ auf das seelische Wohlbefinden auswirkt. Gönnen Sie sich täglich 30 Minuten für ein paar schöne Gedanken an das Baby!

PFLEGE DES PERINEUM

Wenn Sie das Perineum, den Damm, in den Wochen vor der Entbindung mit reinen Pflanzenölen, z.B. Weizenkeimöl, massieren, erhöht sich die Elastizität des Gewebes im Dammbereich. Damit lässt sich häufig ein Dammschnitt vermeiden und die Gefahr eines Dammrisses in der zweiten Phase der Entbindung deutlich vermindern. Massieren Sie den Damm sanft – von der 34. Woche an – jeden Tag 5 bis 10 Minuten.

Häufige Probleme im dritten Trimester

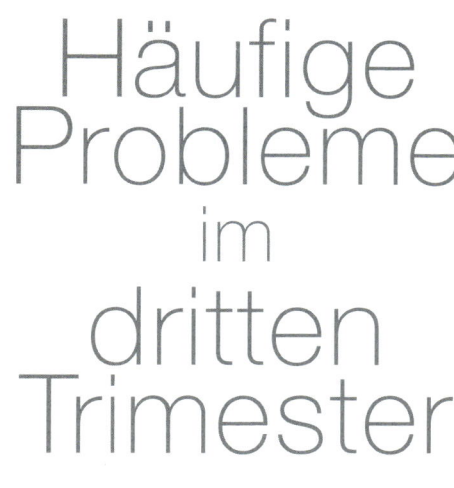

SEHR VIEL RUHE, in Verbindung mit alternativen Therapien, hilft, Beschwerden zu lindern. Berufstätige Frauen sollten sich während des Mutterschaftsurlaubs vor der Geburt voll ihrem persönlichen Wohlbefinden widmen.

SCHLAFSTÖRUNGEN	78
HAUTPROBLEME	80
STRESS & ÄNGSTE	82
ERHÖHTER BLUTDRUCK	84
SCHMERZEN AN GELENKEN, HÄNDEN & IN DEN BEINEN	58
BABY IN STEISSLAGE	88
ATEMBESCHWERDEN	90

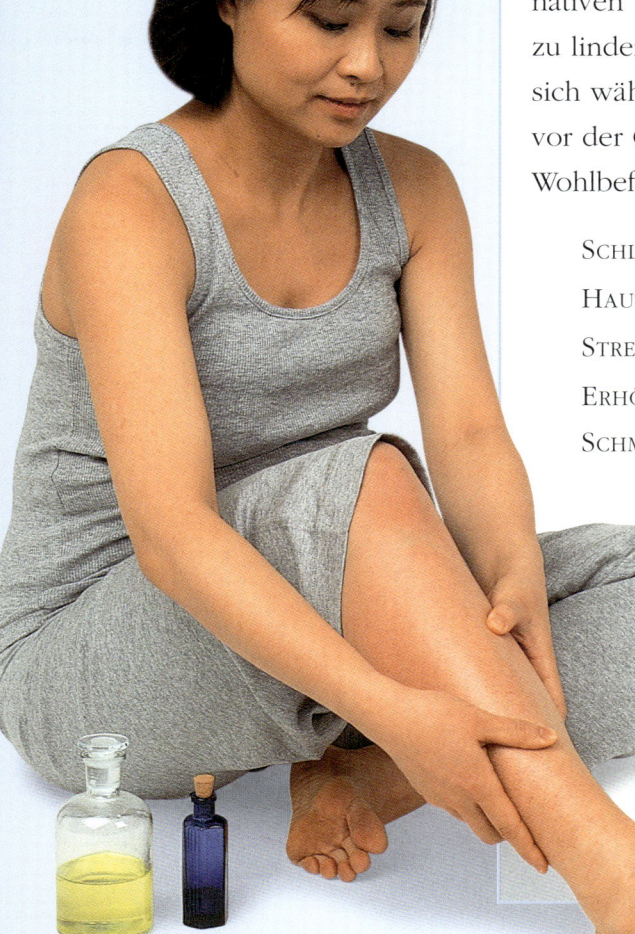

DRITTES TRIMESTER

Schlafstörungen

UNTER SCHLAFLOSIGKEIT LEIDEN viele Schwangere. Im ersten Trimester liegt die Ursache häufig in den niedrigen Blutzuckerwerten, die eine Folge des Erbrechens sind. Im weiteren Verlauf der Schwangerschaft kann vieles den Schlaf stören, z.B. seelische Anspannung, Sorgen um das Baby, Sodbrennen, Beinkrämpfe oder Rückenschmerzen.

SYMPTOME

Schwierigkeiten beim Einschlafen

✳

Unruhiger, nicht erfrischender Schlaf mit Perioden des Wachseins

✳

Erschöpfung und Reizbarkeit am Tag

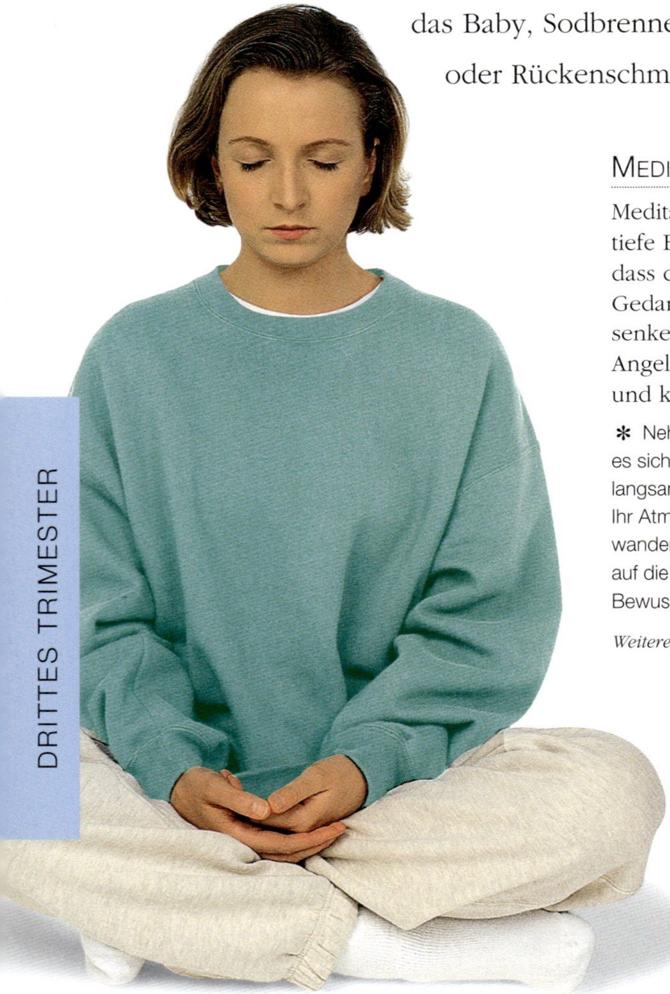

DRITTES TRIMESTER

MEDITATION

Meditation, vor allem die transzendentale, führt eine tiefe Entspannung herbei. Studien haben gezeigt, dass die Meditation sich auf das Freimachen von Gedanken konzentriert und hilft, den Blutdruck zu senken. Das fördert den Schlaf. Versuchen Sie, alle Angelegenheiten aus Ihrem Gedächtnis zu streichen und konzentrieren Sie sich nur aufs Atmen.

✳ Nehmen Sie sich eine halbe Stunde Zeit. Machen Sie es sich an einem ruhigen Plätzchen bequem. Atmen Sie langsam und regelmäßig. Versuchen Sie, sich nur auf Ihr Atmen zu konzentrieren. Beginnen Ihre Gedanken zu wandern, lenken Sie Ihre Aufmerksamkeit wieder sanft auf die Atmung zurück. Der Zustand des »passiven Bewusstseins« wird Sie besser in den Schlaf geleiten.

Weitere Informationen s. S. 143

DIE POSITION ZUM ENTSPANNEN
Meditation wirkt beruhigend auf Ihr Gemüt und baut Spannungen ab. Dies verhilft Ihnen zu einem ruhigen Schlaf.

WICHTIGE TIPPS

Entspannen Sie sich vor dem Schlafengehen.

✳

Sorgen Sie täglich für körperliche Bewegung.

✳

Meiden Sie abends koffeinhaltige Getränke.

✳

Essen Sie abends nur leicht Verdauliches.

✳

Essen Sie kalzium- und magnesiumreiche Nahrungsmittel.

VORSICHT

Hält die Schlaflosigkeit länger als zwei Wochen an, ziehen Sie Ihren Arzt zu Rate, denn andauernder Schlafmangel beeinträchtigt Ihr Gemüt.

ALTERNATIVE THERAPIEN

Bevor Sie eine ergänzende Behandlung beginnen, sprechen Sie mit Ihrem Arzt. Beachten Sie die **Hinweise** auf Seite 4!

AKUPUNKTUR

Der Akupunkteur wird Sie nach Ihrem Schlafverhalten fragen. Können Sie z. B. zwischen 23 und 1 Uhr nicht schlafen, der Hauptzeit des Gallenblasen-Meridians, wird er die Akupunturpunkte dieses Meridians anregen, um Störungen auszugleichen. Stören Träume Ihren Schlaf häufig, weist das auf seelische Belastungen hin, die Ihren Geist beunruhigen. Ursache für Schlafstörungen kann auch ein Mangel an Serotonin sein, das im Nervensystem als Neurotransmitter dient. Akupunktur trägt zur Steigerung der Serotoninproduktion bei.

Weitere Informationen s. S. 134–135

SHIATSU

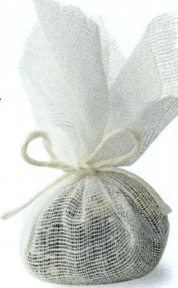

Schlaflosigkeit wird in der Traditionellen Chinesischen Medizin als eine Störung des *Shen* – des Lebensgeistes – angesehen und mit dem Herz-Meridian in Verbindung gebracht. Selbsthilfe: Drücken Sie vor dem Zubettgehen 15 Sekunden auf den Herz-Akupunkturpunkt an Ihren Handgelenken.

DIE AKUPUNKTURPUNKTE GEGEN SCHLAFLOSIGKEIT
An der Innenseite der Handgelenke liegt jeweils ein Herz-Akupunkturpunkt. Sie finden ihn am besten, wenn Sie den Daumen von der Spitze des kleinen Fingers bis zur Falte des Handgelenks führen.

Weitere Informationen s. S. 138

WESTLICHE KRÄUTERMEDIZIN

Viele Kräutertees, z.B. Kamillentee, beruhigen die Nerven: 1 Teebeutel in eine Tasse mit heißem Wasser hängen. 10 Minuten ziehen lassen. Vor dem Schlafengehen trinken.

Weitere Informationen s. S. 150–151

SELBST GEMACHTE TEEBEUTEL
1–2 Teelöffel getrocknete Kräuter in ein Stück Musselin binden.

AROMATHERAPIE

Zum Entspannen ein paar Tropfen Lavendelöl ins Badewasser oder – besser noch – in Ihr Massageöl geben. Bitten Sie Ihren Partner, Ihnen mit dem Öl Nacken und Schultern sanft zu massieren, bevor Sie ins Bett gehen.

✳ Geben Sie Zitronen- oder Mandarinenöl in eine Duftlampe, um Ihren Geist zu beruhigen.

Vorsicht: s. S. 153 für Öle, die Sie nicht verwenden dürfen.

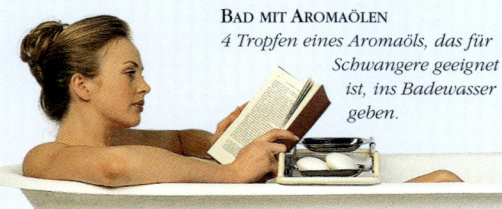

BAD MIT AROMAÖLEN
4 Tropfen eines Aromaöls, das für Schwangere geeignet ist, ins Badewasser geben.

Weitere Informationen s. S. 152–153

BACH-BLÜTEN

Beruht die Schlaflosigkeit auf innerer Unruhe, können Bach-Blüten helfen: jeweils 2 Tropfen in einem Glas Wasser 2-mal am Tag und nochmals vor dem Zubettgehen.

✳ Rock rose bei beängstigenden Gedanken.

✳ White chestnut bei nagenden Sorgen.

✳ Red chestnut kann Ihren Geist von negativen Gedanken und angstvollen Sorgen um das Baby befreien.

Weitere Informationen s. S. 154

ERNÄHRUNG & NÄHRSTOFFE

Vitamin-B-Mangel kann Schlaflosigkeit verursachen. Wenn der Blutzuckerspiegel während der Nacht abfällt, können Sie durch Hungergefühle oder Übelkeit wach werden.

✳ Kalziumreiche Nahrung verhilft zu besserem Schlaf, weil sie die Nerven beruhigt. Essen Sie abends als Snack z.B. Mandeln, Jogurt oder Sesamsamen.

✳ Nahrungsmittel, die reich an Vitamin B_6 sind, z.B. Hülsenfrüchte, grünes Blattgemüse, Nüsse, Vollkorngetreide und Fleisch, haben eine beruhigende Wirkung.

Weitere Informationen s. S. 72–73

DRITTES TRIMESTER

Hautprobleme

DIE SCHWANGERSCHAFTSBEDINGTEN HORMONELLEN Veränderungen machen der Haut zu schaffen. Sie muss schwerer »arbeiten«, um Giftstoffe auszuscheiden, und sich für den »wachsenden Bauch« stark dehnen. Manche Frauen bekommen eine schöne Haut, viele jedoch müssen sich mit Hautproblemen plagen. Bei fast allen Schwangeren verstärkt sich die Pigmentierung.

SYMPTOME

*Trockene, schuppige
oder juckende Haut*
✳
Akne oder Bläschen
✳
Dermatitis oder Psoriasis
✳
Schwangerschaftsstreifen

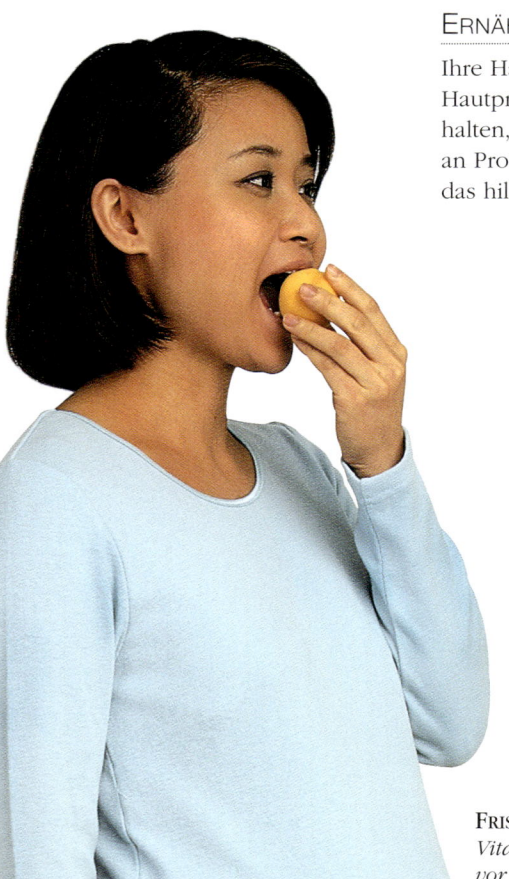

DRITTES TRIMESTER

ERNÄHRUNG & NÄHRSTOFFE

Ihre Haut spiegelt Ihren Gesundheitszustand wider. Um Hautproblemen vorzubeugen und die Haut elastisch zu halten, essen Sie möglichst viele Nahrungsmittel, die reich an Proteinen und Vitamin C sind. Trinken Sie viel Wasser, das hilft Giftstoffe auszuschwemmen.

✳ **Trockene, schuppige Haut** lässt sich verbessern durch essenzielle Fettsäuren (in Nüssen, Samen und öligem Fisch); Vitamin A (in Möhren, Brokkoli, Süßkartoffeln, Brunnenkresse und Melone) und Vitamin B_5 (in Fleisch, Fisch, Vollkorngetreide und Hülsenfrüchten). Um trockene, juckende Haut zu lindern, essen Sie Nahrungsmittel, die Vitamin B_6 enthalten, wie Kartoffeln, Hülsenfrüchte, Avocado und Cashewnüsse.

✳ **Dermatitis**, **Akne** und **Ekzeme** können durch Vitamin-B_3-Mangel verursacht werden. Zur Vorbeugung und Abhilfe sollten Sie reichlich Molkereiprodukte, öligen Fisch, Geflügel, braunen Reis, Hefeextrakt und Nüsse essen.

✳ **Schwangerschaftsstreifen** können Sie mithilfe zinkreicher Nahrung (z. B. Ingwer, Käse und Vollkorngetreide) vorbeugen.

✳ **Bläschen an den Lippen und im Mund sowie aufgesprungene Lippen** können durch einen Mangel an Vitamin B_2 entstehen. Dieses Vitamin erhält die Haut gesund und hilft, Schäden zu reparieren. Nehmen Sie dunkelgrünes Gemüse, Milch, Hefeextrakt, öligen Fisch und Sesamsamen zu sich.

Weitere Informationen s. S. 72–73

FRISCHES OBST
*Vitamin C schützt wirksam
vor Hautproblemen.*

WICHTIGE TIPPS

Trinken Sie viel Wasser.
✳
*Bei Akne Zucker,
tierische Fette, Alkohol
und Koffein meiden.*
✳
*Bei Psoriasis oder
Ekzemen Stress meiden.*

VORSICHT

Bei starkem Hautjucken nach der 28. Woche müssen Sie Ihren Arzt aufsuchen. Es könnte sich um eine Gallenstauung handeln. Das ist eine ernsthafte Gesundheitsstörung, die schulmedizinisch behandelt werden muss.

ALTERNATIVE THERAPIEN

Bevor Sie eine ergänzende Behandlung beginnen, sprechen Sie mit Ihrem Arzt. Beachten Sie die **Hinweise** auf Seite 4!

AKUPUNKTUR

Gemäß der Traditionellen Chinesischen Medizin wird juckende Haut durch übermäßige »Hitze« im Blut verursacht. Abhilfe kann hier die Akupunktur bieten.

Weitere Informationen s. S. 134–135

HYDROTHERAPIE

Ein warmes Bad, dem Haferstroh- und Lindenblütentee beigefügt wurde, kann **Psoriasis** lindern. Geben Sie von beiden Teesorten die gleiche Menge in ein Musselinsäckchen und legen Sie dieses ins Badewasser. Oder nehmen Sie statt der Tees zerdrückte Gärtnergurken (ebenfalls in ein Säckchen gebunden). Diese Zusätze besänftigen die Haut und machen sie elastischer. Fühlt sich die Haut nach dem Bad noch gereizt an, einen Wattebausch in kaltes Wasser tauchen und damit die betroffenen Stellen betupfen.

Weitere Informationen s. S. 144

BADEZUSATZ
Haferstroh- und Lindenblütentee zu gleichen Teilen in ein quadratisches Stück Musselin binden.

WESTLICHE KRÄUTERMEDIZIN

Die Kräuterheilkunde bietet zahlreiche Mittel zur Behandlung gereizter Haut. Sie werden äußerlich angewandt bzw. eingenommen.

✱ Bei **Hautjucken** einen Breiumschlag mit Haferstroh machen. Er besänftigt die Haut. Auf jeden Fall Ihren Arzt zu Rate ziehen (*s.* VORSICHT, *linke Seite unten*)!

✱ Bei **Psoriasis** täglich 3 Tassen Löwenzahntee trinken oder ein paar frische Löwenzahnblätter in den täglichen Salat geben.

✱ Bei **Akne** wirkt eine Lotion aus Rosenblütenblättern, Orangenblüten und Lavendel beruhigend, heilend und entzündungshemmend: Davon jeweils 10 g (2 Teelöffel) in eine Tasse geben und heißes Wasser darüber gießen, kurz ziehen lassen und abseihen. Mit der abgekühlten Lotion die betroffenen Stellen morgens und abends betupfen. Reste der Lotion kann man in einem sterilen Gefäß bis zu zwei Tage im Kühlschrank aufbewahren.

✱ Bei **Ekzemen** und **Akne** hilft Echinacea-Tinktur (in der Apotheke erhältlich). Befolgen Sie sorgfältig die Gebrauchsanweisung!

✱ Bei **Ekzemen** hat Nachtkerzenöl eine heilende Wirkung. Ihr Arzt kann Ihnen Kapseln, die am wirksamsten sind, verschreiben. Bei trockenen Ekzemen tupfen Sie Nachtkerzenöl 2-mal am Tag direkt auf die Haut.

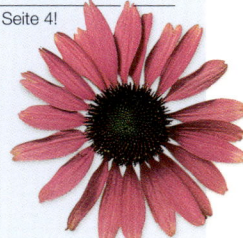

ECHINACEA
Aus dieser Pflanze hergestellte Mittel besänftigen und kühlen die Haut.

✱ Bei **Dermatitis** lindert kühlendes Spray aus warmem Mineralwasser und einem Kamillen- oder Ringelblumenaufguss die Symptome – mithilfe einer neuen, steril gemachten Blumenspritze auftragen.

✱ Bei **allen Hautproblemen** können Sie es mit Brennnesseltee versuchen. Dieses alte Hausmittel enthält u.a. Kieselsäure, die der Haut Spannkraft verleiht. (Vorsicht, der Tee ist harntreibend – fragen Sie Ihren Arzt!)

✱ Bei **Schwangerschaftsstreifen** tragen Sie Ringelblumencreme oder Kokosbutter auf. Das kann helfen, die Streifen zu reduzieren.

Weitere Informationen s. S. 150–151

AROMATHERAPIE

Teebaum- und Lavendelöl wirken antiseptisch und entzündungshemmend. Bei Akne tupfen Sie verdünntes Öl mit einem Wattebausch sorgfältig auf jeden einzelnen Flecken. Achten Sie darauf, dass Sie das Öl nicht über den ganzen von Akne befallenen Bereich verteilen. Wenden Sie diese Behandlung maximal zwei Wochen an. Dann ein paar Wochen pausieren und anschließend wieder zwei Wochen behandeln. Dauern die Symptome an, halten Sie diese Abfolge weiter ein.

✱ Gegen **Schwangerschaftsstreifen** geben Sie ein paar Tropfen eines sanften Öls, z.B. Mandarinenöl, in ein Trägeröl, z.B. Weizenkeimöl. Das trägt dazu bei, die Streifen zu reduzieren.

Vorsicht: Lassen Sie sich von einem Aromatherapeuten beraten, manche Öle sind bei Ekzemen oder Dermatitis ungeeignet; *s. S. 153* für Öle, die Schwangere nicht nehmen dürfen.

Weitere Informationen s. S. 152–153

DRITTES TRIMESTER

Stress & Ängste

EINE SCHWANGERSCHAFT VERÄNDERT das Leben einer Frau und das bringt fast immer Stress mit sich. Körperliche Belastungen – wie Übelkeit und Gewichtszunahme – paaren sich mit Sorgen um die Gesundheit des Babys oder mit Zukunftsängsten. Versuchen Sie, Entspannung und innere Ruhe zu finden, denn anhaltender Stress schadet Mutter und Baby.

SYMPTOME

Schlaflosigkeit

✳

Kurzatmigkeit

✳

Beschleunigter Stoffwechsel

✳

Muskelverspannungen

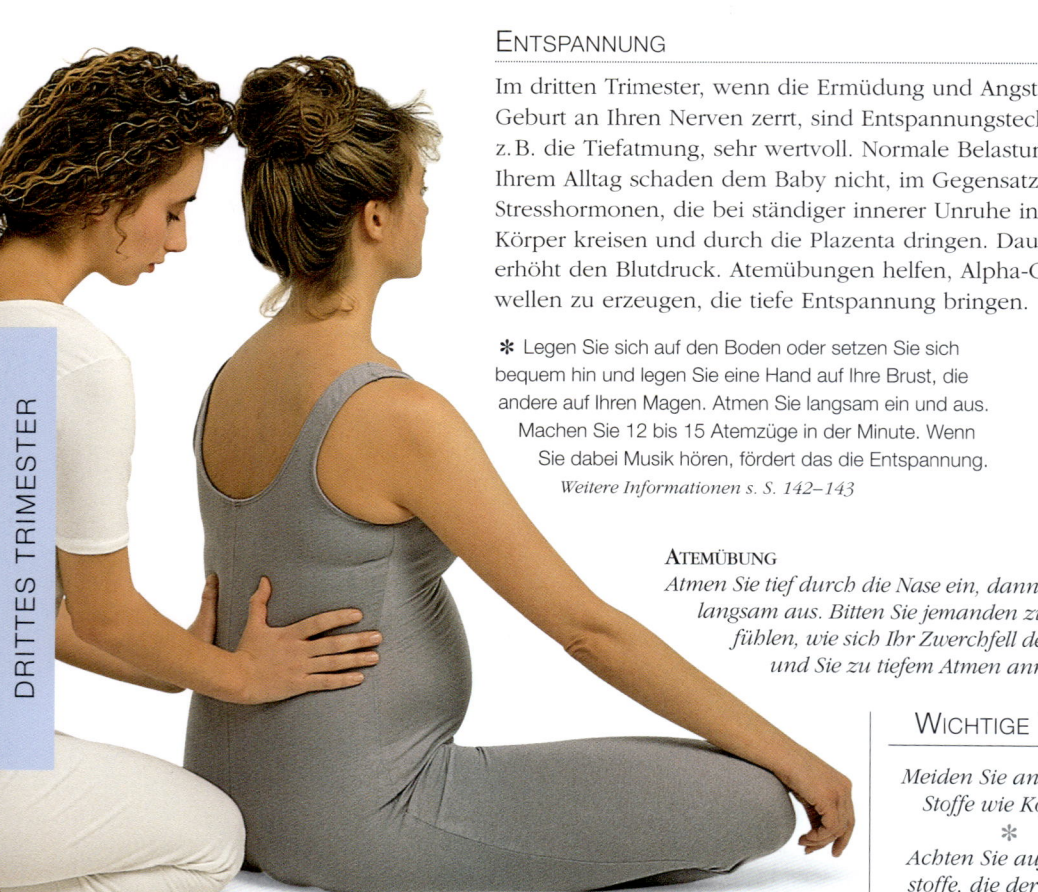

DRITTES TRIMESTER

ENTSPANNUNG

Im dritten Trimester, wenn die Ermüdung und Angst vor der Geburt an Ihren Nerven zerrt, sind Entspannungstechniken, z.B. die Tiefatmung, sehr wertvoll. Normale Belastungen in Ihrem Alltag schaden dem Baby nicht, im Gegensatz zu den Stresshormonen, die bei ständiger innerer Unruhe in Ihrem Körper kreisen und durch die Plazenta dringen. Dauerstress erhöht den Blutdruck. Atemübungen helfen, Alpha-Gehirnwellen zu erzeugen, die tiefe Entspannung bringen.

✳ Legen Sie sich auf den Boden oder setzen Sie sich bequem hin und legen Sie eine Hand auf Ihre Brust, die andere auf Ihren Magen. Atmen Sie langsam ein und aus. Machen Sie 12 bis 15 Atemzüge in der Minute. Wenn Sie dabei Musik hören, fördert das die Entspannung.
Weitere Informationen s. S. 142–143

ATEMÜBUNG
Atmen Sie tief durch die Nase ein, dann langsam aus. Bitten Sie jemanden zu fühlen, wie sich Ihr Zwerchfell dehnt und Sie zu tiefem Atmen anregt.

WICHTIGE TIPPS

Meiden Sie anregende Stoffe wie Koffein.

✳

Achten Sie auf Nährstoffe, die der Körper langsam abbaut – das hält den Blutzuckerspiegel im Gleichgewicht.

✳

Nehmen Sie sich genug Zeit für sich selbst und sprechen Sie über Ihre Angstgefühle.

VORSICHT

Es gibt verschiedene Grade von Stress und Angstgefühlen. Sprechen Sie mit Ihrem Arzt, wenn Sie besorgt sind, dass andauernder Stress Sie oder Ihr Baby schädigen könnte.

ALTERNATIVE THERAPIEN

Bevor Sie eine ergänzende Behandlung beginnen, sprechen Sie mit Ihrem Arzt. Beachten Sie die **Hinweise** auf Seite 4!

REIKI

Reiki soll dem Menschen auf seelischer, körperlicher und geistiger Ebene gut tun. Man glaubt, dass über die Hände des Therapeuten heilende Energie dahin fließt, wo immer sie im Körper gebraucht wird und so Entspannung bringt.

Weitere Informationen s. S. 139

MEDITATION

Die beste Meditationsform bei Stress ist die transzendentale Meditation, die u. a. auch den Stoffwechsel günstig beeinflusst.

Weitere Informationen s. S. 143

FARBTHERAPIE

Die Farbtherapeuten glauben, dass Blau hilft, Stress zu verringern. Sie raten, blaue Kleidung zu tragen oder bei Atemübungen ein blaues Tuch oder einen blauen Schal umzulegen. Es soll entspannen, wenn man in Gedanken eine heilsame Farbe so einsaugt, dass sie den Körper sättigt oder sich dahin richtet, wo sie gebraucht wird. Gut geeignet sind Rot, Orange und Gelb, die an den Füßen eintreten, sowie Grün, das in der Höhe des Herzens eintritt.

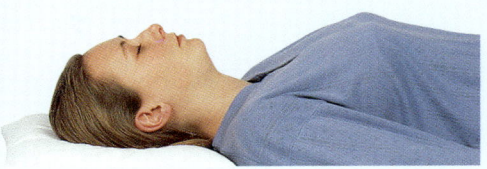

BLAU ENTSPANNT
Farbtherapeuten benutzen die Farbe Blau, um Gefühle der Ruhe, Entspannung und Hoffnung zu wecken.

Weitere Informationen s. S. 145

WESTLICHE KRÄUTERMEDIZIN

Stresslindernd sind Heiltees aus Lindenblüten, Lavendel, Zitronenbalsam und Kamille. Sie tragen dazu bei, die Muskeln zu entspannen und erhöhten Blutdruck zu senken.

Vorsicht: Im ersten Trimester keine Himbeerblätter nehmen, da sie den Uterus reizen können.

Weitere Informationen s. S. 150–151

AROMATHERAPIE

Eine Massage mit ätherischen Ölen entspannt die Nackenmuskeln. Zu den heilsamen Ölen gehören: Rosen-, Kamillen-, Lavendel-, Mandarinen- und Sandelholzöl. Beruhigend wirkt es, wenn man ein paar Tropfen eines dieser Öle in eine Duftlampe gibt oder 4 Tropfen ins Badewasser träufelt.

Vorsicht: *s. S. 153* für Öle, die Schwangere nicht verwenden dürfen.

Weitere Informationen s. S. 152–153

BACH-BLÜTEN

Bach-Blüten sind sehr hilfreich zur Linderung von Stress und emotionalen Problemen.

✳ Red chestnut bei tränenreichen, negativen Gedanken über das Baby.

✳ Walnut, um mit den Gegebenheiten des Lebens besser fertig zu werden.

✳ Aspen bei Furcht.

✳ Rescue-Tropfen bei Panik und Schock.

Weitere Informationen s. S. 154

ERNÄHRUNG & NÄHRSTOFFE

Ein Stresszustand verbraucht viel Energie und extrem viel von wichtigen Nährstoffen, z. B. von Vitamin C, Coenzym Q10, Zink und Magnesium. Auch wenn Sie wenig Appetit verspüren, sollten Sie reichlich Nahrungsmittel essen, die einen hohen Gehalt an diesen Nährstoffen haben. Wichtig für die Freisetzung von Energie sind die B-Vitamine und komplexen Kohlenhydrate (z. B. in Vollkornbrot). Meiden Sie gezuckerte Nahrungsmittel, sie bringen nur einen kurzzeitigen Energieschub.

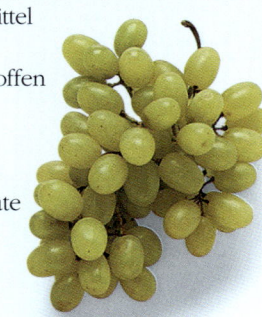

WEINTRAUBEN
Obst ist eine gute Quelle für Vitamin C – einen stressbekämpfenden Nährstoff.

Weitere Informationen s. S. 72–73

Präeklampsie

BEI 5 BIS 10 PROZENT ALLER Schwangerschaften tritt die mit hohem Blutdruck verbundene Präeklampsie auf (meist nach der 20. Woche). Ein Blutdruck von mehr als 140 zu 90 ist bedenklich, auch wenn sich noch keine Symptome zeigen. Anfällig sind vor allem Frauen, die ihr erstes Kind oder Mehrlinge bekommen, und sehr junge sowie ältere Schwangere.

SYMPTOME

Kopfschmerzen, Übelkeit mit Erbrechen, Ödeme

*

Sehstörungen

*

Hoher Blutdruck, Eiweiß im Urin, Flüssigkeitsstauungen in Gelenken

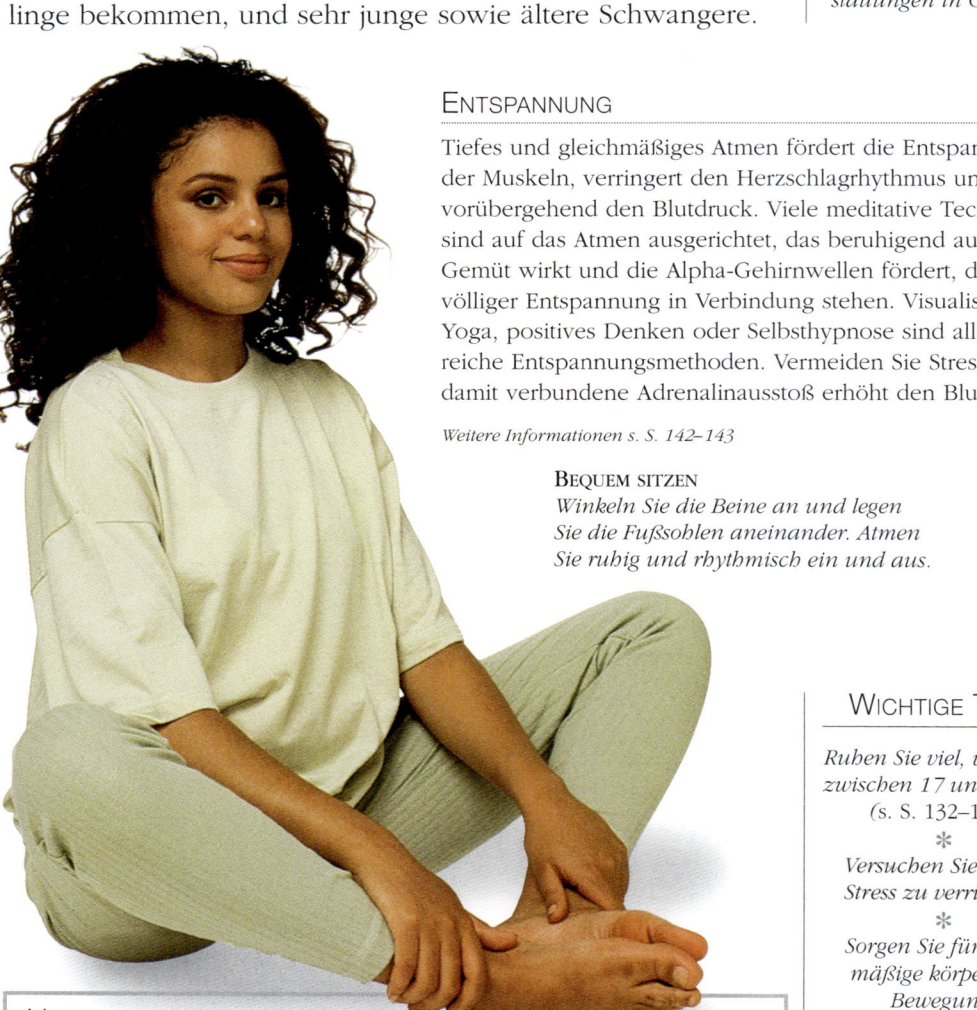

ENTSPANNUNG

Tiefes und gleichmäßiges Atmen fördert die Entspannung der Muskeln, verringert den Herzschlagrhythmus und senkt vorübergehend den Blutdruck. Viele meditative Techniken sind auf das Atmen ausgerichtet, das beruhigend auf das Gemüt wirkt und die Alpha-Gehirnwellen fördert, die mit völliger Entspannung in Verbindung stehen. Visualisierung, Yoga, positives Denken oder Selbsthypnose sind alles hilfreiche Entspannungsmethoden. Vermeiden Sie Stress – der damit verbundene Adrenalinausstoß erhöht den Blutdruck!

Weitere Informationen s. S. 142–143

BEQUEM SITZEN
Winkeln Sie die Beine an und legen Sie die Fußsohlen aneinander. Atmen Sie ruhig und rhythmisch ein und aus.

WICHTIGE TIPPS

Ruhen Sie viel, vor allem zwischen 17 und 19 Uhr (s. S. 132–133).

*

Versuchen Sie, Ihren Stress zu verringern.

*

Sorgen Sie für regelmäßige körperliche Bewegung.

*

Essen Sie gesunde und ausgewogene Kost.

*

Schlafen Sie genügend.

VORSICHT

Hoher Blutdruck kann für Sie und das Baby sehr gefährlich werden, wenn er nicht behandelt wird. Suchen Sie sofort Ihren Arzt auf, wenn sich irgendein Symptom der Präeklampsie zeigt (s. *Symptome, oben*).

DRITTES TRIMESTER

ALTERNATIVE THERAPIEN

Bevor Sie eine ergänzende Behandlung beginnen, sprechen Sie mit Ihrem Arzt. Beachten Sie die **Hinweise** auf Seite 4!

AKUPUNKTUR

In Verbindung mit der (unerlässlichen) schulmedizinischen Behandlung der Präeklampsie kann die Akupunktur dem hohen Blutdruck entgegensteuern. Sprechen Sie mit Ihrem Arzt darüber und lassen Sie die Akupunktur nur von einem sehr erfahrenen Akupunkteur ausführen.

Weitere Informationen s. S. 134–135

SHIATSU

Shiatsu kann helfen, Stress und Angstgefühle, die zu erhöhtem Blutdruck beitragen, zu mindern. Lassen Sie sich von einem guten Therapeuten den entsprechenden (Perikard-) Akupunkturpunkt) zeigen.

Weitere Informationen s. S. 138

REFLEXZONENMASSAGE

Die Massage bestimmter Reflexpunkte auf den Füßen kann helfen, den Blutdruck zu senken. Gehen Sie dafür zu einem guten Therapeuten.

Weitere Informationen s. S. 140–141

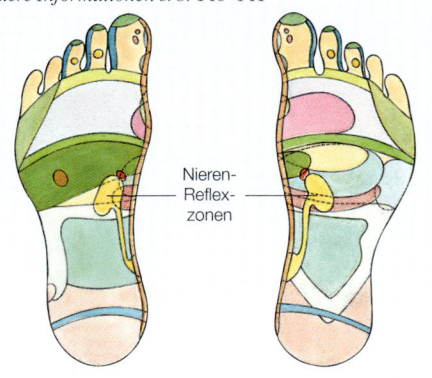

Nieren-Reflex-zonen

BLUTDRUCK SENKEN
Eine sanfte Massage der Nierenreflexzonen hilft, den Blutdruck zu senken.

FARBTHERAPIE

Das entspannende Blau wird von Farbtherapeuten für die Behandlung von Bluthochdruck benutzt. Legen Sie sich jeden Tag 20 Minuten unter ein blaues Tuch oder eine blaue Decke.

Weitere Informationen s. S. 145

HOMÖOPATHIE

Homöopathische Mittel helfen, den Blutdruck zu senken. Das Mittel muss anhand der individuellen Symptome von einem Homöopathen ausgesucht werden. In Frage kommen:

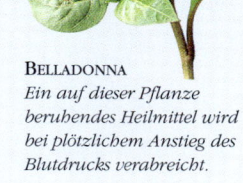

✽ *Apis D6* bei Eiweiß im Urin, geschwollenen Händen und Füßen, Reizbarkeit und Müdigkeit.

BELLADONNA
Ein auf dieser Pflanze beruhendes Heilmittel wird bei plötzlichem Anstieg des Blutdrucks verabreicht.

✽ *Natrium muriaticum D6* bei Schwellungen, die durch körperliche Anstrengung schlimmer werden, verbunden mit großem Durst.

✽ *Belladonna D6* bei plötzlichem Anstieg des Blutdrucks, Eiweiß im Urin und Symptomen, die nach 15 Uhr schlimmer werden.

Weitere Informationen s. S. 148–149

AROMATHERAPIE

Die Massage mit einem ätherischen Öl kann Spannungen mindern und so vorübergehend den Blutdruck senken. Oder: 4 Tropfen Öl in ein warmes Bad geben.

Vorsicht: s. S. 153 für Öle, die Sie nicht nehmen dürfen.

Weitere Informationen s. S. 152–153

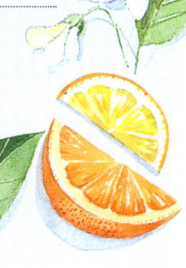

ERNÄHRUNG & NÄHRSTOFFE

Nehmen Sie reichlich Vitamin C und E zu sich. Meiden Sie tierische Fette; Ausnahme: öliger Fisch (hilft, das Blut dünn zu halten). Wichtig sind rohes Obst und Gemüse (reich an Vitamin C und Kalium). Für eine Extraportion Kalzium und Magnesium: Täglich 1 Esslöffel Leinsamen (gemahlen), Sesamsamen oder Sonnenblumenkörner essen. Regelmäßiger Genuss von Knoblauch senkt den Blutdruck und fördert den Blutkreislauf in der Plazenta.

Weitere Informationen s. S. 72–73

DRITTES TRIMESTER

Ödeme, Karpaltunnel-syndrom & Beinkrämpfe

ÖDEME – SCHWELLUNGEN DER FUSSKNÖCHEL und Hände durch Flüssigkeitsansammlung – kommen häufiger bei Schwangeren vor. Das Karpaltunnelsyndrom tritt auf, wenn Schwellungen an den Händen Druck auf einen bestimmten Nerv ausüben. Bein-krämpfe oder »kribbelige Beine« zeigen Mineralstoffmangel an.

DRITTES TRIMESTER

SYMPTOME

Geschwollene Knöchel oder Hände (Ödeme)

*

Taube, kribbelige oder schmerzende Finger, oft schlimmer in der Nacht (Karpaltunnelsyndrom)

*

Krampf oder Kribbeln in den Beinen

MASSAGE

Sanfte Massage kann helfen, Ödeme zu mindern, den Blut-kreislauf zu verbessern, Stauungen im Lymphsystem aufzu-lösen und Beinkrämpfen vorzubeugen. Benutzen Sie dazu 1 Teelöffel reines Pflanzenöl, z.B. Weizenkeim-, Soja- oder Traubenkernöl. Massieren Sie das Öl mit sanften, langsamen, gleichmäßigen Bewegungen ein.

Weitere Informationen s. S. 152–153

MASSAGETECHNIK
Für eine Lymphdrainage mit den Händen immer von unten nach oben (zum Herzen hin) streichen. Bewegen Sie eine Hand nach der anderen oder legen Sie auf jede Seite des Beines eine Hand und fahren Sie mit beiden gleichzeitig nach oben. Üben Sie größeren Druck aus, um den Blutstrom durch die Venen zu beeinflussen.

WICHTIGE TIPPS

Bei geschwollenen Knöcheln 3- oder 4-mal am Tag die Beine für 20 Minuten hochlegen.

*

Karpaltunnelsyndrom: Beim Ruhen die Hände und Arme mithilfe von Kissen erhöht lagern.

*

Beinkrampf: Zur Ent-krampfung die Zehen im Stehen einrollen.

VORSICHT

Leiden Sie unter dem Karpaltunnelsyndrom, meiden Sie heiße Flüssigkeiten, vor allem morgens nach dem Aufstehen, wenn die Symptome schlimmer sein können. Bei starken Schwellungen in Verbindung mit Kopfschmerzen sofort zum Arzt, es könnte eine Präeklampsie vorliegen.

ALTERNATIVE THERAPIEN

Bevor Sie eine ergänzende Behandlung beginnen, sprechen Sie mit Ihrem Arzt. Beachten Sie die **Hinweise** auf Seite 4!

AKUPUNKTUR

Akupunkteure glauben, dass die Karpaltunnel-schwellungen auf einer Störung in den Milz- und Nieren-Meridianen beruhen. Zur Behandlung setzt der Therapeut Akupunkturnadeln in den Karpaltunnel am Handgelenk und in den Akupunkturpunkt 36 (Magen) unter dem Knie. Das lindert oft die Schmerzen für 24 Stunden.

Weitere Informationen s. S. 134–135

SHIATSU

Die Anregung des Perikard-Akupunkturpunktes kann die von geschwollenen Fuß- oder Handgelenken verursachten Schmerzen lindern. 10 bis 15 Sekunden auf die Stelle (*s. Foto, S. 37*).

Weitere Informationen s. S. 37 und 138

OSTEOPATHIE

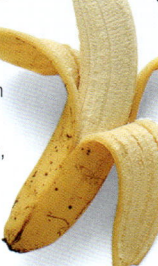

Um das **Karpal-tunnelsyndrom** zu lindern, kann ein Osteopath den Lymphfluss verbessern (*s. nebenstehendes Foto*). Ein Physiotherapeut kann Ihnen Schienen zum Stützen Ihrer Handgelenke geben.

LYMPHDRAINAGE
Ein Osteopath kann die übermäßige Flüssigkeit aus dem weichen Gewebe verdrängen.

✳ Als Selbsthilfe bei Karpaltunnelsyndrom können Sie Handgelenksübungen (Kreisen und Biegen) in eiskaltem Wasser ausführen. Oder in gebückter Haltung die Hände sanft und flach auf den Boden drücken.

Weitere Informationen s. S. 146

HOMÖOPATHIE

Folgende Mittel kommen in Frage:

✳ *Arsenicum album D6* bei **Karpaltunnelsyndrom** mit prickelndem Gefühl und Erstarrung in den Fingern, wenn beides durch Wärme besser wird.

✳ *Calcium carbonicum D6* bei **Krämpfen**, die einsetzen, wenn Sie – liegend – die Beine ausstrecken und die nachts schlimmer sind als tagsüber.

Weitere Informationen und Dosierung s. S. 148–149

KRÄUTERMEDIZIN

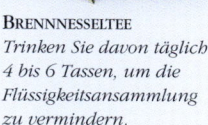

Umschläge aus Kohl-blättern lindern Ödeme. Hilfreich sind auch harntreibende Tees, z.B. Löwenzahn- oder Brennnesseltee. Sie regen die Nieren an, mehr Flüssigkeit auszuscheiden. Löwenzahn ist außerdem eine reiche Quelle für die Vitamine A, C und E sowie für die Mineralstoffe Kalzium und Kalium.

BRENNNESSELTEE
Trinken Sie davon täglich 4 bis 6 Tassen, um die Flüssigkeitsansammlung zu vermindern.

Weitere Informationen s. S. 150–151

ERNÄHRUNG & NÄHRSTOFFE

Bei **Ödemen** Zwiebeln und Knoblauch essen, sie fördern den Kreislauf. Harntreibende Kost bevorzugen, z.B. Sellerie, Spargel, Petersilie, Artischocken, Weintrauben und Schwarze Johannisbeeren. Vitamin C ist ein milder Harntreiber, deshalb reichlich Zitrusfrüchte, rote Beeren, Paprika und grünes Blattgemüse verzehren. Gut für die Nerven und bei **Karpaltunnelsyndrom** sind die B-Vitamine – enthalten in Sesamsamen, Kichererbsen, Bananen, Hefeextrakt und Haselnüssen. **Beinkrämpfe** können auf Kalzium- und Magnesiummangel beruhen, wichtig sind daher Milchprodukte und grünes Blattgemüse (für Kalzium) sowie Vollkorngetreide, Weizenkeime, Nüsse, Samen, Soja, getrocknete Aprikosen und rohes grünes Blattgemüse (für Magnesium). Außerdem wichtig:

✳ Meiden Sie normales Kochsalz, nehmen Sie natürliches Meer- oder Steinsalz.

✳ Trinken Sie viel Wasser.

✳ Bei **Krämpfen** kann Ihr Arzt ein Mineralstoffpräparat empfehlen.

Weitere Informationen s. S. 72–73

BANANEN
Enthalten Vitamin B₆ – ist harntreibend und lindert das Karpaltunnelsyndrom.

DRITTES TRIMESTER

Baby in Steißlage

STEISS- ODER BECKENENDLAGE BEDEUTET, dass das Baby mit dem Po nach unten und dem Kopf nach oben in der Gebärmutter »sitzt«. In den meisten Fällen dreht sich das Baby noch vor der Entbindung, manchmal erst in der 40. Woche. Wenn Ihr erstes Baby sich in einer Steißlage befindet, müssen Sie mit einem Kaiserschnitt bei der Geburt rechnen.

SYMPTOME

Die Mutter spürt den Kopf des Babys unter ihren Rippen

✳

Die Mutter spürt das Strampeln des Babys in der Blasengegend

AKUPUNKTUR

In der Traditionellen Chinesischen Medizin (TCM) wird Moxibustion seit Jahrhunderten eingesetzt, um Babys in Steißlage zu drehen. Für diese »Brenntherapie« wird Moxa (getrocknetes und pulverisiertes Beifußkraut) an bestimmten Akupunkturpunkten entzündet. Zweck dieses Verfahrens ist es, dass die dabei entstehende Wärme den Blasenmeridian, der mit der Gebärmutter verbunden ist, hinaufsteigt. Die Moxibustion ist zwischen der 32. und 36. Schwangerschaftswoche am erfolgreichsten.

✳ Das schwelende Ende eines Moxastabs wird 1- oder 2-mal am Tag für 15 Minuten nahe an den Akupunkturpunkt auf dem Nagel der kleinen Zehe gehalten. Ein Akupunkteur muss Ihnen zeigen, wie das gemacht wird! Für die Selbstbehandlung wird er Ihnen Moxa mitgeben.

✳ Wenn Sie merken, dass sich das Baby dreht, stellen Sie sofort die Behandlung ein. Lassen Sie von Ihrem Arzt seine Lage überprüfen!

Vorsicht: Für die Moxibustion müssen Sie gesund sein! Bei erhöhtem Blutdruck oder Blutungen darf sie nicht angewendet werden!

Weitere Informationen s. S. 134–135

MOXASTÄBE
Die damit erzeugte Wärme kann helfen, ein Baby in Steißlage zu drehen.

WICHTIGER TIPP

Gehen Sie nur zu einem qualifizierten Akupunkteur, der nachweisbar Erfahrung in der Behandlung von Schwangeren hat. Halten Sie sich genau an seine Anweisungen!

VORSICHT

Sprechen Sie mit Ihrem Arzt, bevor Sie alternative Therapien anwenden! Bei Steißlage des Babys sind natürliche Methoden nur geeignet, wenn Sie gesund sind, keine Zwillinge tragen und noch nie einen Kaiserschnitt hatten.

ALTERNATIVE THERAPIEN

Bevor Sie eine ergänzende Behandlung beginnen, sprechen Sie mit Ihrem Arzt. Beachten Sie die **Hinweise** auf Seite 4!

YOGA

Mit der »Katzenstellung«, bei der sich Ihr Kopf auf gleicher Höhe mit Ihrem Körper – oder niedriger – befindet, können Sie Ihr Baby vielleicht davon abhalten, sich mit dem Po voran im Becken »einzunisten«. Oder Sie legen sich – kopfunter, Füße nach oben – auf ein Brett, das in einem Winkel von 45 Grad auf einer Stuhl- oder Bettkante liegt. Das Brett darf keinesfalls rutschen und es muss lang und breit genug sein, dass es Sie sicher trägt! Andere Möglichkeit: Legen Sie zwei Kissen so unter Ihren Po, dass die Hüften höher als die Schultern liegen, und lehnen Sie Ihre Beine in einem 45-Grad-Winkel gegen eine Wand. Nehmen Sie jeden Tag 15 bis 20 Minuten lang eine dieser Positionen ein. Entspannen Sie sich und konzentrieren Sie sich darauf, dass sich Ihr Baby in die richtige Lage dreht (*s. Visualisierung, rechts*). Versuchen Sie neben diesen Maß-

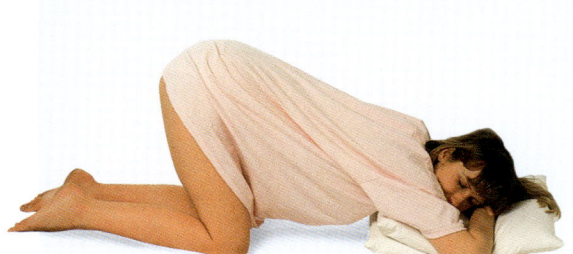

KNIE-BRUST-LAGE
Legen Sie Ihren Kopf auf ein Kissen, damit Sie diese Stellung bequem einhalten können.

nahmen auch noch Folgendes, um Ihr Baby in die natürliche Geburtsposition zu bringen:

✱ Knien Sie auf dem Boden, mit dem Po in der Luft und dem Kopf auf Ihren Armen ruhend (*s. Foto, oben*). Nehmen Sie diese Knie-Brust-Lage täglich 10 bis15 Minuten ein.

✱ Schlafen Sie mit mehreren Kissen unter dem Po und unteren Rücken. Diese »Schräglage« – über Stunden – hilft dem Baby möglicherweise sich zu drehen.

✱ Jede Tätigkeit, die auf Händen und Füßen ausgeführt wird, kann Ihr Baby ermutigen, seine Po-nach-unten-Lage zu ändern.

Weitere Informationen s. S. 142

VISUALISIERUNG

Verbringen Sie jeden Tag etwas Zeit mit der Vorstellung, dass der Kopf Ihres Babys sich in der richtigen Lage befindet, sodass er bei der Geburt als Erstes erscheint. Versuchen Sie, sich vollkommen zu entspannen – auf dem Bett oder auf einem bequemen Stuhl. Probieren Sie, Ihrem Baby gedanklich mitzuteilen, warum Sie möchten, dass es bei der Entbindung mit dem Kopf nach unten liegt. Um Ihre Entspannung zu fördern, können Sie Ihren Bauch mit etwas Weizenkeimöl sanft massieren.

Weitere Informationen s. S. 143

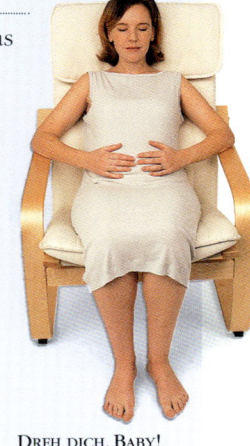

DREH DICH, BABY!
Entspannen Sie sich jeden Tag an einem bequemen Platz und stellen Sie sich vor, wie Ihr Baby seine Lage ändert.

BEWEGUNG

Ein täglicher Spaziergang von etwa 20 Minuten kann dazu beitragen, dass Ihr Baby sich in die richtige Kopf-unter-Position dreht. Machen Sie Ihre normale Schwangerschaftsgymnastik.

✱ Ab der 34. Woche sollten Sie häufig eine aufrechte, leicht nach vorne gerichtete Körperhaltung einnehmen. Das wird Ihr Becken schräg nach vorne stellen, wodurch das Baby etwas mehr Platz zum Manövrieren bekommt.

Weitere Informationen s. S. 74 – 75

HOMÖOPATHIE

Traditionell wird bei Steißlage *Pulsatilla D30* verabreicht. Aber nehmen Sie nichts auf eigene Faust ein! Suchen Sie einen erfahrenen Homöopathen auf. Es ist möglich, dass Sie eine individuell angepasste Behandlung brauchen.

Weitere Informationen s. S. 148 – 149

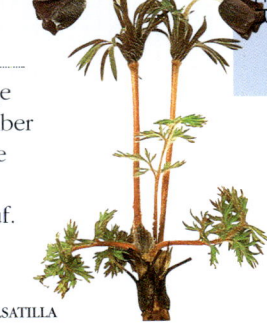

PULSATILLA
Diese Pflanze liefert den Grundstoff für ein traditionelles Mittel.

DRITTES TRIMESTER

Atembeschwerden

VON DER FRÜHEN SCHWANGERSCHAFT AN werden die Lungen und das Zwerchfell komprimiert, um der sich ausweitenden Gebärmutter Platz zu machen. Die Atmung wird flacher und bei Belastungen der Atemwege, z.B. durch Heuschnupfen, beschwerlicher. Eine Anfälligkeit für Atemwegsinfektionen kann auftreten, die von unausgewogener Kost verstärkt wird.

SYMPTOME

Tränende Augen, verstopfte oder laufende Nase

*

Halsschmerzen, Husten, Heiserkeit, Stimmverlust

*

Atembeschwerden, Fieber, Schmerzen

INHALIEREN
Der Dampf ätherischer Öle schafft bei Atembeschwerden Erleichterung. Stülpen Sie zum Inhalieren ein Handtuch über den Kopf.

DRITTES TRIMESTER

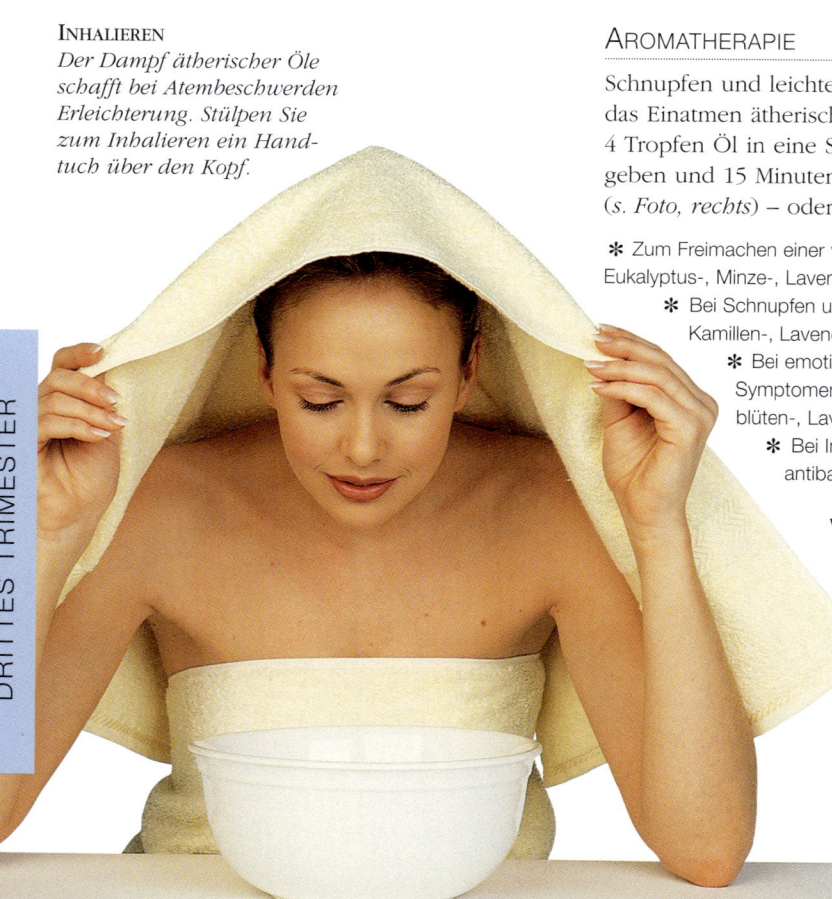

AROMATHERAPIE

Schnupfen und leichte Bronchitis können durch das Einatmen ätherischer Öle gelindert werden: 4 Tropfen Öl in eine Schüssel mit heißem Wasser geben und 15 Minuten den Dampf einatmen (*s. Foto, rechts*) – oder ein Inhaliergerät benutzen.

* Zum Freimachen einer verstopften Nase eignen sich Eukalyptus-, Minze-, Lavendel- oder Teebaumöl.

* Bei Schnupfen und Heuschnupfen passen Kamillen-, Lavendel- oder Sandelholzöl.

* Bei emotionsbedingten asthmaähnlichen Symptomen eignen sich Pomeranzenblüten-, Lavendel-, Rosen- oder Kamillenöl.

* Bei Infektionen der Atemwege helfen antibakterielle Öle, z.B. Teebaumöl.

Vorsicht: Benutzen Sie nur reine Öle; das Einatmen einiger Öle kann Asthma verschlimmern; *s. S. 153* für Öle, die Sie in der Schwangerschaft nicht nehmen dürfen.

Weitere Informationen s. S. 152–153

WICHTIGE TIPPS

Viel öligen Fisch, Nüsse und Samen essen.

*

Jeden Tag unterschiedliches frisches Obst und Gemüse verzehren.

*

Wenig Molkereiprodukte und tierische Fette essen.

*

Meiden: Nahrungsmittel mit Zusatzstoffen.

VORSICHT

Asthma und Bronchitis müssen ärztlich behandelt werden – fragen Sie Ihren Arzt, bevor sie natürlich einsetzen. Verordnete Medikamente nicht absetzen!

ALTERNATIVE THERAPIEN

Bevor Sie eine ergänzende Behandlung beginnen, sprechen Sie mit Ihrem Arzt. Beachten Sie die **Hinweise** auf Seite 4!

AKUPUNKTUR

In der Traditionellen Chinesischen Medizin (TCM) wird Heuschnupfen als eine »Invasion von Hitze und Wind« betrachtet. Er kann an Akupunkturpunkten, die auf dem Rücken liegen, behandelt werden. Die Anregung des Lungen- und Nieren-Meridians vermag Asthmatikern zu helfen.

Weitere Informationen s. S. 134–135

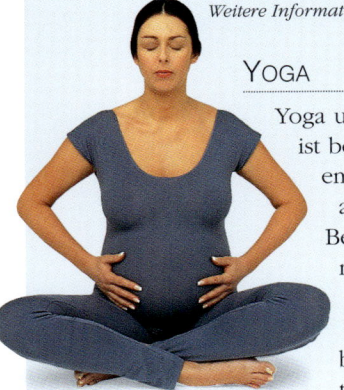

YOGA

Yoga und Meditation ist bei stress- oder emotionsbedingten asthmatischen Beschwerden hilfreich. Yoga wirkt allgemein beruhigend und verbessert die Atemtechnik.

TIEFATMUNG
Die Konzentration auf das tiefe Atmen erzeugt Ruhe.

Weitere Informationen s. S. 142

ALEXANDER-TECHNIK

Die bessere Körperhaltung, die ein Alexander-Therapeut vermittelt, hilft die bei Atembeschwerden häufig vorkommende Fehlhaltung der Schultern zu korrigieren. Dies führt zu freierem Atmen.

Weitere Informationen s. S. 147

HOMÖOPATHIE

Gegen **Heuschnupfen** gibt es einige Mittel:

✳ *Arsenicum album D6* bei Augenbrennen, laufender Nase, dicken Augenlidern und Erschöpfung.
✳ *Allium cepa D6* bei brennender Nasenschleimhaut, Niesen und Augenentzündung.
✳ *Euphrasia D6* bei Ohrenjucken, verstopfter Nase, Augenentzündung, wässrigem Ausfluss.
✳ *Nux vomica D6* bei chronischer Nasenschleimhautentzündung.

Weitere Informationen s. S. 148–149

WESTLICHE KRÄUTERMEDIZIN

Einige Kräuter helfen gut, Atembeschwerden zu lindern: 1 bis 2 Teelöffel getrocknete Kräuter mit ¼ l kochendem Wasser überbrühen, 10 Minuten ziehen, dann den Tee trinken – 3-mal am Tag sind ideal.

✳ Um Bronchitis zu lindern, verwenden Sie Thymian oder Ingwer beim Kochen. Knoblauch und Zwiebeln, möglichst roh gegessen, haben gute antibakterielle Eigenschaften.
✳ Um eine verstopfte Nase frei zu machen, trinken Sie Holunderblüten- oder Thymiantee in kleinen Schlucken oder nehmen 1 Esslöffel Apfelessig in heißem Wasser ein.
✳ Bei leichtem Heuschnupfen trinken Sie Kamillen-, Lavendel- oder Brennnesseltee oder nehmen Sie Löwenzahnwurzel-Tinktur (im Reformhaus oder in der Apotheke erhältlich).

Weitere Informationen s. S. 150–151

ERNÄHRUNG & NÄHRSTOFFE

Öliger Fisch ist reich an Omega-3 Fettsäuren, die dazu beitragen Entzündungen und allergische Reaktionen zu lindern. Vitamin E und Selen sind entzündungshemmend; sie stecken in kaltgepressten Ölen, grünem Blattgemüse, Nüssen und Sonnenblumenkernen. Vitamin C ist ein Antihistaminikum und ist reichlich in Brokkoli, Tomaten, Paprika und Zitrusfrüchten enthalten. Achten Sie außerdem auf folgende Ernährungsrichtlinien:

✳ Um zu vermeiden, dass Ihre Atembeschwerden durch Milchprodukte verschlimmert werden, schränken Sie deren Aufnahme ein. Ersetzen Sie diese Produkte aber durch kalziumreiche Alternativen, z.B. Brokkoli, Sesamsamen, Tofu, Sardinen oder Brunnenkresse.
✳ Um asthmatische Beschwerden zu lindern, lassen Sie Nahrungsmittel weg, auf die Sie allergisch reagieren. Verringern Sie die Aufnahme von Fett und essen Sie mehr Fisch und Obst, sofern Sie diese Nahrungsmittel vertragen.
✳ Bei schwerem Heuschnupfen sind Vitamin-C- und Pantothensäure-Präparate zu empfehlen. Nehmen Sie diese Mittel aber nur nach Rücksprache mit Ihrem Arzt.

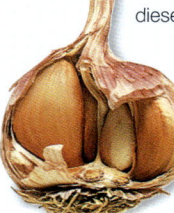

Weitere Informationen s. S. 72–73

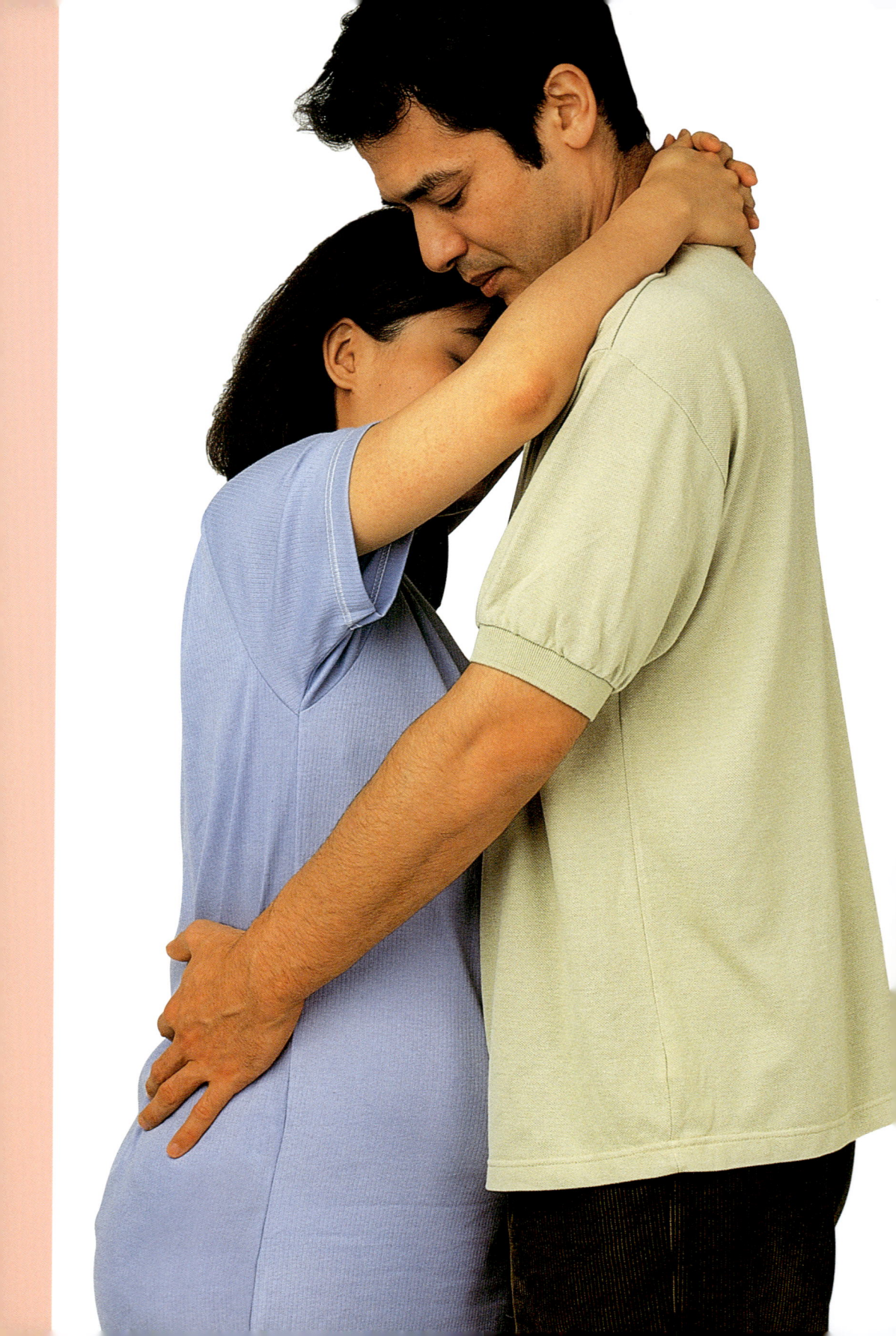

AN DIE ENTBINDUNG DENKEN Sie sicherlich mit gemischten Gefühlen. Die leise Furcht, die Ihre Freude überlagert, lässt sich aber weitgehend vertreiben, indem Sie sich mit dem Geburtsvorgang vertraut machen. Dieses Kapitel vermittelt, wie der Countdown bis zur Entbindung abläuft. Sie finden darin nicht nur Tipps

Vorbereiten auf Geburt & Baby

für die Ernährung auf der letzten Strecke vor der Geburt, sondern auch Informationen über natürliche Methoden der Schmerzlinderung. Sie erfahren, wie Sie sich körperlich und geistig auf das große Ereignis vorbereiten können. Sie lernen die Etappen der Geburt kennen. Und es wird erklärt, was mit Ihrem Körper und dem Baby vor sich geht. So können Sie gut gerüstet Ihrem Baby entgegensehen.

Die Plazenta

DIE PLAZENTA IST MIT der Gebärmutterwand verwachsen und über die Nabelschnur mit Ihrem Baby verbunden. Die anfangs winzige Plazenta wächst und entwickelt immer komplexere Funktionen. Sie ist das Atmungs-, Ernährungs- und Ausscheidungsorgan des Babys im Mutterleib und sie bildet Stoffe zur Infektionsabwehr.

EIN EINZIGARTIGES ORGAN

Bis zur Geburt des Babys ist die Plazenta zu einer tellergroßen Scheibe angewachsen. Sie hat einen Durchmesser von 18 bis 20 cm und ist etwa 2,5 cm dick. Ihr Gewicht beträgt um 600 g – rund ein Sechstel des Gewichts des Babys. Verbindungsglied zwischen Plazenta und Baby ist die spiralförmig gedrehte Nabelschnur, die sich aus dem Bauchstiel des Embryos entwickelt hat. In ihr verlaufen die kindlichen Blutgefäße (eine Vene, zwei Arterien), die in einer gallertartigen Masse eingebettet sind. Die Nabelschnur ist etwa 50 cm lang, 2 cm dick.

AUFGABEN DER PLAZENTA

Die Plazenta übernimmt zwei Schlüsselfunktionen: die Versorgung des Fetus und den Erhalt der Schwangerschaft.

• Sie produziert schwangerschaftserhaltende Hormone, darunter das humane Choriongonadotropin (HCG). Es kreist vom Moment der Empfängnis an in Ihrem Blut.

• Sie verhütet, dass Ihr Körper das Baby ablehnt, indem sie Ihren Blutstrom (und damit den Blutkreislauf) von dem des Babys durch eine Membrane trennt. Ihr Blut fließt nicht direkt in die Nabelschnur, sondern Sauerstoff und Nährstoffe treten

durch die Membrane in die fein verzweigten Plazentazotten über und von dort aus in die Nabelschnur. Das verbrauchte Blut des Babys kommt auf dem umgekehrten Weg zurück.

• Die große Nabelvene führt dem Baby Sauerstoff und Nährstoffe zu, die zwei Nabelarterien tragen Kohlendioxid und Abfallstoffe weg. In der 16. Woche fließen täglich 36 l Blut durch die Plazenta. Die Blutmenge erhöht sich kontinuierlich und kann am Ende der Schwangerschaft bis zu 455 l betragen.

• Die Plazenta liefert dem Baby alle benötigten Nährstoffe, z.B. Proteine für das Wachstum,

DEN BLUTSTROM FÖRDERN
Beim Liegen ein Bein auf ein Kissen legen, um den Druck auf die Blutgefäße zu verringern.

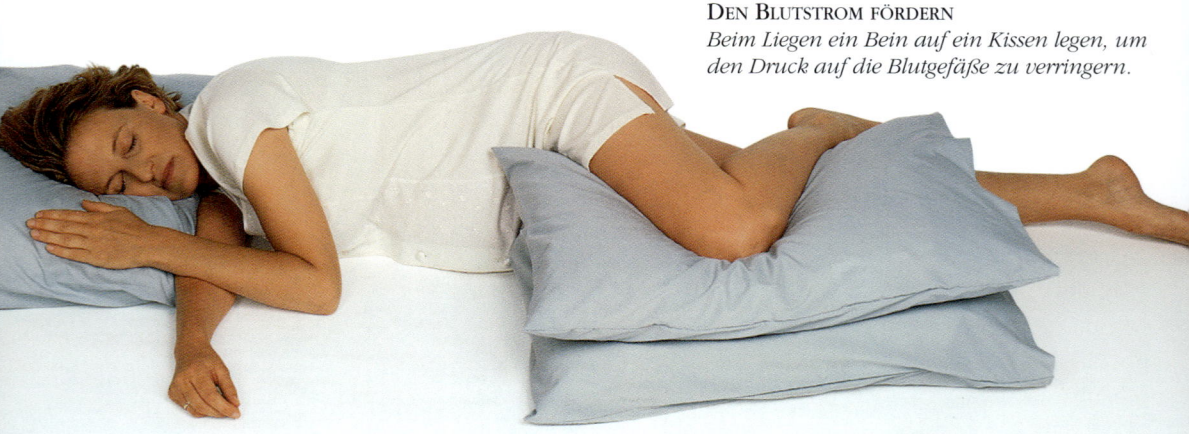

Glukose für Energie und essenzielle Fettsäuren für die Gehirnentwicklung, außerdem Wasser. Sie zieht alles, was das Baby braucht, aus Ihrem Blut, wobei sie einige Stoffe direkt weiterführt, manche lagert und andere so modifiziert, dass sie für das Baby verwertbar sind.

• Die Plazenta dient als Filter, der Krankheitserregern und Schadstoffen den Weg versperrt, während sie die immunisierenden Antikörper durchlässt. Allerdings hält sie nicht alles Schädliche vom Baby fern. Alkohol z.B. tritt in das Blut des Babys in derselben Konzentration ein, wie er in Ihrem Blut vorliegt.

ERNÄHRUNG DER MUTTER

Gut ernährte Frauen entwickeln im Allgemeinen eine gesunde Plazenta. Trotz guter Nährstoffversorgung der Mutter kann ein Baby unterernährt sein, wenn der Nährstofftransport über die Plazenta unzulänglich ist.
Die Mutter benötigt Eisen zur Erhöhung ihrer Blutmasse und das Baby braucht es, um einen guten Hämoglobinspiegel zu erreichen. Sinkt der Eisenbestand, verringert sich die Leistungsfähigkeit der roten Blutzellen, deren Aufgabe es ist, Sauerstoff zu transportieren, sodass es den Geweben des Fetus erheblich an Energie mangelt.

• Zink wird in der Plazenta gespeichert. Man nimmt an, dass ein hoher Zinkbestand zu einem höheren Geburtsgewicht führt.

• Die Zufuhr von Vitamin E und Coenzym Q10 ist dafür gedacht, die Blutversorgung zu verbessern.

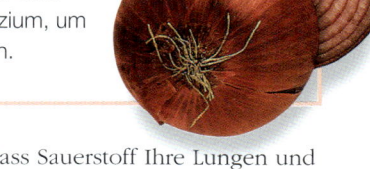

DEN KÖRPER ENTGIFTEN

Man weiß, dass die Plazenta nicht alle Giftstoffe vom Baby fern halten kann. Um sich und das Baby zu schützen, sollten Sie Gift abbauende Nahrungsmittel bzw. Nährstoffe zu sich nehmen:

• Knoblauch, Zwiebeln, Bananen, Äpfel und Birnen, um die Absorption von Giftstoffen im Allgemeinen zu verringern.
• Bohnen, Erbsen und Linsen, die als Entgifter dienen.
• B-Vitamine zum allgemeinen Schutz.
• Vitamin C und Zink, um Bleibestände im Blut abzubauen, Vitamin E, um die Gefahr einer Bleivergiftung zu verringern, und Kalzium, um der Absorption von Blei vorzubeugen.

DIE PLAZENTA FÖRDERN

Verbessern Sie die Leistungsfähigkeit der Plazenta:

• **Essen Sie ausgewogen.** Eine gesunde Ernährung ist lebenswichtig für die Plazenta.
• **Entspannen Sie sich so viel wie möglich.** Entspannen Sie vor allem die Bauchmuskeln – das fördert den Blutstrom zur Plazenta. Üben Sie im dritten Trimester täglich 30 Minuten lang Tiefatmung und Visualisierung (*s. S. 143*). Stellen Sie sich beim Ausatmen vor, dass Stress und Spannung Ihren Körper verlassen, und beim Einatmen,

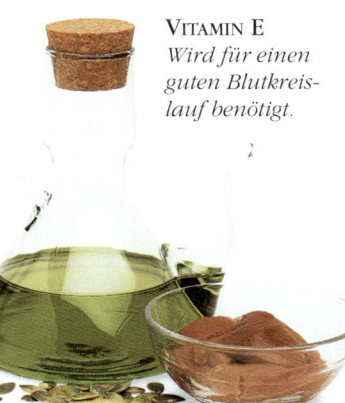

VITAMIN E
Wird für einen guten Blutkreislauf benötigt.

---

dass Sauerstoff Ihre Lungen und Ihr Blut füllt und das Baby über die Plazenta erreicht.

• **Schlafen Sie viel**, weil z.B. der größte Teil der Zellen des Babys wächst, während Sie schlafen.
• **Ruhen Sie viel!** Das ist nötig, um in den letzten acht Wochen eine gute Blutversorgung des Babys über die Plazenta zu gewährleisten. Stress verengt die Blutgefäße, was den Blutfluss hemmt. Überanstrengungen führen oft zu Frühgeburt und niedrigerem Geburtsgewicht.

URSACHEN FÜR PROBLEME

Ursachen für Probleme mit der Plazenta sind z.B. Bluthochdruck, Anämie, Stress, Nikotin, Koffein, Alkohol und Überanstrengung. Funktionsstörungen der Plazenta lassen sich feststellen. Per Ultraschall werden der Blutstrom in den Nabelarterien und das Wachstum des Babys überprüft (Sauerstoffmangel hemmt das Wachstum). Erkannt werden kann auch eine *Placenta praevia* (die Plazenta liegt vor dem Muttermund und versperrt den Geburtsweg).

Countdown

IN DEN LETZTEN WOCHEN werden Sie sich wahrscheinlich so richtig auf Ihr Baby freuen. Über die Entbindung hinaus zu denken, fällt Ihnen aber vielleicht nicht ganz leicht, vor allem wenn es Ihr erstes Baby ist und Sie sich Sorgen über die Zukunft machen.

WICHTIGE TIPPS

Ruhen Sie so viel wie möglich.

✳

Essen Sie, was Ihr Körper verlangt, und trinken Sie viel frisches Wasser.

DIE LETZTEN WOCHEN VOR DER GEBURT

34. WOCHE

✳ Höchste Zeit für einen Geburtsvorbereitungskurs (Ihre Krankenversicherung zahlt bestimmte vom Arzt verordnete Kurse).

✳ Sorgen Sie für angemessene Nachtruhe und zwei Stunden Ruhe am Nachmittag.

✳ Machen Sie 3-mal in der Woche die Körperübungen Ihrer Wahl (*s. S. 18–19/74–75*).

✳ Stellen Sie sich Ihr Baby vor und teilen Sie ihm positive Gedanken mit (*s. S. 143*).

✳ Essen Sie eisenreiche Kost (*s. S. 13*).

✳ Massieren Sie täglich 5 bis 10 Minuten den Damm, das erspart Ihnen bei der Geburt vielleicht Tränen. Nach einem Bad den Daumen mit Pflanzenöl befeuchten, 5 cm tief in die Scheide stecken und sanft massierend gegen das Rektum drücken, bis Sie ein leichtes Prickeln fühlen. Nachlassen und erneut massieren.

✳ Himbeerblätter (Tee/Kapseln) verhelfen dem Uterus zu Spannkraft.

35. WOCHE

✳ Machen Sie jeden Tag Beckenboden-Übungen (*s. S. 75*). Gut trainierte Beckenbodenmuskeln entspannen sich besser und ziehen sich leichter zusammen – bei und nach der Geburt. Außerdem wird Harninkontinenz vermieden.

✳ Körperliche Bewegung –

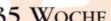

täglich – wird Ihnen gut tun. Schwimmen, Laufen und bestimmte Yoga-Übungen sind für das letzte Trimester geeignet.

✳ Üben Sie sanftes Dehnen, z.B. im Schneidersitz (*s. Foto, links und S. 74*). Das trägt dazu bei, Ihr Becken auf die Wehen vorzubereiten.

36. WOCHE

✳ Wahrscheinlich haben Sie die Schwangerschaft jetzt satt, vor allem wenn Sie schlecht schlafen, sich müde und schwer fühlen. Aromatherapie hilft zu entspannen (*s. S. 152*).

✳ Bach-Blüten (*s. S. 154*) können hilfreich sein. Versuchen Sie *Olive* bei Erschöpfung, *Hornbeam*, wenn Sie daran zweifeln, das Kommende aushalten zu können, und *Mimulus*, wenn Angst in Ihnen aufsteigt.

✳ Für seelischen Aufschwung lassen Sie Zitronenöl in einer Duftlampe oder Weihrauch verdampfen (*s. S. 152–153*).

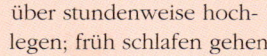

37. WOCHE

✳ Die Wehen können mit jedem Moment eintreten und Ihnen ist vielleicht etwas mulmig zumute. Fahren Sie fort, Ihre Entspannungsübungen zu machen.

✳ Ausruhen ist wichtiger denn je: Die Beine tags- über stundenweise hochlegen; früh schlafen gehen.

✳ Massagen tun jetzt gut.

✳ Nehmen Sie Vitamin C und Zink ein – beide Stoffe sind für die Hormonproduktion vor der Entbindung sehr wichtig.

38. WOCHE

✳ Essen Sie jetzt kohlenhydratreiche Kost (s. S. 98–99).

✳ In den letzten zehn Tagen vor dem festgesetzten Entbindungstag eingenommene homöopathische Mittel helfen, die Wehenschmerzen zu lindern. Fragen Sie einen Homöopathen (s. S. 148–149), eventuell empfiehlt er *Caulophylum D30* sieben Tage lang vor dem Schlafengehen und *Caulophylum D200* an den restlichen drei Tagen.

✳ Trinken Sie 4-mal täglich 1 Tasse Himbeerblätter-Tee.

✳ Magnesium- und kalziumreiche Nahrung stärkt Ihre Muskeln für die Wehen.

39. WOCHE

✳ Coenzym Q10 erhöht die Fähigkeit der Muskelzellen, Sauerstoff in Energie umzusetzen (s. S. 99) – Zufuhr als Präparat oder aus entsprechender Nahrung.

✳ Essen Sie viele Lebensmittel, die reich an Vitamin K sind – unentbehrlich für die Blutgerinnung von Mutter und Kind (s. S. 98).

✳ Fragen Sie Ihren Arzt, ob Sie *Arnica D6* einnehmen können, um geburtsbedingten blauen Flecken vorzubeugen.

40. WOCHE

✳ Die Geburt kann nun zu jeder Stunde beginnen. Wenn Sie Akupressur (s. S. 136) schätzen, lassen Sie sich vom Therapeuten die Akupunkturpunkte zeigen, die Angstgefühle und Unbehagen im Leib mindern (auf der Hand), und die Punkte zur Verringerung des Blutverlustes und Stärkung des Uterus (am unteren Bein).

✳ Trinken Sie Fencheltee, um die Milchdrüsen anzuregen.

✳ Üben Sie Wehenstellungen.

✳ Ruhen Sie und entspannen Sie sich!

ENTSPANNUNG
Stützen Sie beim Liegen Oberkörper und Knie mit Kissen ab. Flach auf dem Rücken liegen, könnte die Sauerstoffzufuhr zum Baby einschränken.

Ernährungstipps

SIE SOLLTEN SICH AUF DIE ENTBINDUNG vorbereiten, als ob Sie für einen Marathon trainieren würden, zumindest was den Energieaufbau betrifft. Das trägt dazu bei Ermüdung, Dehydration, Schwäche und Entmutigung zu vermeiden – alles Faktoren, die eine medizinische Behandlung bei der Geburt nötig machen können.

SCHLÜSSEL-NÄHRSTOFFE

Gegen Ende der Schwangerschaft sollten Sie Ihre gesunde Ernährung noch einmal richtig ausbauen, damit Sie für die Anstrengungen der Entbindung gut vorbereitet sind. Vitamin K ist unentbehrlich, um die Blutgerinnung im Lot zu halten, übermäßige Blutungen zu vermeiden, und damit die Wunde, die durch den Abgang der Plazenta (Nachgeburt) entsteht, schnell heilt. Bakterien im Darm der Mutter produzieren dieses wichtige Vitamin, es muss aber auch reichlich aus der Nahrung zugeführt werden. Gute Quellen sind z. B. Spinat, Kohl, Brokkoli, Blumenkohl, Bohnen, grüner Salat, Avocados und Brunnenkresse. Ein Baby verfügt noch nicht über die nötige Darmflora, daher ist es auf das Vitamin K seiner Mutter angewiesen, das ihm vor der Geburt über die Plazenta und nach der Geburt über die Muttermilch zugeführt wird. Auch Zink ist ein wichtiger Mineralstoff beim Endspurt zur Entbindung. Es fördert nach der Geburt die Hormonproduktion und die Heilung.

ENERGIERZEUGUNG

Einfache Kohlenhydrate (einfache Zucker) werden vom Verdauungssystem schnell in den Blutkreislauf befördert. Überschüssige Glukose im Blut wird als Glykogen in der Leber und den Muskeln gelagert. Brauchen die Zellen Energie, benutzen sie die Glukose im Blut. Bei niedrigem Blutzuckerspiegel wird die Energie von der Langzeit-Energiereserve Glykogen geholt. Um die Energiebestände zu erhalten, müssen Sie Ihren Blutzuckerspiegel konstant halten, indem Sie komplexe Kohlenhydrate zu sich nehmen. Diese werden erst nach und nach abgebaut und geben ihren Zuckergehalt langsam frei. Etwa zwei Wochen vor der Geburt sollten Sie Ihr »Glykogen-Lager« auffüllen. Das bedeutet: Essen Sie große Mengen Gemüse, Vollkorngetreide und Hülsenfrüchte.

WICHTIGE NÄHRSTOFFE

B-Vitamine, einschließlich Folsäure	**GEMÜSEEINTOPF** *Ein Gericht aus verschiedenen Gemüsen, Bohnen und Schinken ist nahrhaft und eignet sich gut als Energie- spender.*
Vitamin C	
Eisen	
Kalzium	
Magnesium	
Zink	
Chrom	

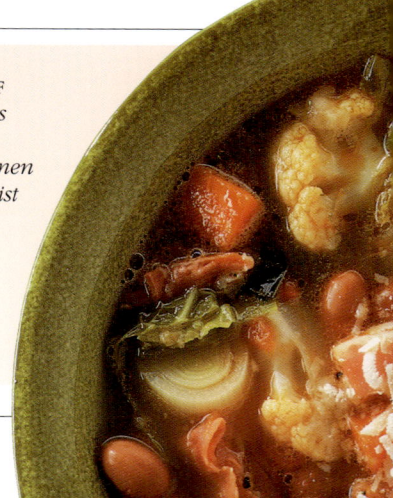

Außer den komplexen Kohlenhydraten braucht Ihr Körper Enzyme zur Energieerzeugung. Wobei diese auf Vitamine und Mineralstoffe angewiesen sind. Herrscht hier ein Mangel, lässt sich Ihr Energiepotenzial nicht erhöhen. Sie benötigen daher:

• B-Vitamine (B_1, B_2, B_3, B_4, B_6, B_{12}) – in Fleisch, Geflügel, Eiern, Milch, Gemüse, Hülsenfrüchten, Nüssen, Vollkorngetreide.

• Folsäure – in Brokkoli, Spinat, Weizenkeimen, Samen, Nüssen.

• Vitamin C – in Zitrusfrüchten, Schwarzen Johannisbeeren, Paprika, Brokkoli, Tomaten.

• Eisen – in Petersilie, Trockenpflaumen, Aprikosen, Nüssen, Kürbiskernen.

• Cholin, fettähnliche Substanz, die während der Energieerzeugung für die Übermittlung von Signalen zwischen Muskeln und Nerven sorgt. Enthalten in Fisch Eiern, Sojabohnen, Vollkorngetreide, Hülsenfrüchten, Nüssen.

• Kalzium und Magnesium fördern die Wehen – in Petersilie, Käse, Milch, Samen, Bohnen.

• Chrom hilft, den Blutzuckerspiegel ausgeglichen zu halten – in Kartoffeln, Vollkornbrot, Paprika, Eiern, Hühnchen.

• Coenzym Q10, wichtig für den Energiestoffwechsel und die wirksame Verwertung des Sauerstoffs durch die Muskelzellen. Enthalten in Fleisch, Fisch, Eiern, Spinat, Brokkoli, Sojabohnen, Luzerne.

WÄHREND DER ENTBINDUNG

Für den Fall, dass bei der Entbindung ein Eingriff unter Vollnarkose erfolgen muss, soll die werdende Mutter in der Regel während der Geburt weder essen noch trinken. Um den Nährstoffhaushalt im Verlauf der anstrengenden Geburtsarbeit aufrechtzuerhalten, wird in vielen Kliniken eine Nährlösung (Traubenzucker oder Kochsalz) mittels einer Tropfinfusion verabreicht. Häufig wird erst einmal nur die Kanüle angelegt (in eine Vene an Arm oder Hand), sodass der »Anschluss« an Nahrung oder auch schmerzstillende Mittel bei Bedarf problemlos erfolgen kann. Fragen Sie an dem Informationsabend der Geburtsklinik oder des Geburtshauses, wie dort das Essen und Trinken im Verlauf der Geburt gehandhabt wird. Hunger und Durst während der

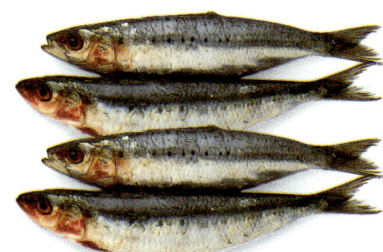

SARDINEN
Sind eine reiche Quelle für Proteine, Kalzium und viele andere wertvolle Nährstoffe.

Wehen wirken sich mitunter nachteilig aus. Energiemangel kann den Fortgang der Wehen verlangsamen und somit die Funktion der Gebärmutterkontraktionen (das Austreiben des Babys) reduzieren und einen ärztlichen Eingriff wahrscheinlicher machen. Wenn keine Kohlenhydrate verfügbar sind und die Glukose im Blut und die Glykogenbestände erschöpft sind, werden Ketone produziert, während der Körper Fettvorräte umsetzt. Ketone sind körpereigene – das Blut ansäuernde – chemische Substanzen, die den Sauerstofftransport beeinträchtigen. Dies wirkt sich genauso ungünstig auf Ihre Energie aus wie ein Mangel an Flüssigkeit.

ENERGIENAHRUNG

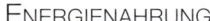

KLEINE MAHLZEITEN & SNACKS

• Apfel- und Orangenstückchen
• Banane
• Brotstäbchen
• Cracker
• Getreide- oder Früchteriegel
• Kalter Nudelsalat
• Karottenstäbchen
• Käse und Kekse
• Kleine Ofenkartoffeln

• Müsli
• Nüsse und Rosinen
• Reissalat
• Sandwich
• Sardinen auf Toast
• Staudensellerie
• Trockenobst, z. B. Aprikosen
• Weintrauben

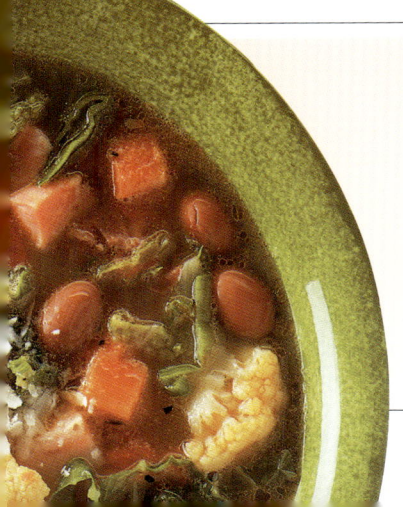

Innerlich vorbereiten

EINE AUSGEGLICHENE INNERE Verfassung kann den Verlauf Ihrer Entbindung vorteilhaft beeinflussen und helfen, Schmerzen zu lindern. Je besser Sie sich innerlich vorbereiten, umso leichter wird es Ihnen fallen, sich an Ihr zukünftiges Leben mit dem Baby anzupassen. Das ist – vor allem beim ersten Kind – gar nicht so einfach.

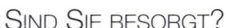

WICHTIGE TIPPS

Schonen Sie sich!

*

Entspannen Sie sich täglich 30 Minuten. Visualisieren Sie dabei Ihr Baby und verständigen Sie sich mit ihm.

*

»Vertreiben« Sie Ihre Sorgen.

VORBEREITUNGSZEIT

Nach dem Mutterschutzgesetz müssen berufstätige werdende Mütter acht Wochen vor dem errechneten Geburtstermin aufhören zu arbeiten. Viele Frauen würden diese Schonzeit gern nach der Entbindung zur Verlängerung der Anpassungsphase in Anspruch nehmen. Aber die »Zwangspause«, die sich nichtberufstätige Frauen leider selber verschaffen müssen, ist eine gute Sache. Wer arbeitet, bis die Wehen beginnen, geht wahrscheinlich geistig unvorbereitet und körperlich erschöpft in die Entbindung. Als Folge davon erholt sich die Mutter danach oft nur langsam. Zu bedenken ist auch, dass nach der 37. Woche die Niederkunft jederzeit stattfinden kann. Experten raten daher, ab der 32. bis 34. Woche die Schonzeit so weit wie nur möglich einzuhalten.

SIND SIE BESORGT?

Die meisten Frauen sehen der Entbindung mit einiger Besorgnis entgegen. Diejenigen, die ihr erstes Kind erwarten, machen sich Gedanken über ihr neues Leben mit dem Baby. Anderen liegen vielleicht die Erinnerungen an eine vorhergehende schwierige Geburt auf der Seele. Auch die Angst vor Schmerzen, vor dem Unbekannten oder die Furcht, mit dem Baby könnte etwas nicht in Ordnung sein, gehören mit in das Sorgenbündel, das werdende Mütter plagt. Ganz gleich, worum es sich handelt, gestehen Sie sich Ihre Sorge, Angst oder Befürchtung ein. Und versuchen Sie, sich

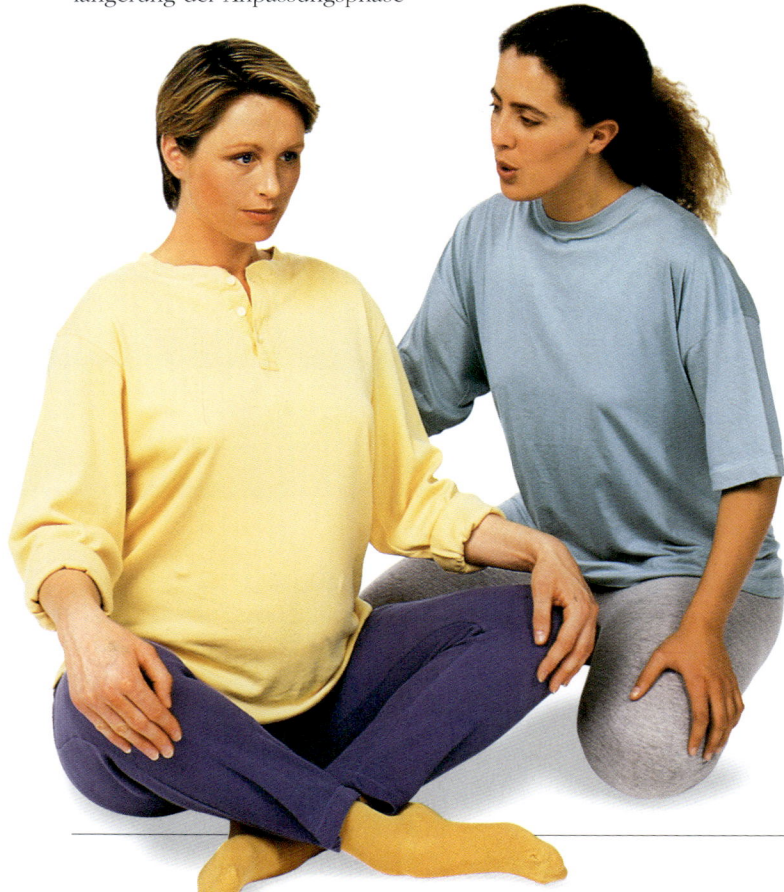

GEBURTSVORBEREITUNGSKURS
Er gibt Ihnen und Ihrem Partner die Gelegenheit, sich gemeinsam auf die Geburt vorzubereiten.

damit so auseinander zu setzen, dass Sie sich während der Entbindung nur auf das tatsächliche Geschehen und auf Ihr Kind konzentrieren können.

VERTRAUEN AUFBAUEN

Angst kann die Wehen auf der Stelle verzögern. Das lässt sich vermeiden, wenn Sie zu sich als Frau Vertrauen fassen. Denken Sie daran: Der weibliche Körper ist zum Kinderkriegen optimal gestaltet. Das Becken hat genau die richtige Form, um ein Baby zu beherbergen und sicher auf die Welt kommen zu lassen und die Ligamente (die Bänder der Gelenke) dehnen sich perfekt. Sehen Sie also voller Vertrauen und mit positiven Gedanken der Entbindung entgegen. Stellen Sie, möglichst zusammen mit Ihrem Partner, einen Aktionsplan auf. Tragen Sie die – am besten mit Ihrem Arzt oder der Hebamme abgesprochenen – ergänzenden Maßnahmen ein, also z. B. schmerzlindernde Akupressurpunkte oder Bach-Blüten, die Ihnen helfen, die Wehen besser zu ertragen. Besprechen Sie mit Ihrem Partner, was er während der Entbindung für Sie tun kann – ideal ist es, wenn Sie beide gemeinsam einen Geburtsvorbereitungskurs besuchen. Sprechen Sie auch über Verhaltensweisen, die Sie möglicherweise während der Wehen an den Tag legen. Was immer Sie in diesem Ausnahmezustand an Ungewohntem tun oder sagen, es hat mit Sicherheit keine Bedeutung. Das müssen Sie und Ihr Partner sich ganz klar machen, um irgendwelche emotionalen Irritationen von sich fern zu halten. Und eines

ist sehr wichtig: Überreden oder zwingen Sie Ihren Partner auf keinen Fall während der Entbindung bei Ihnen zu sein. Unterstützung ist erfahrungsgemäß sehr wertvoll, aber nicht, wenn der Partner sie gegen seinen Willen geben muss. Folgen davon können Gefühle von Unzulänglichkeit und Spannungen zwischen Ihnen sein. Nicht jeder Mensch – ob Mann oder Frau – fühlt sich in der Lage, eine Geburt als Helfer durchzustehen. Das hat nichts mit mangelnder Liebe oder negativen Eigenschaften zu tun. Bitten Sie eine Person um Beistand, von der Sie glauben, dass sie Ihnen die nötige Unterstützung gibt.

MEDITATION UND VISUALISIERUNG

Versuchen Sie jeden Tag etwas Zeit zu finden, um sich alleine ruhig hinzusetzen. Schließen Sie die Augen und atmen Sie langsam ein und aus. Konzentrieren Sie Ihre Gedanken nur auf Ihr Atmen. Das ist eine wunderbar einfache Art, um Körper, Geist und Seele in Harmonie zu bringen. Nach ein paar Minuten betrachten Sie das Ausatmen – nicht das Einatmen – als den Beginn des Atemkreislaufs. Vergegenwärtigen Sie sich die Entbindung, die Stellungen, die Sie einnehmen werden, wie Sie mit den Wehen fertig werden, wie sich der Muttermund öffnet und wie Ihr Baby mit dem Köpfchen voran durch den Geburtskanal kommt und das Licht der Welt erblickt. Wichtig: Stellen Sie sich alles als eine positive Erfahrung vor.

HILFREICHES YOGA

Nach traditioneller Anschauung der Yoga-Anhänger sollte vor der Geburt das Herz-Chakra der Mutter gestärkt werden, damit sie emotional stark ist und das Gefühl hat, es mit allem aufnehmen zu können. Ein Yoga-Lehrer kann Ihnen dabei helfen. Machen Sie auch Folgendes:
• Im Schneidersitz die Hände kräftig an den Schenkeln reiben, um Hitze auf den Handflächen zu erzeugen. Beide Hände – die

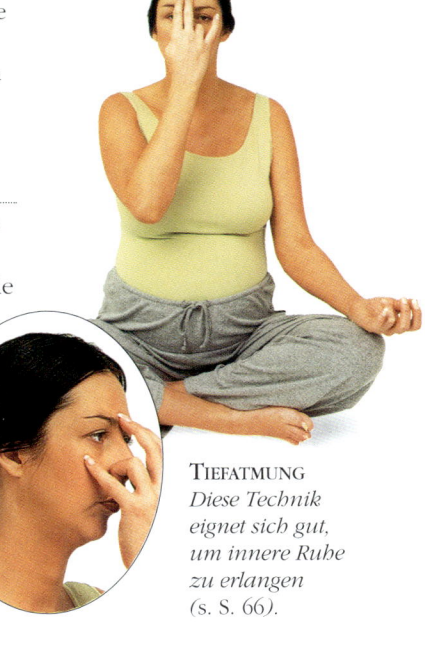

TIEFATMUNG
Diese Technik eignet sich gut, um innere Ruhe zu erlangen (s. S. 66).

rechte zuunterst – auf den Unterleib legen und sich vorstellen, wie das Baby unter den Händen liegt. Dann die rechte Hand flach auf das Kreuzbein legen. Die linke Hand bleibt.
• Alternative: Die Rückseite beider Handgelenke über den Nierenbereich rauf- und runtergleiten lassen.

Schmerzbekämpfung

VIELE FRAUEN MÖCHTEN auf Schmerzmittel während der Entbindung verzichten. Sie ziehen andere, natürliche Methoden der Schmerzlinderung vor. Sinn dieser Maßnahmen ist es, dass die Mutter den Schmerzen gegenüber eine positive Haltung entwickelt und dadurch die Geburt Ihres Babys als »schmerzfrei« erlebt.

WIE ANGST SICH AUSWIRKT

Ihr Körper reagiert auf Angst. Schmerzen in Kombination mit Angst (oder Furcht) veranlassen Ihren Körper, das Hormon Adrenalin freizusetzen. Es ruft in Ihnen das Signal »Kampf oder Flucht« hervor, das sich auf alle Körpersysteme auswirkt – von der Atmung über den Blutkreislauf bis hin zum Magen-Darm-Trakt. Blutzuckerspiegel, Herzschlag und Blutdruck steigen an und die Verdauung wird beeinträchtigt. Durch die damit verbundene Aufregung nehmen die Schmerzen zu und verlangsamen den Fortgang der Entbindung. Dieser »Angstprozess« lässt sich durch entsprechende Vorbereitung vermeiden.

»WEHENSTEUERUNG«

Das Hormon Oxytocin steuert Ihre Wehen. Ihr Körper setzt es frei, wenn der Kopf des Babys auf den Muttermund Druck ausübt: je stärker der Druck, umso regelmäßiger und kräftiger sind die Wehen. Mit von der Partie sind die Endorphine – im Gehirn gebildete Substanzen, die bei Stress aktiviert werden.

Zu ihren natürlichen Aufgaben gehören: Schmerzen zu lindern, die Wahrnehmung von Zeit und Raum zu verändern sowie das Wohlbefinden zu fördern. Sobald die Wehen einsetzen, steigen die Endorphinbestände, um Ihnen zu helfen, die Wehenschmerzen zu ertragen. Haben Sie jedoch Angst, dann wird das Adrenalin die Oxytocin- und Endorphinproduktion hemmen. Immer mehr werdende Mütter entscheiden sich dafür, mithilfe alternativer Methoden, diese körpereigenen schmerzlindernden Vorgänge zu unterstützen.

NATÜRLICHE SCHMERZLINDERUNG

Als Alternative zur herkömmlichen Schmerzlinderung, z. B. durch Mittel aus der Gruppe der Opiate oder die PDA (Periduralanästhesie), gibt es eine ganze Reihe natürlicher Methoden.

• **Akupunktur** Ein qualifizierter Akupunkteur trägt zur Schmerzlinderung bei, indem er Ihnen hilft, Ihren Endorphinbestand zu steigern und Ihre Ängste unter Kontrolle zu bekommen. Dazu sticht er die Akupunkturnadeln am Ohr ein. Neben der klassischen Akupunktur wird heute

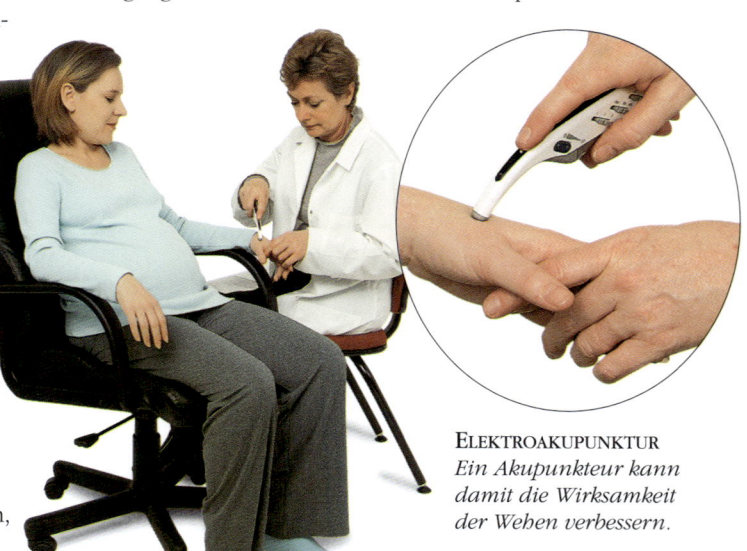

ELEKTROAKUPUNKTUR
Ein Akupunkteur kann damit die Wirksamkeit der Wehen verbessern.

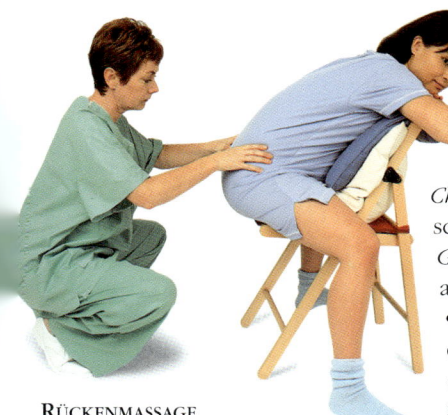

RÜCKENMASSAGE
Regt die Freisetzung von Endorphinen an, den natürlichen Schmerzmitteln des Körpers.

auch die Elektroakupunktur eingesetzt, um die Freisetzung der Endorphine anzuregen. Sie werden ein warmes, dumpfes Schlagen im Ohr spüren. 30 bis 40 Minuten dauert es, bis ein Endorphinbestand aufgebaut ist, der ausreicht, Wehenschmerzen zu lindern. Zur Erleichterung der Rückenschmerzen wird der Akupunkteur Nadeln im Bereich der unteren Wirbelsäule setzen. Auch Druckmassagen sind hilfreich (*s. Foto, oben*). Bei Bauchschmerzen behandelt man die Akupunkturpunkte zwischen der ersten und zweiten Zehe und auf der Beinaußenseite direkt unter dem Knie. Dadurch entspannen sich Muskeln und Sehnen. Durch Anregung der Punkte, die den *Qi*-Fluss verbessern, lassen sich schwache und langsame Wehen in Gang bringen und beschleunigen.

• **Homöopathie** Schmerzlindernde Mittel sind z. B.:
Aconitum D6 – bei sehr raschen Wehenwellen mit akuten Rückenschmerzen.
Pulsatilla D6 – bei schneidenden und krampfartigen Rückenschmerzen.
Belladonna D6 – bei Schmerzen, die vom Rücken in die Schenkel ziehen.
Chamomilla D6 – bei Bauchschmerzen.
Gelsemium D6 – bei krampfartigen Schmerzen.

• **Massage** Sie ist eine der einfachsten und allgemein anerkannten Methoden der Schmerzlinderung. Sie trägt dazu bei, die Intensität der Schmerzen zu verringern, indem sie die Spannung vertreibt. Die Massage sollte rhythmisch, aber abwechslungsreich sein, das bedeutet, die Stärke des Drucks und die Geschwindigkeit der Bewegungen sollten wechseln. In der Regel beruhigt eine langsame Massage, während eine schnelle anregt. Entschlossene, aber sanfte Striche mit der flachen Hand in Richtung des Herzens lösen Spannungen. Um die Endorphinfreisetzung zu fördern, ist eine Massage von mindestens 20 Minuten nötig.

• **Aromatherapie** Hilfreich sind einige ätherische Öle, die man auch bei Massagen einsetzen kann: Lavendelöl zur Schmerzlinderung; Mandarinenöl zur Hebung der Stimmung. Andere geeignete Öle sind Kamillen- und Eukalyptusöl.

• **Reflexzonenmassage** Reflexpunkte auf den Fußknöcheln sind dem Uterus und Beckenbereich zugeordnet. Man kann sie anregen, um Schmerzen und Stress zu verringern und die Wehen günstig zu beeinflussen.

• **Yoga** Bringt Sie mit Ihrem Körper in Einklang, sodass Sie seine Reaktionen während der Wehen eher akzeptieren und sich nicht dagegenstellen werden. Dadurch wird der körpereigene Vorgang der Schmerzlinderung sehr begünstigt.

UNTER WASSER
Das Liegen im Wasser beruhigt die Nervenspitzen und entspannt die Muskeln – es baut Stress ab.

Machen Sie sich bereit

PACKEN SIE IHREN KOFFER! Denken Sie dabei nicht nur an die praktischen Dinge, wie Nachthemd, Morgenrock, Windeln und warme Socken, sondern auch an Sachen, die Ihrem Wohlbefinden dienen, wie Bücher oder Zeitschriften. Und nicht vergessen: die natürlichen Mittel, die Ihnen die Entbindung erleichtern.

WICHTIGE TIPPS

Machen Sie eine Liste mit allem, was in den Klinikkoffer soll.

*

Packen Sie den Koffer weitgehend, lange vor dem festgesetzten Geburtstermin.

*

Eine »Notruf-«Telefonliste anlegen.

GRUNDGEPÄCK

Von der Geburtsklinik (oder dem Geburtshaus) erhalten Sie eine Liste mit allem, was Sie zur Geburt Ihres Babys mitbringen sollen. Vergessen Sie nicht:
• Warme Socken und warme weite Hosen. Die chinesische Tradition sagt: Die Füße und der untere Rücken müssen während der Wehen warm gehalten werden – wegen ihrer Verbindung zum Nieren-Meridian.
• Zur Ablenkung: Zeitschriften, Kartenspiele, Walkman mit Kopfhörern und Ihren Lieblingskassetten.
• Lippenbalsam gegen trockene Lippen.

• Bänder, Haarklammern und flache Spangen, um Ihr Haar aus dem Gesicht fern zu halten.
• Zum Erfrischen: Waschlappen, oder Schwamm, Handtücher, eine Thermoskanne voller Eiswürfel, Papiertaschentücher.

BERUHIGENDE MITTEL

Folgende Mittel haben sich als hilfreich erwiesen:
• **Massageöle** (Trägeröl mit ätherischem Öl angereichert) – mit Lavendelöl bei Angstgefühlen und zur Schmerzlinderung; mit Kamillen-, Lavendel- oder Eukalyptusöl bei Rückenschmerzen; mit Jasmin-, Rosen- oder Lavendelöl zur Anregung der Wehen;

mit Zitronen-, Limonen- oder Grapefruitöl zur Erfrischung; mit Pfefferminzöl bei Übelkeit.
• **Homöopathische Mittel** – *Arnica D6*, wird vor und nach der Geburt gegen blaue Flecken eingenommen; *Aconitum D6* bei Schock und Angst; *Caulophyllum D6* zur Anregung und Beschleunigung der Wehen; *Pulsatilla D6* bei emotioneller Verwirrung und Stimmungsumschwüngen; *Nux vomica D6* bei Übelkeit und Rückenschmerzen.
• **Bach-Blüten** – *Cherry Plum* bei Angst »auszurasten«; *Rescue*-Tropfen bei Angst und Panik; *Olive*, wenn die Entbindung sehr lange dauert.

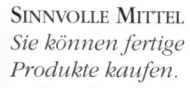

SINNVOLLE MITTEL
Sie können fertige Produkte kaufen.
• *Eine Creme, die Ihre Brustwarzen für das Stillen vorbereitet.*
• *Ein Öl, das die Elastizität des Dammes erhöht und somit die Gefahr des Reißens senkt.*
• *Ein Massageöl, das hilft das Unbehagen bei den Wehen zu vermindern.*
• *Ein Gesichtsspray, das kühlt und erfrischt.*

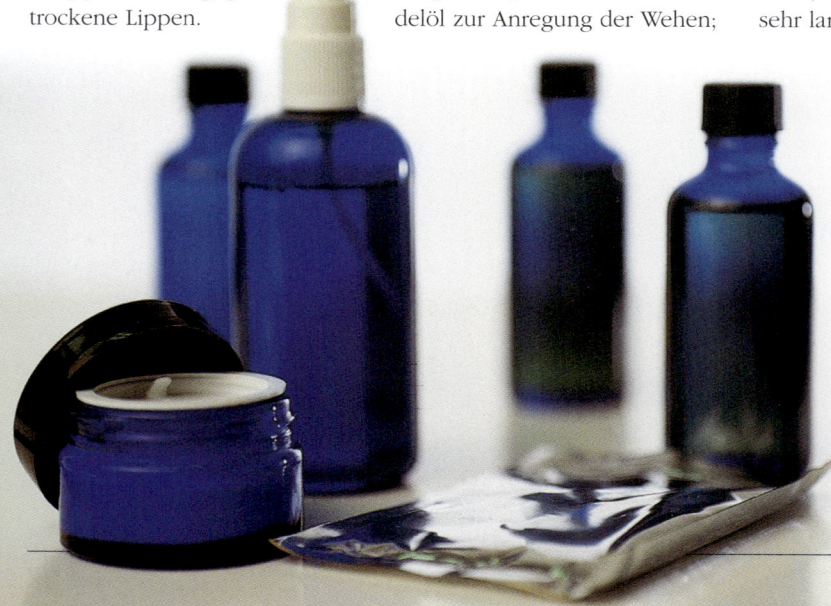

Die ersten Anzeichen

NACH DER 37. WOCHE KANN die Geburt zu jeder Stunde beginnen. Machen Sie sich keine Sorgen, wenn Sie vielleicht zuerst gar nicht merken, wenn es losgeht. Wahrscheinlich haben Sie seit mehreren Wochen mit den Senkwehen »geübt«, doch die Zeichen für den echten Wehenbeginn sind anders geartet.

WICHTIGE TIPPS

*Bleiben Sie in Bewegung,
aber ruhen Sie oft.*

✳

Trinken Sie viel Flüssigkeit.

✳

Essen Sie oft kleine Mahlzeiten.

✳

Tun Sie etwas gegen Ihre Angst.

ERSTE ANZEICHEN

Eine Kombination der folgenden Anzeichen weisen auf die beginnende Geburt hin:

• **Vorzeichen** Einige Tage vor oder im Anfangsstadium der Geburt wird der Schutzpfropfen, der sich im Gebärmutterhals befindet, ausgestoßen. Zeichen dafür ist der Ausfluss von blutigem Schleim aus der Scheide.

• **Fruchtwasser** Die Fruchtblase, die das Baby umgibt, bricht auf und das Fruchtwasser kommt in einem Schwall oder tropfenweise heraus. Häufiger ist das Tröpfeln, da der Kopf des Babys meist schon tief im Becken liegt und den Weg versperrt. Sobald Fruchtwasser abgeht, sollten Sie sich mit Ihrem Geburtshelfer in Verbindung setzen. Selbst wenn Sie keine Wehen haben, besteht die Gefahr einer Infektion.

• **Erste Wehen** Anfangs spürt man sie als nagenden Rückenschmerz oder als rhythmische Kontraktionen im Leib oder im unteren Rücken.

WAS TUN?

In der Anfangsphase der Geburt öffnet sich der Muttermund bis zu 4 cm weit. Jede Wehe wird nun 50 bis 60 Sekunden dauern.

Die Wehen kommen noch recht unregelmäßig, meist im Abstand von 5 bis 10 Minuten. Sobald sie Ihnen regelmäßig vorkommen, messen Sie eine Stunde lang die Abstände und die Dauer jeder Wehe. Schreiben Sie die Zeiten auf. Wenn Sie glauben, dass die Entbindung beginnt, rufen Sie in der Geburtsklinik an. Dort wird man Ihnen sagen, ob Sie schon kommen oder besser noch zu Hause bleiben sollen. Kommen die Wehen alle fünf Minuten oder häufiger, ist es Zeit, dass Sie jemand ins Krankenhaus fährt. Sie werden nervös und ruhelos sein und keine Lust auf Essen, Trinken oder Schlafen haben. Ein Ihnen angenehmer Mensch sollte Ihnen jetzt Gesellschaft leisten und Sie ablenken.

NÜTZLICHE HILFEN

Wie gut Sie die Wehen ertragen, hängt von der Lage des Babys (s. S. 108) und Ihrer eigenen Schmerzschwelle ab. Gezielter können Sie gegen den Schmerz angehen, wenn Sie ihn lokalisieren und wahrnehmen.

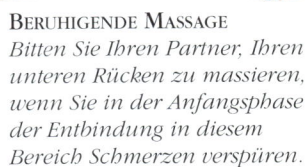

BERUHIGENDE MASSAGE
Bitten Sie Ihren Partner, Ihren unteren Rücken zu massieren, wenn Sie in der Anfangsphase der Entbindung in diesem Bereich Schmerzen verspüren.

• **Akupressur** Gut tut der sanfte Druck auf zwei Akupunkturpunkte: Einer liegt am Ansatz von Daumen und Zeigefinger, der andere in der Mitte der Beininnenseite, vier Fingerbreit über dem Knöchelknochen.

• **Massageöle** Lavendel- oder Rosenöl zum Massieren des Rückens verwenden.

• **Bach-Blüten** Bei Panik *Rescue*-Tropfen, bei Angst *Mimulus*.

Eingeleitete Geburt

BESTEHT EINE GEFAHR für Mutter oder Kind wird man die Geburt künstlich einleiten. Unter bestimmten Umständen ist das Risiko, die Schwangerschaft fortdauern zu lassen, größer als die möglichen Nachteile einer Geburtseinleitung. Die Sicherheit für Mutter und Kind steht jedoch an erster Stelle.

WANN WIRD EINGELEITET?

Die einzelnen Geburtskliniken und Ärzte handhaben die Geburtseinleitung unterschiedlich. Besuchen Sie unbedingt einen der Informationsabende, die von jeder guten Geburtsklinik veranstaltet werden. Man wird Ihnen in der Klinik Ihrer Wahl die Kriterien, nach denen sich dort eine Geburtseinleitung richtet, genauso ausführlich erklären wie die damit verbundenen Maßnahmen. Es dürfte Sie beruhigen zu wissen, was Sie im Fall der Fälle erwartet. Eine Geburtseinleitung kann z.B. aus folgenden Gründen nötig sein:

• Das Baby kommt mehr als 7 Tage nach dem festgesetzen Geburtsdatum nicht (gewartet wird maximal 14 Tage). Bei Übertragung besteht die Gefahr, dass die Plazenta nicht mehr einwandfrei arbeitet und dem Baby Sauerstoff fehlt. Baby und Mutter werden intensiv untersucht. Die Befunde geben Auskunft, ob und wie schnell eine Geburtseinleitung nötig ist.

• Hat die Mutter hohen Blutdruck, hängt die Geburtseinleitung von ihrem Befinden, dem Proteingehalt ihres Urins und der Reife des Babys ab.

• Schwangerschaftsdiabetes kann in der späten Schwangerschaft das Baby gefährden. Entsteht ein Risiko für das Baby, wird häufig zur Geburtseinleitung in der 37. Woche geraten.

• Weitere Gründe: Ablösung der Plazenta, Totgeburt oder fetale Schädigungen bei einer früheren Schwangerschaft.

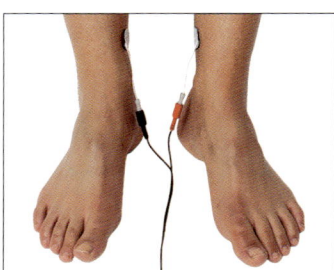

ELEKTROAKUPUNKTUR
Die Stimulierung bestimmter Akupunkturpunkte kann die Wehen in Gang bringen.

Wichtig: Eine Geburtseinleitung birgt Risiken in sich und sollte daher nur aus medizinischen Gründen ausgeführt werden.

WIE WIRD EINGELEITET?

• Blasensprengung. Mit einem sterilen Instrument wird über die Scheide die Fruchtblase geöffnet, damit das Fruchtwasser abfließen kann. Wegen erhöhter Infektionsgefahr sollte die Entbindung innerhalb der nächsten 24 Stunden erfolgen.

• Prostaglandine. Die hormonähnlichen Substanzen werden in Form von Tabletten oder Zäpfchen in die Scheide eingeführt oder als Gel rund um den Muttermund aufgetragen (vorausgesetzt, die Fruchtblase ist nicht gerissen). Sie regen die Wehentätigkeit an.

• Wehentropf. Das wehenfördernde Oxytocin wird mithilfe einer Tropfinfusion zugeführt.

NATÜRLICHE ALTERNATIVEN

Setzen die Wehen von selbst ein, bauen sie sich allmählich auf. Der Körper setzt schmerzlindernde Endorphine frei. Bei einer künstlichen Einleitung der Geburt bleibt kaum Zeit für diesen langsamen Prozess. Der Schmerz kommt rasch und kann heftig sein. Ohne die Möglichkeit einer Vorbereitung verlieren viele Frauen dann die Nerven und verlangen Schmerzmittel. In der Regel wird die Geburtseinleitung mehrere Tage vorher angekündigt, sodass die werdende Mutter Gelegenheit hat, die natürlichen Alternativen auszu-

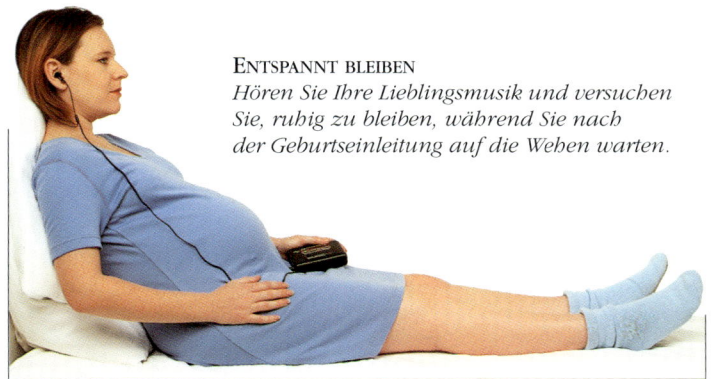

probieren. Voraussetzung dafür ist allerdings, dass keinerlei Komplikationen zu befürchten sind. Beraten Sie sich unbedingt mit Ihrem Arzt!

• **Akupunktur** Nadeln werden in Akupunkturpunkte auf dem Rücken eingeführt. Zwei oder drei Sitzungen während einer Woche werden nötig sein.

• **Homöopathie** In Frage kommen, bis die Wehen beginnen: *Secale D30* oder *Caulophyllum D30* (nur nach Anweisung eines Heilpraktikers!).

• **Reflexzonenmassage** und **kraniale Osteopathie** Die Hypophyse (Hirnanhangdrüse) kann angeregt werden, die Hormone zu produzieren, die eine Entbindung in Gang bringen. Die Behandlung muss ein qualifizierter Therapeut ausführen.

• **Kräutermedizin** 4-mal am Tag Himbeerblättertee trinken.

WAS IHNEN HILFT

Sobald die Entbindung in Gang ist, brauchen Sie Hilfe, um mit den Wehen fertig zu werden.

• **Akupressur** und **Akupunktur** Beide Methoden, die zur Linderung von Schmerzen beitragen, werden inzwischen von vielen Geburtshelfern geschätzt und in Geburtsvorbereitungskursen vermittelt und/oder im Verlauf

der Entbindung angewandt. Auf jeden Fall kann Ihre Begleitperson Ihnen Rückenschmerzen erträglich machen, indem sie Ihren unteren Rücken massiert (*s. S. 105*).

• **Bach-Blüten** Das gewählte Mittel direkt auf die Zunge oder in ein Glas Wasser geben. Bei Panik, Schock und Angst helfen oft *Rescue*-Tropfen oder *Rock Rose. Cherry Plum* hilft, wenn Sie am Ende Ihrer Kräfte sind, *Gorse*, wenn Sie sehr niedergeschlagen sind und glauben, die Wehen seien endlos.

• **Homöopathie** Besprechen Sie die Behandlung vor der Geburt mit einem Homöopathen. Er muss bei der Entbindung anwesend sein oder zumindest

telefonisch Anweisungen geben! In Frage kommen können beispielsweise folgende Mittel:
Aconitum D6 – bei starken, in schneller Folge kommenden Wehen, empfindlichen Stellen am Rücken und bei Angst.
Chamomilla D6 – bei unerträglichen, krampfartigen Wehen, Rückenschmerzen sowie Überempfindlichkeit auf Geräusche und Schmerzen.
Cimicifuga D6 – bei starken Wehen, Niedergeschlagenheit, Unruhe, Reizbarkeit, Schreien.

• **Aromatherapie** Für Massagen ätherische Öle zur Verdünnung in ein Massageöl geben. Bei Kopfschmerzen mit Lavendel- oder Kamillenöl massieren. Wehenfördernd wirken Massagen mit Lavendel-, Jasmin- oder Rosenöl. Zum Erfrischen und Aufmuntern ein paar Tropfen Zitronen- oder Grapefruitöl auf die Handflächen geben.

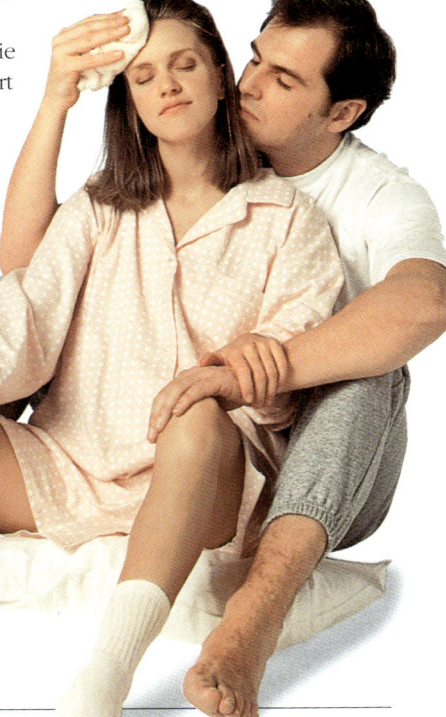

Eröffnungsphase

Zu wissen wie die Geburt abläuft, ist für die meisten Frauen eine große Hilfe und Beruhigung, vor allem wenn sie um das Baby besorgt sind oder sogar große Angst vor der Entbindung haben. Gut ist es auch, die einfachen, natürlichen Mittel zu kennen, die bei der Entbindung sehr nützlich sein können.

Wichtige Tipps

Bleiben Sie so viel wie möglich in aufrechter Position.

✳

Ruhen Sie zwischen den Wehen.

✳

Trinken Sie viel.

✳

Voll aufs Atmen konzentrieren!

Die erste Phase

Die erste Phase der Entbindung dauert bei einer Erstgebärenden im Durchschnitt 12 bis 14 Stunden (bei folgenden Schwangerschaften ist sie meistens kürzer). Der Muttermund öffnet sich allmählich mit einer Geschwindigkeit von etwa 1 cm pro Stunde bis er 10 cm weit ist. Das Baby bewegt sich langsam drehend nach unten in das Becken, bis sein Gesicht Ihrem Rücken zugewandt ist.

Die Geburtshelfer

In der Klinik oder im Geburtshaus kümmert sich zunächst die Hebamme intensiv um Sie und Ihr Baby. Sie behält den Verlauf Ihrer Wehen im Auge. Durch die Scheide prüft sie, wie weit der Muttermund sich schon geöffnet hat, und wie weit der Kopf des Babys in das kleine Becken eingedrungen ist. Sie misst Ihre Temperatur, Ihren Puls und Blutdruck. Aber auch ein Arzt beurteilt Ihren Zustand und prüft die Herztöne Ihres Babys mithilfe eines elektro-nischen Messgerätes (CTG = K[C]ardiotokogramm). Die Herzschläge des Babys sollten kräftig und regelmäßig sein (110 bis 150 Schläge in der Minute). Alle 4 bis 5 Stunden wiederholt die Hebamme die vaginale Untersuchung, um die Öffnung des Muttermundes zu verfolgen. Eventuell macht der Arzt eine Ultraschallaufnahme, um sich über die Lage des Babys noch präziser zu informieren.

Die Lage des Babys

Die Lage des Babys am Ende der Schwangerschaft spielt für die Art der Entbindung eine große Rolle. Die günstigste und häufigste Lage ist die Hinterhauptslage, bei der das Gesicht des Babys zum Kreuzbein der Mutter zeigt und sein Kinn auf seiner Brust ruht. Es gibt verschiedene Lageabweichungen, z. B. kann der Kopf des Babys weit nach hinten gestreckt sein (Gesichtslage) oder sein Rücken weist auf die Vorderseite der Mutter. Auch wenn das Baby sich während der Geburt dreht, verzögern diese Anomalien die Geburt. Bei einer risikoreichen Kindslage, z.B. einer Steiß- oder Beckenendlage (s. S. 88), raten die meisten Ärzte – vor allem bei Erstgebärenden – zu einem Kaiserschnitt (s. S. 126). Helfen Sie Ihrem Baby in die richtige Lage zu kommen, indem Sie in den letzten Schwangerschaftswochen Folgendes beachten: Beim Sitzen nicht die Beine übereinander schlagen; 2-mal täglich 10 bis 20 Minuten mit nicht ganz durchge-

Stellungen

Die Hebamme zeigt Ihnen Stellungen, die dafür sorgen, dass Sie richtig atmen und die helfen, die Geburt voranzubringen.

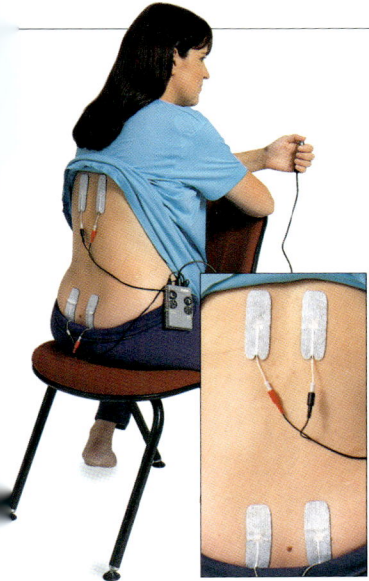

ELEKTROAKUPUNKTUR
Die Stöpsel werden an Punkten am Rücken befestigt, um die Schmerzleitungen zu blockieren.

streckten Armen leicht schräg an eine Wand lehnen; nicht gekauert, z. B. auf einem niedrigen Sofa, sitzen; so viel wie möglich schwimmen und für Schwangere geeignete Yoga-Übungen machen.

DER START

Versuchen Sie beim Geburtsbeginn, während der Muttermund sich bis zu 4 cm weit öffnet, mit Ihren Kräften Haus zu halten. Bleiben Sie aber in Bewegung, um den Kopf des Babys nach unten zu bewegen, damit er auf den Gebärmutterhals drückt und die Wehen weitergehen. Während der Wehen können Sie sich auf einen Stuhl setzen. Haben Sie Rückenschmerzen, knien Sie auf allen vieren. Diese Stellung hilft dem Becken sich zu öffnen. Wiegen Sie nach Möglichkeit das Becken sanft hin und her. Und lassen Sie sich den Rücken massieren. Atmen Sie nach Ihrem eigenen Empfin-

den – langsam, um ruhig zu bleiben, schneller, wenn der Körper mehr Sauerstoff braucht.

SCHNELLERE WEHEN

Die Geburt geht voran, wenn die Wehen schneller kommen – alle 2 bis 3 Minuten. Sie dauern 45 bis 60 Sekunden und sind stärker und intensiver. Während dieser Phase weitet sich der Muttermund von 4 cm auf 8 cm. Versuchen Sie, sich zwischen den Wehen auszuruhen und eine möglichst bequeme Lage einzunehmen. Das ist zwar gar nicht so einfach, aber mithilfe eines Partners und einigen Kissen gelingt es ganz gut. Jetzt brauchen Sie die liebe- und verständnisvolle Unterstützung einer vertrauten Person, am besten die Ihres Partners. Sie stecken mitten im »Ausnahmezustand« und der sieht wahrscheinlich so aus: Sie haben keinen Appetit, sind aber sehr durstig. Sie fühlen sich irgendwie abwesend, vermeiden Augenkontakt und Gespräche. Sie wollen keine Ablenkung und sind geräuschempfindlich. Folgendes kann Ihnen die Situation erheblich erleichtern:
• Versuchen Sie, die Stelle des Schmerzes zu lokalisieren und andere Probleme, wie langsame und unwirksame Wehen, zu registrieren. Unternehmen Sie etwas dagegen (*s. S. 102–103*).
• Nehmen Sie *Rescue*-Tropfen oder *Mimulus*, wenn Sie Angst haben oder in Panik geraten.
• Lavendel-, Mandarinen- oder Kamillenöl helfen, Stress und Besorgnis zu verringern. Massieren Sie einen Tropfen eines dieser Öle in Ihre Handfläche, damit es sein Aroma verbreitet.

• Ist Ihnen übel, »schnüffeln« Sie an Pfefferminzöl.
• *Pulsatilla D6* (Dosierung: alle 20 Minuten bis zu 7 Dosen) hilft bei Weinerlichkeit, Stimmungsschwankungen und ständigem grundlosem Entschuldigen.
• Nehmen Sie Stellungen ein, die Ihr Becken nach vorne kippen und Ihr Baby in eine günstige Geburtslage bringen, den Beckenausgang öffnen und die Wehen in Gang halten (*s. vorige S. und S. 74–75*).

DER ÜBERGANG

Dies ist häufig der schwierigste Teil der Entbindung, während der Muttermund sich bis zu 10 cm weit öffnet und die Eröffnungsphase in die Übergangsphase übergeht. Die Wehen verstärken sich massiv, kommen im Abstand von 1 bis 3 Minuten und dauern 45 bis 90 Sekunden.

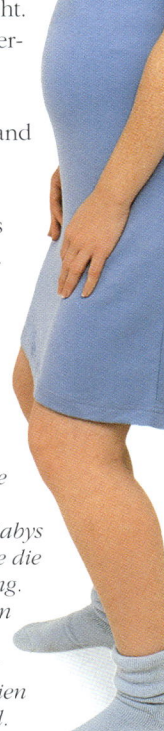

AUFRECHT BLEIBEN
Bleiben Sie aufrecht und in Bewegung, fördern Sie die Senkung des Kopfes Ihres Babys und halten Sie die Wehen in Gang. Zum Ausruhen lehnen Sie sich mit leicht gebeugten Knien an eine Wand.

Übergangsphase

IN DER ZWEITEN PHASE DER ENTBINDUNG weitet sich der Muttermund vollständig und sie verspüren einen unwiderstehlichen Drang, das Baby durch den Geburtskanal nach unten zu schieben. Diese Übergangsphase dauert bei Erstgebärenden im Durchschnitt etwa eine Stunde und bei folgenden Entbindungen weniger.

WAS GESCHIEHT?

Bevor die zweite Phase der Entbindung, die den Drang zum Pressen mit sich bringt, beginnt, produziert Ihr Körper eine Woge der schmerzlindernden Endorphine. Sie sind sicherlich ruhiger als die Stunden zuvor und stecken voller neuer Entschlusskraft. Eine gewisse Passivität stellt sich ein. Versuchen Sie, eine bequeme Stellung einzunehmen, z.B. eine Hockstellung, in der Ihr Partner Sie abstützt, auf allen vieren oder oder auf einem Bett kniend. Sobald der Muttermund voll geöffnet ist, empfinden Sie den Schmerz wie einen Krampf oder ein brennendes Gefühl. Die Wehen werden kürzer und treten nur noch in größerem Abstand auf. Falls noch nicht erfolgt, reißt jetzt die Fruchtblase und das Fruchtwasser fließt ab. Der Drang zum Pressen entwickelt sich allmählich. Folgen Sie ihm, tun Sie, was Ihr Körper fordert.

DAS BRINGT ERLEICHTERUNG

• An homöopathischen Mitteln eignen sich *Coffea D6*, wenn Sie die Hoffnung aufgeben, ohne

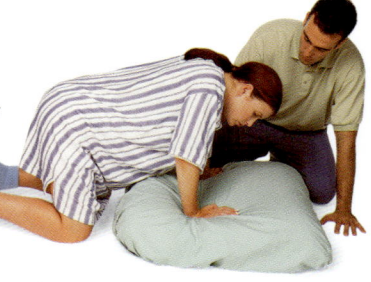

AUF ALLEN VIEREN KNIEN
In dieser Stellung können Sie sich etwas ausruhen. Halten Sie den Rücken möglichst gerade und stützen Sie sich auf ein Kissen ab.

Drang zum Pressen; *Kalium carbonicum D6*, wenn Sie halsstarrig geworden sind und die Entbindung nicht vorankommt; *Secale D6*, wenn Sie erschöpft sind und pressen wollen.
• Beifuß (Mutterkraut) und Bach-Blüten fördern den Gebärvorgang; *Rescue*-Tropfen helfen ruhig und konzentriert zu bleiben. Mit *Walnut* passen Sie sich vielleicht leichter an die raschen körperlichen Veränderungen an.
• Zitronen-, Limonen-, Grapefruit-, Jasmin oder Rosenöl, verdampft oder zu sanfter Massage benutzt, hebt die Stimmung.

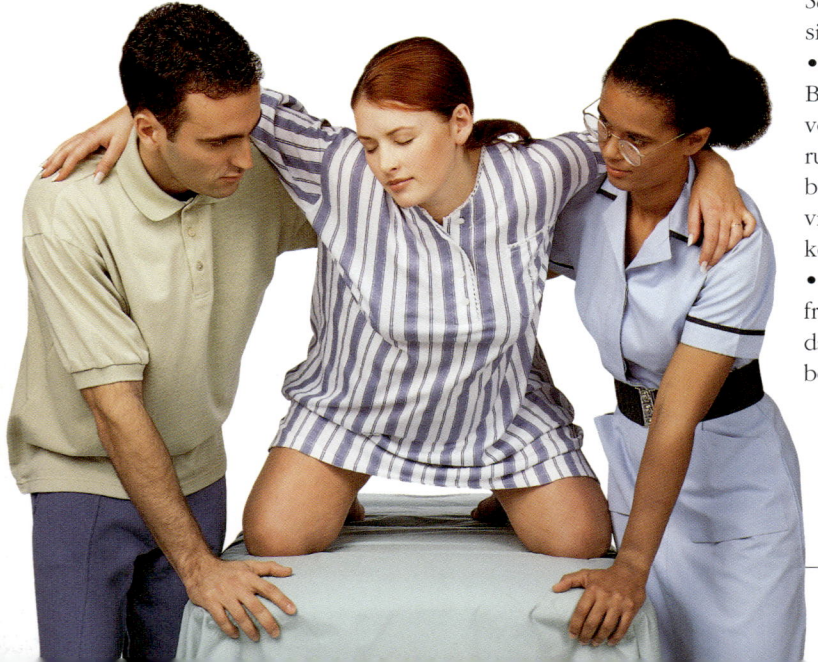

GEBÄRSTELLUNG
Knien ist eine gute Stellung zum Pressen. Zwei Personen sollten Sie dabei stützen.

Das Baby kommt

BEGINNT DIE DRITTE PHASE, die Austreibungsphase, liegt Ihr Baby bald in Ihren Armen. Dann dauert es noch 20 bis 30 Minuten, bis die Nachgeburt (Plazenta und Eihäute) ausgeschieden werden. Doch das dürfte Sie kaum mehr belasten, denn Sie konzentrieren sich auf Ihr Baby und sind wahrscheinlich überglücklich.

DIE GEBURT

Während Ihr Baby den Geburtskanal passiert, beobachten Ihre Geburtshelfer Ihre Scheide, um das Risiko eines Dammrisses so niedrig wie möglich zu halten. Sobald der Kopf draußen ist, folgen die Schultern und der Rest des Körpers schnell. Meist legt man Ihr Baby sofort auf Ihren Bauch. Sobald sich die Schultern des Babys zeigen, wird häufig eine Spritze mit einem Medikament verabreicht, um das Zusammenziehen des Uterus zu fördern. Damit wird das Ausscheiden der Plazenta beschleunigt, wodurch ein übermäßiger Blutverlust vermieden wird. Ob diese medikamentöse Unterstützung für Sie in Frage kommt, entscheidet der Arzt (in der Regel nach vorheriger Absprache mit Ihnen).

NACH DER GEBURT

Von der Nachgeburt bekommen Sie wahrscheinlich wenig mit. Sie konzentrieren sich jetzt auf Ihr Baby. Die Erinnerung an die vorhergehenden körperlichen Empfindungen verblasst schnell. Die Endorphine, die Ihr Körper im Verlauf der Geburt freigesetzt hat, fördern einen euphorischen Zustand und stärken den natürlichen Drang, emotionale Bande zu Ihrem Baby zu knüpfen. Dazu gehört auch das Bedürfnis, das Baby an die Brust zu legen.

NATÜRLICHE HILFSMITTEL

• Ein erfahrener Akupunkteur kann einen stockenden Abgang der Plazenta in Gang bringen.

GLEICH AN DIE BRUST
Durch das sofortige Anlegen des Babys wird Oxytocin freigesetzt. Das trägt dazu bei, dass die Plazenta abgeht.

Hilfreich dafür ist auch *Caulophyllum D6* oder Beifuß.
• *Arnica D6* eignet sich zur Linderung von Nachwehen, Schock, Verletzung weicher Gewebe, Wundsein, blauen Flecken und Schwellungen. Bei Schock können Sie auch *Aconitum D6* oder *Rescue-*Tropfen probieren.

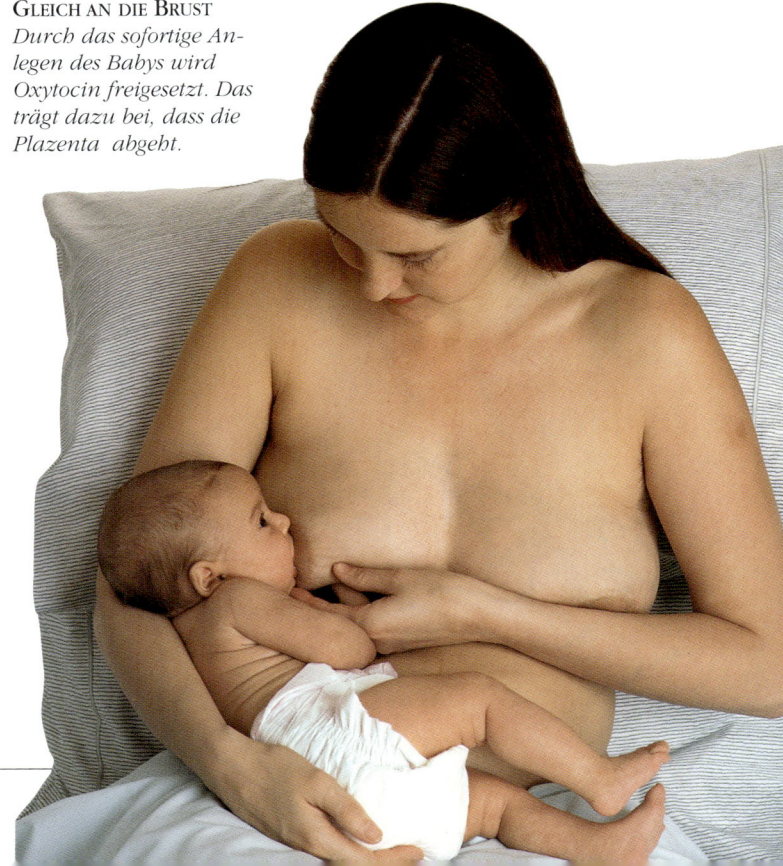

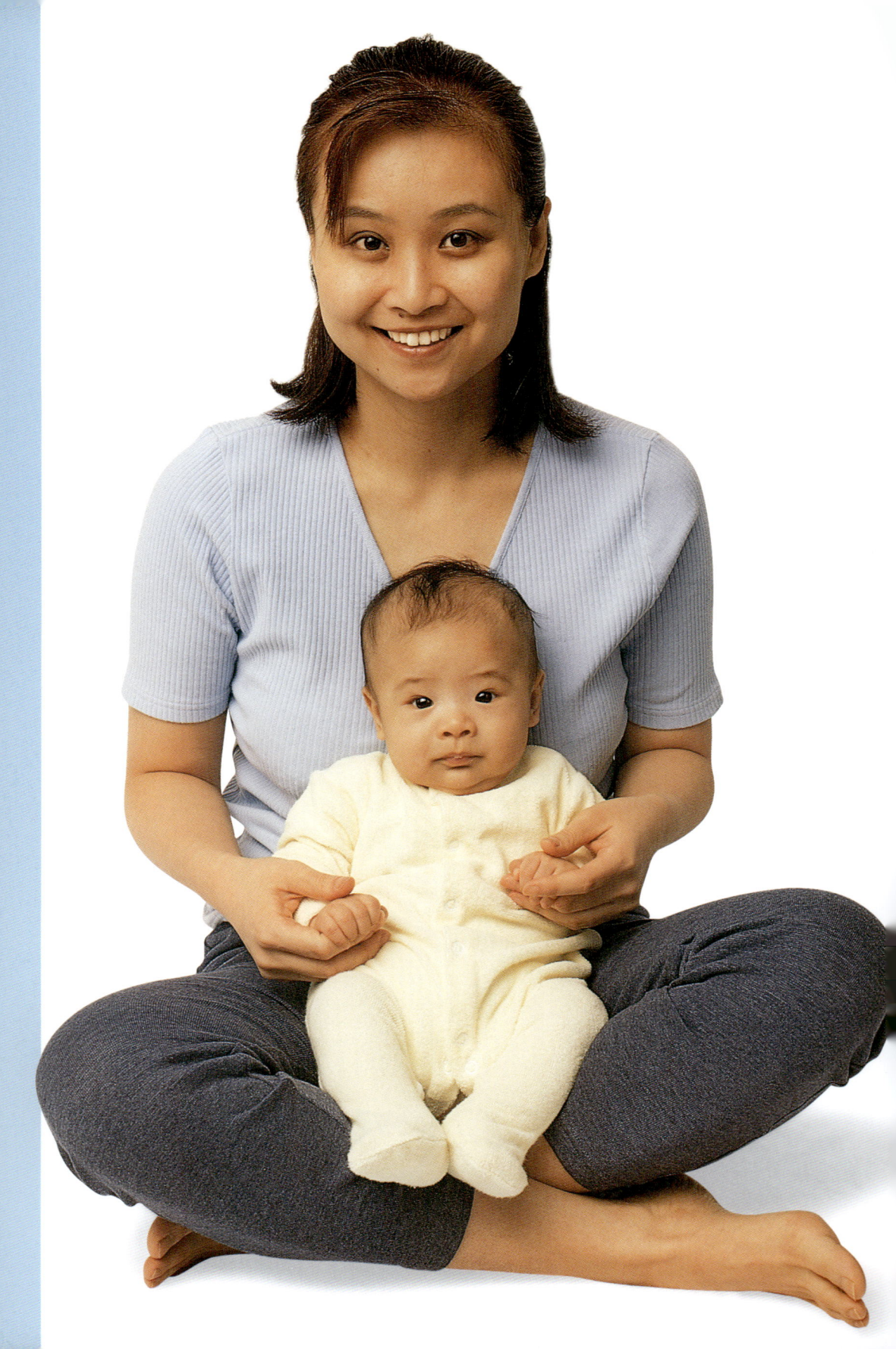

DIE ERSTEN TAGE UND WOCHEN nach einer Geburt bezeichnet man als das vierte »Trimester« oder Puerperium – die Zeit, die dem Kind gehört. Es ist auch die Zeit, in der die weiblichen Fortpflanzungsorgane sich zurückbilden. Und das Wichtigste: Es ist die Zeit, in der Sie sich an Ihr Baby – die neue Person in Ihrem Leben und in

Das Wochen-bett

Ihrer Familie – gewöhnen müssen. Dieses Kapitel geleitet Sie durch diese wichtige Periode, indem es Ihnen Ratschläge gibt über Ernährung, körperliche Bewegung und wie Sie Ihrem Körper helfen, sich rasch zu erholen. Es bietet auch praktische Lösungen für Probleme an, die – z. B. beim Stillen – auftauchen können.

Die ersten Tage

WENN DIE GEBURT GUT VERLAUFEN und Ihr Baby rundum gesund ist, werden Sie stolz, erregt und erleichtert sein. Ihr Körper muss in den nächsten Tagen große Veränderungen durchmachen. Unterschätzen Sie nicht die vielfältigen Umstellungen, die Sie – vor allem als frischgebackene Mutter – machen müssen.

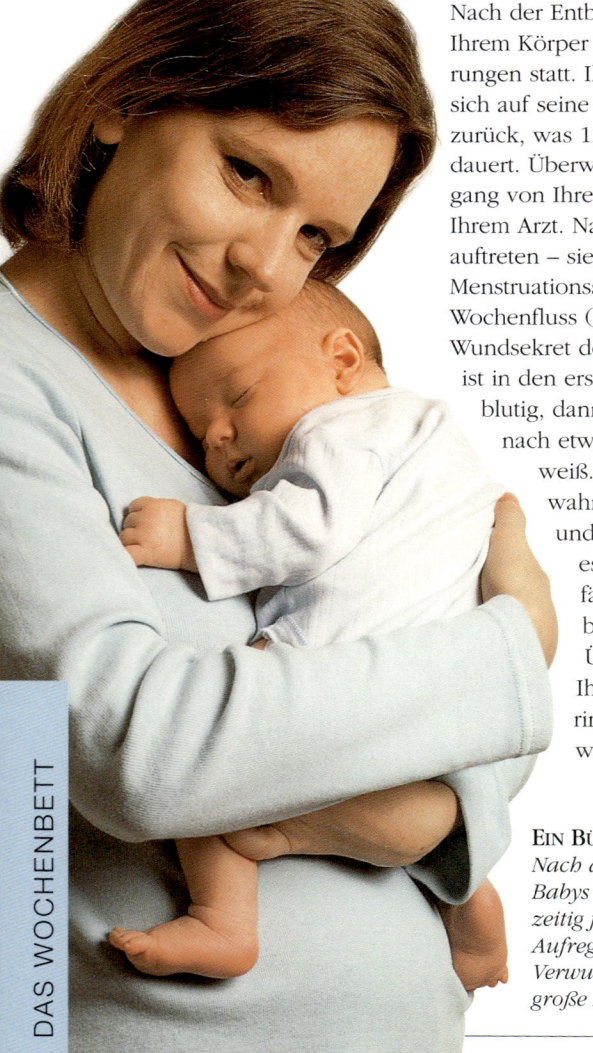

IHR KÖRPER

Nach der Entbindung finden in Ihrem Körper massive Veränderungen statt. Ihr Uterus bildet sich auf seine normale Größe zurück, was 12 bis 15 Tage dauert. Überwacht wird der Vorgang von Ihrer Hebamme oder Ihrem Arzt. Nachwehen können auftreten – sie ähneln sehr den Menstruationsschmerzen. Der Wochenfluss (Lochien) – ein Wundsekret der Gebärmutter – ist in den ersten Tagen noch blutig, dann bräunlich und nach etwa drei Wochen weiß. Ihr Damm ist wahrscheinlich wund und blau. Auch wenn es Ihnen schwer fällt, sollten Sie bald Beckenboden-Übungen machen. Ihre Blutmenge verringert sich und Sie werden mehr Urin

EIN BÜNDEL GLÜCK
Nach der Geburt Ihres Babys spüren Sie gleichzeitig freudige Erregung, Aufregung, Stolz, Glück Verwunderung und eine große Erleichterung.

lassen als gewöhnlich. Anfangs geben die Milchdüsen nur eine gelbliche Flüssigkeit ab, das Kolostrum. Ob Sie stillen wollen oder nicht, die Milch wird am dritten Tag einschießen. Im emotionellen Bereich können die Sorge um das Baby und Ihre neue Verantwortung das Glück etwas dämpfen. Zusammen mit Erschöpfung und körperlichem Unbehagen haben Sie es dann mit einem ziemlich anstrengenden Gemütscocktail zu tun.

ALLES LANGSAM ANGEHEN

Nachdem Sie mit Ihrem Baby zu Hause gelandet sind, sollten Sie sich erst einmal Ruhe für sich, das Baby und Ihren Partner verschaffen, indem Sie z. B. die Anzahl der Besucher beschränken. Und keine Panik: Trotz anfänglicher Unsicherheit werden Sie Ihr Baby gut versorgen. Bereiten Sie sich auf eine ständig gestörte Nachtruhe vor – und auf den »Babyblues« (ein »Es-ist-ja-alles-so-schrecklich«-Gefühl). Ruhe hilft! Nach der ersten Woche sollten die Brustwarzen sich ans Stillen gewöhnt haben, das Abheilen von Entzündungen und Wundnähten erkennbar sein.

DIE ERSTE WOCHE

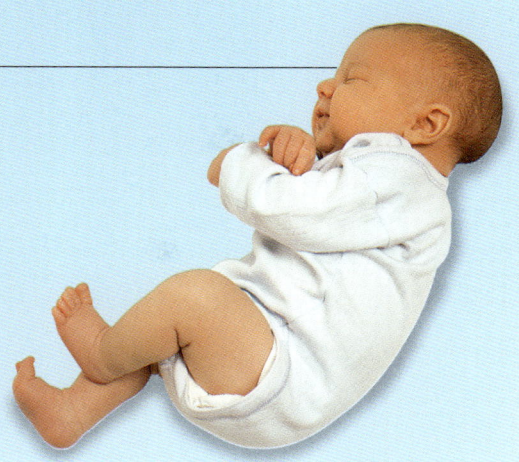

1.TAG Unmittelbar nach der Geburt wird der Apgar-Test (U1) durchgeführt. Dieser Vitalitätstest gibt Auskunft über den Gesundheitszustand des Babys: Rosige Haut weist auf gute Atmung hin und damit auf gesunde Lungen; der Puls lässt Regelmäßigkeit und Stärke der Herzschläge erkennen. Reflexe und der Muskeltonus werden getestet. Die Hebamme überprüft auch die Gesichtszüge, Körperproportionen, Wirbelsäule, Beine, Finger, Zehen und den After. Sie misst den Kopfumfang und die Körperlänge, wiegt das Baby und misst seine Körpertemperatur.

2.TAG Jetzt oder am dritten Tag erfolgen die nächsten Untersuchungen: Man untersucht Kopf und Nacken auf Anomalien, hört Herz und Lungen ab, prüft die Arme, klopft den Bauch ab, um Leber und Milz zu kontrollieren, untersucht die Geschlechtsteile, bewegt Hüften, Beine und Füße, um Anomalien und die Gesundheit der Nerven und Muskeln herauszufinden.

3.TAG Noch trinkt das Baby Kolostrum, das es mit Wasser, Proteinen, Zucker, Vitaminen, Mineralen und Antikörpern versorgt. Nach dem zweiten Tag setzt die Milchproduktion ein. Ein Baby verdaut schnell – innerhalb von 1,5 bis 2 Stunden. Forschungen haben gezeigt, dass Babys die man auf ihr Verlangen hin füttert, schneller zunehmen als jene, die alle 3 bis 4 Stunden Nahrung erhalten.

4.TAG Ein neugeborenes Baby scheint sehr zerbrechlich zu sein, aber es ist es ziemlich stabil. Nur seinen »wackeligen« Kopf müssen Sie sorgfältig stützen. Für gutes Gedeihen muss es umhegt werden. Besonders wichtig ist der Haut-auf-Haut-Kontakt, der seinen Tast- und Geruchssinn anregt. Forschungen besagen: Je mehr Körperkontakt ein Baby hat, desto gesünder und glücklicher wird es. Ein Baby schreit, wenn es sich einsam fühlt, Hunger hat oder es sich nicht wohl fühlt.

5. TAG Im Rahmen der Neugeborenen-Basis-Untersuchung (U2) wird der Ferse Ihres Babys etwas Blut entnommen. Es dient dem Suchtest auf angeborene Stoffwechsel- und Hormonstörungen. Es geht dabei um Krankheiten, die schwere geistige und körperliche Behinderungen mit sich bringen, wenn sie nicht frühzeitig behandelt werden. Es handelt sich um: Phenylketonurie (Eiweißstoffwechsel-Erkrankung), Galaktosämie (Zuckerstoffwechsel-Erkrankung) und Hypothyreose (Unterfunktion der Schilddrüse).

6.TAG Gehör-, Geruchs- und Geschmackssinn eines Neugeborenen sind gut ausgeprägt. Ihr Baby wird Sie ziemlich schnell am Geruch erkennen. Sein Gesichtssinn entwickelt sich nach und nach. Wenn Sie Ihr Baby nahe an sich halten, wird es seinen Blick auf Ihr Gesicht richten. Von Geburt an verfügt es über bestimmte Reflexe, z.B. den lebenswichtigen Saug- und Schluckreflex.

7.TAG Ihr Baby kann sich von Geburt an mitteilen. Schreien ist seine »Sprache«. Man kann gut unterscheiden, ob es schreit, weil es hungrig oder müde ist, sich einsam oder unwohl fühlt. Ein Baby reagiert auf Gesicht und Stimme seiner Eltern: Es bewegt den Mund, streckt die Zunge heraus, ändert sein Atmen oder zappelt mit Armen und Beinen.

Ernährungstipps

EINE NÄHRSTOFFREICHE ERNÄHRUNG ist nach der Geburt genauso wichtig wie während Ihrer Schwangerschaft, da an Ihren Körper immer noch große Ansprüche gestellt werden. Wenn Sie stillen, muss Ihre Nahrung eine ganze Reihe von Schlüssel-Nährstoffen für das Baby und Ihre Erholung von der Entbindung liefern.

IN DEN ERSTEN WOCHEN

Die ersten Wochen nach der Geburt sind für die meisten Mütter eine ziemlich stressige Zeit. Einerseits müssen sie sich von einer mehr oder weniger schweren Entbindung erholen, andererseits bestimmt der Ernährungsrthythmus des Babys ihr Leben. Nachts gibt es für Sie kaum ein Entrinnen, weil Sie stillen oder Ihr Partner morgens zur Arbeit muss. Sie müssen nicht nur mit der zusätzlichen Verantwortung und Arbeit, sondern auch mit Ihrer Müdigkeit zurechtkommen. Wie sollen Sie da noch ausgewogene, nahrhafte Mahlzeiten zubereiten? Planen Sie voraus! Stellen Sie in den letzten Schwangerschaftswochen einen Speiseplan für die ersten zwei Wochen nach der Geburt zusammen. Bereiten Sie nach Möglichkeit einfache, aber nahrhafte Mahlzeiten vor und frieren Sie diese ein.

MUTTERMILCH

Muttermilch enthält Proteine, Kohlenhydrate, essenzielle Fettsäuren, Mineralstoffe, Enzyme, Vitamine, Salze und Hormone – eine ausgewogene Mischung, die für das Verdauungssystem des Säuglings bestens geeignet ist. Die Milch der Mutter steckt voller Antikörper, die dem unreifen Immunsystem des Babys helfen und vor Allergien sowie Krankheiten schützen. Kolostrum, die Flüssigkeit, die in den ersten drei Tagen nach der Geburt von den Milchdrüsen abgegeben wird, ist die beste Startnahrung, die man einem Baby geben kann. Stillkinder scheinen weniger unter Störungen wie Hyperaktivität oder psychischen Beeinträchtigungen zu leiden. Und sie sollen später größere intellektuelle Fähigkeiten besitzen. Letzteres lässt sich nicht ganz von der Hand weisen, denn Muttermilch enthält viele essenzielle Fettsäuren, die in den ersten Lebenswochen für die Entwicklung äußerst wichtig sind.

BESTANDTEILE DER TÄGLICHEN NAHRUNG

7 Portionen Getreide

6 Portionen Gemüse

4 Portionen Obst, 2 davon reich an Vitamin C

3 Portionen mageres Fleisch

3 Portionen kalziumreiche Nahrung

1 Portion magnesiumreiche Nahrung

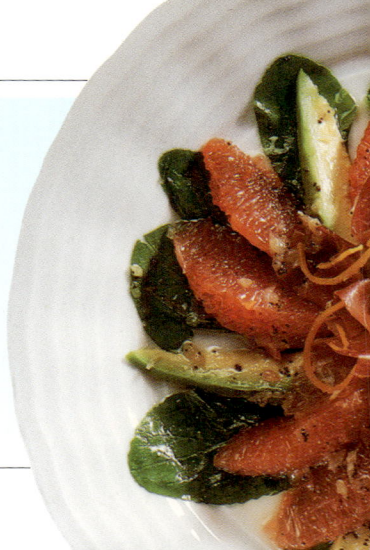

AVOCADO-SALAT
Avocado, Parma-Schinken, Rauke, Grapefruit (rosa) und ein Dressing aus Honig und Mohnsamen ergeben einen leckeren, nahrhaften Brunch.

SCHLÜSSEL-NÄHRSTOFFE

Trinken Sie während der Still-periode viel Wasser, denn Sie verlieren bis zu 700 ml Flüssig-keit am Tag. Achten Sie auf die Zufuhr der Nährstoffe, die für Sie und Ihr Baby wichtig sind.

• **Vitamin A** – zur Stärkung des Immunsystems des Babys, für die Entwicklung von Sehver-mögen, Gehör und Geschmack. Enthalten in Aprikosen, Spinat, Möhren, Brokkoli, öligem Fisch, Eiern, Butter, Käse.

• **B-Vitamine** – für die Milch-bildung (Laktation) und zur Vorbeugung von Blutzucker-spiegel-Schwankungen. Enthal-ten in Gemüse, Hülsenfrüchten, Vollkorngetreide, Nüssen, Milch, Fleisch, Geflügel, Eiern.

• **Folsäure** (ein B-Vitamin) – zur Förderung der roten Blut-zellen und der Entwicklung der Gehirn- und Nervenfunktionen. Enthalten in Spinat, Brokkoli, Weizenkeimen, Samen, Nüssen.

• **Vitamin C** – für die Blutge-fäßbildung, zur Stärkung des Immunsystems und besseren Absorption von Eisen. Enthalten in Zitrusfrüchten, Schwarzen Johannis-beeren, dunkelgrünem Gemüse, Paprika, Tomaten.

• **Vitamin D** – für die Kalzium-absorption (gesunde Knochen). Enthalten in öligem Fisch, Milch, Eiern, braunem Reis.

• **Vitamin E** – als Antioxidans, zur Nervenentwicklung und Wundheilung. Enthalten in Avo-cados, Nüssen, Samen, Oliven, Brombeeren, braunem Reis.

• **Vitamin K** – für die Blutge-rinnung. Enthalten in Avocados, Blattgemüse, Blumenkohl.

• **Kalzium** – um zu ersetzen, was durch die Muttermilch auf das Baby übergeht. Enthalten in Jogurt, Milch, Nüssen, Hülsen-früchten, Vollkorngetreide.

• **Eisen** – zur Erzeugung von Hämoglobin und Vorbeugung von Infektionen. Wichtig bei hohem Blutverlust während der Geburt! Enthalten in dunklem öligem Fisch, Blattgemüse, Trockenobst, Fleisch, Geflügel.

• **Zink** – für die Wundheilung, Hormonproduktion und zur Vorbeugung von Depressionen nach der Geburt. Enthalten in rotem Fleisch, Geflügel, Eiern, Käse, Erdnüssen, Meeresfrüch-ten. Zinkzufuhr ist wichtig, weil Ihr Bestand an Kupfer, das die

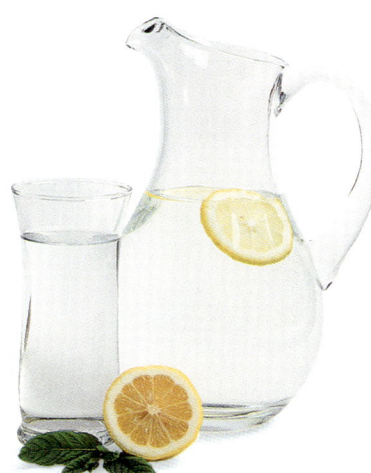

WASSERHAUSHALT
Wenn Sie stillen, trinken Sie viel frisches Wasser, um die verlorene Flüssig-keit zu ersetzen.

Wirksamkeit von Zink vermin-dert, während der Schwanger-schaft angewachsen ist und unmittelbar nach der Geburt seinen Höchststand erreicht hat. Falls Sie Zink nicht »nachfüllen«, werden Sie und Ihr Baby unter Zinkmangel leiden.

• **Docosahexaenosäure (DHS/ DHA)**, essenzielle Fettsäure – äußerst wichtig für die Entwick-lung der Gehirnfunktionen des Babys. Enthalten in öligem Fisch und Muscheln.

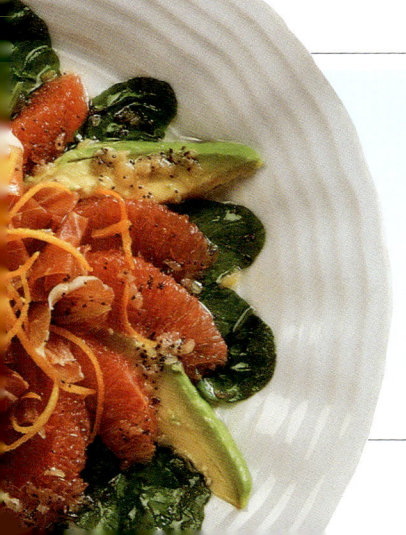

SPEISEPLAN (BEISPIEL)

FRÜHSTÜCK
Müsli mit Milch, Sonnenblumen-kernen, Paranüssen, Aprikosen und Weizenkeimen

SNACK AM VORMITTAG
Haferkuchen und Sardinen

MITTAGESSEN
Vollkornpasta mit Spinatsauce und Käse; tropischer Fruchtsalat aus Mango und Papaya

SNACK AM NACHMITTAG
Jogurt mit Banane, Weizenkeimen und Sesamsamen

ABENDESSEN
Hühnchen und Kichererbsen-eintopf mit Paprika, Erbsen und Süßkartoffeln

VOR DEM SCHLAFENGEHEN
Vollkornbrot mit Butter

DAS WOCHENBETT

Bewegung ist wichtig

WANN SIE NACH DER GEBURT Ihr Körpertraining wieder aufnehmen können, hängt hauptsächlich davon ab, wie Sie sich fühlen. Lassen Sie Ihrem Körper genug Zeit zum Erholen, bevor Sie mit anstrengenden Übungen beginnen. Vorsicht ist geboten, wenn ein Dammschnitt oder Kaiserschnitt ausgeführt wurde.

WICHTIGE TIPPS

Vermeiden Sie Kraftübungen, bis der Wochenfluss vorüber ist.

✳

Nicht trainieren, wenn Sie sehr müde sind.

✳

Nach einem Kaiserschnitt vor dem Trainieren den Arzt fragen.

ALLGEMEINE RICHTLINIEN

Auch nach der Geburt gelten die Richtlinien, die Sie während der Schwangerschaft beachtet haben (*s. S. 18–19*). Das heißt, Sie müssen sich gut aufwärmen, bevor Sie mit irgendeiner Form von körperlichen Übungen beginnen, und sich abkühlen, wenn Sie fertig sind (*s. S. 32*). Nach der Entbindung bildet sich Ihre Gebärmutter von alleine wieder auf ihre ursprüngliche Größe zurück. Ihr Bauch jedoch wird anfangs schlaff sein und Sie fragen sich, ob Sie je wieder eine vernünftige Taille oder einen flachen Bauch bekommen werden. Sicherlich, wenn Sie ein bisschen dafür tun, sobald Sie sich fit genug fühlen.

ERSTE BAUCHÜBUNGEN

Ein flacher, straffer Bauch steht ganz oben auf der Wunschliste frischgebackener Mütter. Sie »stürzen« sich in Bauchübungen und vergessen darüber häufig die genauso wichtigen Becken-boden-Übungen (*s. S. 75*). Kümmern Sie sich bitte um beides! Nach einer normalen Geburt prüft die Hebamme, ob Ihre Gebärmutter zum Normal-zustand zurückkehrt. Sofern sie keine Einwendungen hat, können Sie schon im Kranken-haus mit sanften Becken-Kipp und Bauchmuskel-Übungen (*s. S. 50–51*) beginnen. Diese Übungen sind ein gutes Mittel, um die Elastizität von Haut und Muskulatur zurückzugewinnen.

Normalerweise strengen sie nicht an, sodass man sie jeden Tag machen kann – im Sitzen, Stehen oder auf allen vieren. Auch nach einem Kaiserschnitt können Sie diese Übungen vor-sichtig ausführen, aber unter Leitung einer Hebamme oder eines Physiotherapeuten. Bei langsamer Wundheilung oder Infektion dürfen keine Körper-übungen gemacht werden!

SANFTE ÜBUNGEN

Fragen Sie Ihre Hebamme oder Ihren Arzt, wann Sie kraftvollere Übungen ausführen können. Ihr Arzt kann Ihnen einen Kurs für die Rückbildungsgymnastik ver-ordnen. Meistens übernimmt die Krankenkasse die Kosten für

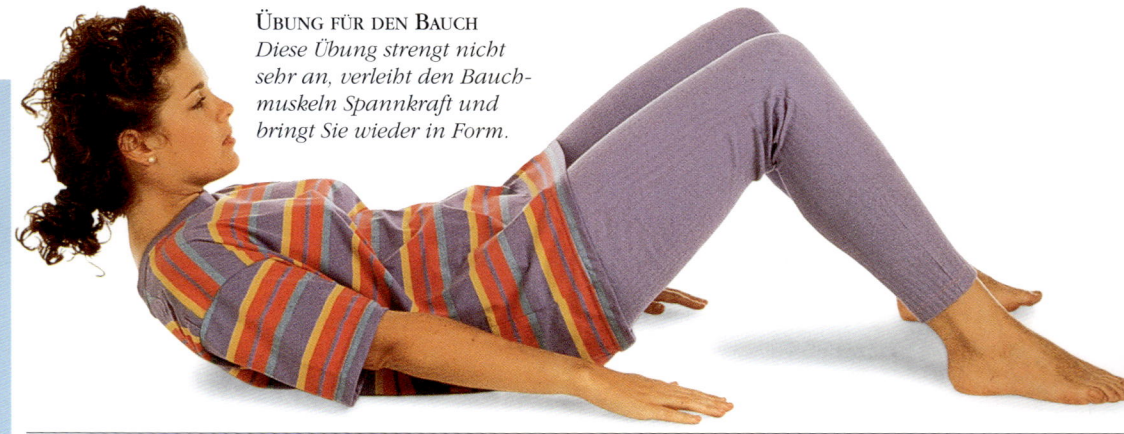

ÜBUNG FÜR DEN BAUCH
Diese Übung strengt nicht sehr an, verleiht den Bauch-muskeln Spannkraft und bringt Sie wieder in Form.

DIAGONALE BAUCHÜBUNG

FLACH AUF DEN RÜCKEN LEGEN, die Beine anziehen und die Füße flach auf den Boden stellen. Die Arme neben den Körper legen. Kopf und Schultern anheben und die linke Hand zum rechten Fußknöchel führen (Sie müssen den Knöchel nicht erreichen.) Langsam zurücksinken und die Bauchmuskeln entspannen. Dann die rechte Hand zum linken Knöchel führen.

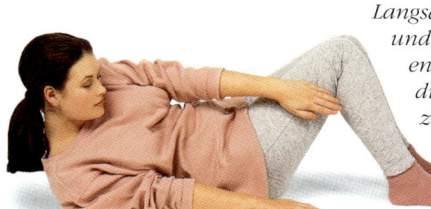

die Zahl der Wiederholungen nur allmählich, um eine Überanstrengung zu vermeiden.

• **»Bequeme« Liegestütze** Gehen Sie auf alle viere – die Knie sind unter den Hüften, die Hände unter den Schultern, die Finger weisen nach vorne. Beim Einatmen die Arme beugen und Kinn und Brust zwischen die Hände senken. Den Rücken gerade halten. Beim Ausatmen die Arme wieder strecken. 8-mal wiederholen

NICHT HEKTISCH WERDEN

Die Wiederaufnahme sportlicher Aktivitäten hängt von Ihrer körperlichen Verfassung ab. Bauen Sie Ihre Fitness langsam auf! Zwingen Sie sich zu nichts, wenn Sie müde sind. Eine halbe Stunde Kinderwagenschieben ist auch ein gute körperliche Übung. Machen Sie sich keine Sorgen, Sie werden wieder fit!

den Kurs. Auf jeden Fall sollten Sie in den ersten acht Wochen nach der Geburt auf Übungen, die helfen, Ihre überdehnte Bauch- und Beckenmuskulatur zurückzubilden, nicht verzichten (es sei denn Ihre Hebamme oder Ihr Arzt rät davon ab).

• **Bauchübung** (*s. Foto, links.*). Flach auf den Rücken legen, die Beine anziehen und die Füße flach auf den Boden stellen. Die Arme ausstrecken und die Handflächen flach auf den Boden legen. Die Bauch- und Gesäßmuskeln anspannen und das Becken heben. Kopf und Schultern anheben und dabei das Kreuz auf den Boden drücken. 10-mal wiederholen.

• **Diagonale Bauchübung** Diese Übung (*s. Foto, oben*) gleich anschließen. Beim Erheben ausatmen und beim Zurücklegen einatmen. 10-mal wiederholen.

WEITERE ÜBUNGEN

Ihr Trainingsprogramm sollte auch Übungen enthalten, die andere Körperteile, wie die Taille und die Beine, berücksichtigen. Damit beugen Sie körperlichen Problemen vor, z.B. schlechter Durchblutung (*s. S. 51*) und Sie erhöhen Ihre Widerstandskraft. Das nützt viel, die Versorgung eines Säuglings kostet einiges an Kraft. Zu den Übungen, die Ihnen Spannkraft verleihen, gehören »bequeme« Liegestütze und Beinhebungen (*s. Foto, unten*). Auch mit den aerobischen Übungen, die Sie während der Schwangerschaft gemacht haben (*s. S. 33*), lässt sich Kraft »tanken«. Gehen Sie aber langsam voran, steigern Sie

BEINHEBUNGEN

1 *AUF DIE SEITE LEGEN, die Beine ausstrecken, den Kopf auf einen Arm stützen und den anderen zum Gleichgewichthalten benutzen.*

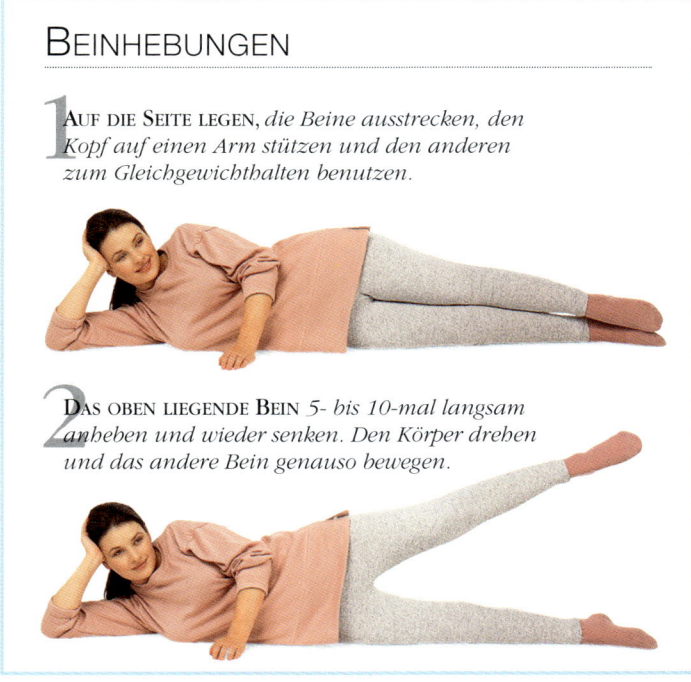

2 *DAS OBEN LIEGENDE BEIN 5- bis 10-mal langsam anheben und wieder senken. Den Körper drehen und das andere Bein genauso bewegen.*

Der Fünf-Punkte-Plan

WOCHENBETT ODER KINDBETT nennt man die Zeit nach der Geburt, in der sich die schwangerschafts- und geburtsbedingten Veränderungen des Körpers der Mutter zurückbilden. Es ist aber auch die Zeit, in der Sie sich an die neue Person in Ihrem Leben gewöhnen müssen. Folgende Tipps werden Ihnen vielleicht eine Hilfe sein.

GENIESSEN SIE IHR BABY

Nach der Geburt befinden Sie sich auf einer Achterbahn der Gefühle. Lachen, Weinen, Aufregung, Besorgnis, Hochstimmung, Erschöpfung und ein überwältigendes Verantwortungsgefühl – alles rollt in Wellen oder manchmal auch gleichzeitig auf Sie zu. Das ist völlig normal. Versuchen Sie dennoch, das Beste aus diesen ersten Tagen mit Ihrem neuen Baby zu machen, bevor das Alltagsleben wieder beginnt.

RUHE & ERHOLUNG

Ihr Körper durchläuft noch einmal ungeheuere Veränderungen, und dazu braucht er Zeit und Ruhe. Schlafen Sie, wenn Ihr Baby schläft und geben Sie Ihrem Körper jede Möglichkeit zur Regenerierung. Und nicht vergessen, wenn Sie stillen, dass Müdigkeit die Milchproduktion beeinträchtigt. Wenden Sie natürliche Mittel und Behandlungsmethoden an, um gesundheitliche Probleme – von Entzündung bis zum Schock – in den Griff zu bekommen.

IMMER SCHÖN LANGSAM

Versuchen Sie nicht, zu viel zu leisten. Nehmen Sie jede Hilfe in Anspruch, die sich Ihnen bietet. Lassen Sie es zu, dass ein anderer kocht, einkaufen geht oder Ihre anderen Kinder betreut. Ziehen Sie bequeme Sachen, an, die Sie nicht dazu verführen, »Haltung anzunehmen« und sofort wieder Ihre normalen Aufgaben zu übernehmen. Östliche Kulturen sind da ein gutes Vorbild: Man erwartet, dass sich Frauen nach der Geburt eines Kindes 40 Tage lang ausruhen.

FOLGEN SIE IHREM INSTINKT

Die ersten Tage mit einem neuen Baby können schlimm sein, vor allem wenn es Ihr erstes ist und Sie sich Sorgen machen, weil Sie nicht wissen was zu tun ist. Vertrauen Sie Ihrem Instinkt und lassen Sie sich nicht durch Ratschläge von gut meinenden Verwandten und Freunden durcheinander bringen. Hilfreich kann eine Freundin sein, die bereits Kinder hat und deren Urteil Sie respektieren. Zögern Sie nicht, Ihre Sorgen mit Ihrem Arzt zu besprechen.

ESSEN SIE GUT

Eine gute Ernährung ist außerordentlich wichtig, vor allem wenn Sie stillen. Von besonderer Bedeutung für Sie und das Baby sind bestimmte Nährstoffe. Zink z. B. ist unentbehrlich für die Hormonumstellung und es hilft, eine Wochenbettdepression zu vermeiden. Vitamin C beugt Infektionen vor und fördert die Absorption von Eisen sowie die Wundheilung. Trinken Sie täglich sehr viel, vorzugsweise Wasser, Kräutertee oder verdünnte Fruchtsäfte.

DAS WOCHENBETT

Häufige Probleme

So, Ihr Baby ist geboren. Sie haben alle Aufregungen, die so ein bedeutendes Ereignis mit sich bringt, überstanden. Jetzt sollten Sie nicht nur Ihr Baby pflegen, sondern auch an sich selbst denken. Sie müssen sich von der Geburt erholen, denn nur dann werden Sie die neue Situation mit Freude genießen können. Sanfte alternative Mittel und Therapien helfen Ihnen, Probleme, die nach der Geburt auftauchen können, auf wohltuende Weise aus der Welt zu schaffen.

Probleme beim Stillen	122
Pflege des Damms	124
Kaiserschnitt	126
Wochenbettdepression	128

DAS WOCHENBETT

Probleme beim Stillen

DIE ANTIKÖRPER IN DER MUTTERMILCH schützen Ihr Baby am besten gegen Krankheiten und Allergien. Das Kolostrum, die Vormilch, die Ihre Milchdrüsen in den ersten Tagen nach der Geburt produzieren, wird vom Blutkreislauf des Babys leicht aufgenommen und kleidet den Darm aus. Deshalb ist Stillen zu empfehlen, aber am Anfang kann es Probleme geben.

PROBLEME

Wunde oder rissige Brustwarzen

∗

Unzureichende Milch-bildung oder Milchstau

∗

Blockierte Milchdrüsen und Mastitis

AROMATHERAPIE

Beruhigende Öle können bei **Mastitis** (entzündeten Brustdrüsen) und **Milchstau** Abhilfe schaffen. Beim Milchstau sind die Brüste geschwollen und empfindlich, weil sie übervoll mit Milch sind. Stillen Sie Ihr Baby weiter; Empfindlichkeit und Schwellung flauen in der Regel innerhalb von 24 bis 36 Stunden ab. Mastitis, die möglicherweise den Milchstau verursacht, kann durch blockierte Drüsen oder Infektion am Eingang zur Brustwarze entstehen. Sie muss konventionell behandelt werden, aber Folgendes kann helfen, das mit solchen Störungen verbundene Unbehagen zu lindern.

∗ Bei *Milchstau* ein paar Tropfen Jasminöl auf einen Wattebausch träufeln und das sich verflüchtigende Öl einatmen.

∗ Bei *Mastitis* alle 2 Stunden ein warmes Fußbad, das ein paar Tropfen Eukalyptusöl enthält, machen.

Vorsicht: Ätherische Öle sparsam am Körper verwenden, um das Geruchssystem des Babys nicht zu überladen; s. S. 153 für zu vermeidende Öle.

Weitere Informationen s. S. 152–153

WICHTIGE TIPPS

Trinken Sie viel Wasser.

∗

Viel schlafen und ruhen.

∗

Stillen Sie auf Verlangen Ihres Babys und verge-wissern Sie sich, dass Ihr Baby richtig anliegt.

VORSICHT

Sofort zum Arzt bei Fieber, Schüttelfrost, extremer Erschöpfung, Grippesymptomen, »Klumpen«, roten Streifen oder brennenden Schmerzen in der Brust, geschwollenen, wunden, blutenden Brustwarzen.

WOHLER FÜHLEN
Durch die Entspannung, die Ihnen ein Fussbad bringt, werden Sie sich besser fühlen.

ALTERNATIVE THERAPIEN

Bevor Sie eine ergänzende Behandlung beginnen, sprechen Sie mit Ihrem Arzt. Beachten Sie die **Hinweise** auf Seite 4!

SOWOHL PRAKTISCHE MASSNAHMEN als auch alternative Behandlungen können eine Hilfe sein, um Stillprobleme zu vermeiden oder zu lösen. Manche Probleme beruhen auf Unerfahrenheit. Stützen Sie Ihren Rücken mit Kissen und heben Sie das Baby an die Brust, statt sich über es zu beugen. Legen Sie ein Kissen unter das Baby, wenn die Lage dann besser wird.

Nehmen Sie 2200 bis 2700 Kalorien am Tag zu sich, solange Sie stillen. Essen Sie täglich mehrere Portionen kalziumreiche Nahrung, Obst, Gemüse, Getreide sowie Fleisch, Fisch oder Geflügel. Achten Sie auf die ausreichende Zufuhr von Zink, Selen, Vitamin E und K. Nehmen Sie ein Fischöl-Präparat ein, wenn es Ihnen an essenziellen Fettsäuren mangelt.

AKUPUNKTUR

Akupunktur kann **unzulängliche Milchbildung** bessern. Ein Kaiserschnitt verzögert mitunter das Einschießen der Milch am dritten Tag nach der Entbindung. Anämie, Besorgnis und Erschöpfung verringern die Milchproduktion. Ruhen Sie viel und stillen Sie weiter. Nehmen Sie nach Möglichkeit keine Stillhütchen oder Brustwarzen-Former.

✳ Akupunktur, Akupressur oder Shiatsu auf den Akupunkturpunkt auf dem Nagel des kleinen Fingers oder zwischen den Brüsten regen die Milchproduktion a.

Weitere Informationen s. S. 134–135

HOMÖOPATHIE

Wenn das Baby die Brustwarze nicht richtig fasst, kommt es häufig zu wunden, rissigen Brustwarzen. Dann: Nicht zu häufig waschen und immer gut abtrocknen. Nach dem Stillen etwas Milch auf die Warzen streichen und trocknen lassen. Viel Luft dranlassen.

BELLADONNA
Wurde lange bei Fieber und Entzündung verschrieben.

✳ *Staphisagria D6* – bei wunden oder rissigen **Brustwarzen**, die geschwollen sind oder bluten.
✳ *Graphites D6* – bei rissigen **Brustwarzen**.
✳ *Lycopodium D6* – bei rissigen **Brustwarzen**, die bluten, stechen, brennen oder jucken.
✳ *Pulsatilla D6* – bei wunden **Brustwarzen**, begleitet von Tränen.

✳ *Belladonna D6* – bei **Milchstau** mit harten, heißen, entzündeten und pochenden Brüsten.
✳ *Bryonia D6* – bei **Milchstau** mit harten, heißen und blassen Brüsten mit stechenden Schmerzen.
✳ *Agnus D6* – wenn der Milchfluss aufhört.
✳ *Belladonna D30* – bei **Mastitis** mit heißen, roten und entzündeten Brüsten und Fieber.
✳ *Sulfur D6* – bei entzündeten und juckenden Brüsten.

Weitere Informationen s. S. 148–149

WESTLICHE KRÄUTERMEDIZIN

Anzeichen für blockierte Milchdrüsen sind rote Flecken, Ursachen sind oft zu enge Kleidung oder falsches Anlegen des Babys. Häufige Folge: Mastitis – bei Abszessbildung zum Arzt gehen.

✳ Bei **Mastitis** einen heißen Kleie- oder Leinsamen-Breiumschlag auflegen. Bei Fieber Schafgarben- oder Holunderblütentee trinken.
✳ Bei **Milchstau** dunkelgrüne Kohlblätter in den Büstenhalter legen.

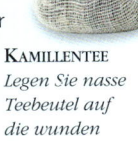

KAMILLENTEE
Legen Sie nasse Teebeutel auf die wunden Brustwarzen.

✳ Bei wunden und rissigen **Brustwarzen** geriebene rohe Möhren oder Kartoffeln oder Kamillenteebeutel (zuvor in kochendes Wasser gehängt und abgekühlt) auf die Brustwarzen in den BH legen. (Kleidung vor Flecken schützen!).
✳ Wunde **Brustwarzen** mit Calendula-, Kamillen- oder *Rescue*-Salbe einreiben. Vor dem Stillen abwischen!
✳ Bei **unzulänglicher Milchbildung** Fencheltee trinken oder Fenchelsamen essen. (Das kann auch Bauchschmerzen bei Ihrem Baby lindern.)

Weitere Informationen s. S. 150–151

DAS WOCHENBETT

Pflege des Damms

WÄHREND DER GEBURT DEHNT SICH der Damm auf seine größte Weite aus. Er kann reißen, wenn er fest oder das Baby groß ist oder die Geburt sehr schnell vonstatten geht. Manchmal ist ein Dammschnitt nötig. Er wird nach der Geburt genäht. Es gibt viele natürliche Behandlungsmöglichkeiten, um das Abheilen der Wunde zu unterstützen.

PROBLEME

Schmerzen und Wundsein durch Risse oder Nähte am Damm

✳

Blaue Flecken und Infektion des Damms

✳

Langsame Wundheilung

REFLEXZONENMASSAGE

Reflexzonenmassagen können die natürlichen Heilkräfte des Körpers anregen und Ihr Wohlbefinden nach der Geburt fördern. Nach einem Dammriss oder Dammschnitt sollten Sie die Behandlung einem erfahrenen Therapeuten überlassen.

✳ Der Therapeut wird die Reflexpunkte, die mit dem Damm, Beckenbereich und Lymphsystem in Verbindung stehen, für die Behandlung des Damms (des Perineums) anregen.

Weitere Informationen s. S. 140–141

WICHTIGE TIPPS

Gesunde Kost essen, um die Heilung zu fördern.

✳

Den Intimbereich nach jedem Toilettengang gut waschen und trocknen.

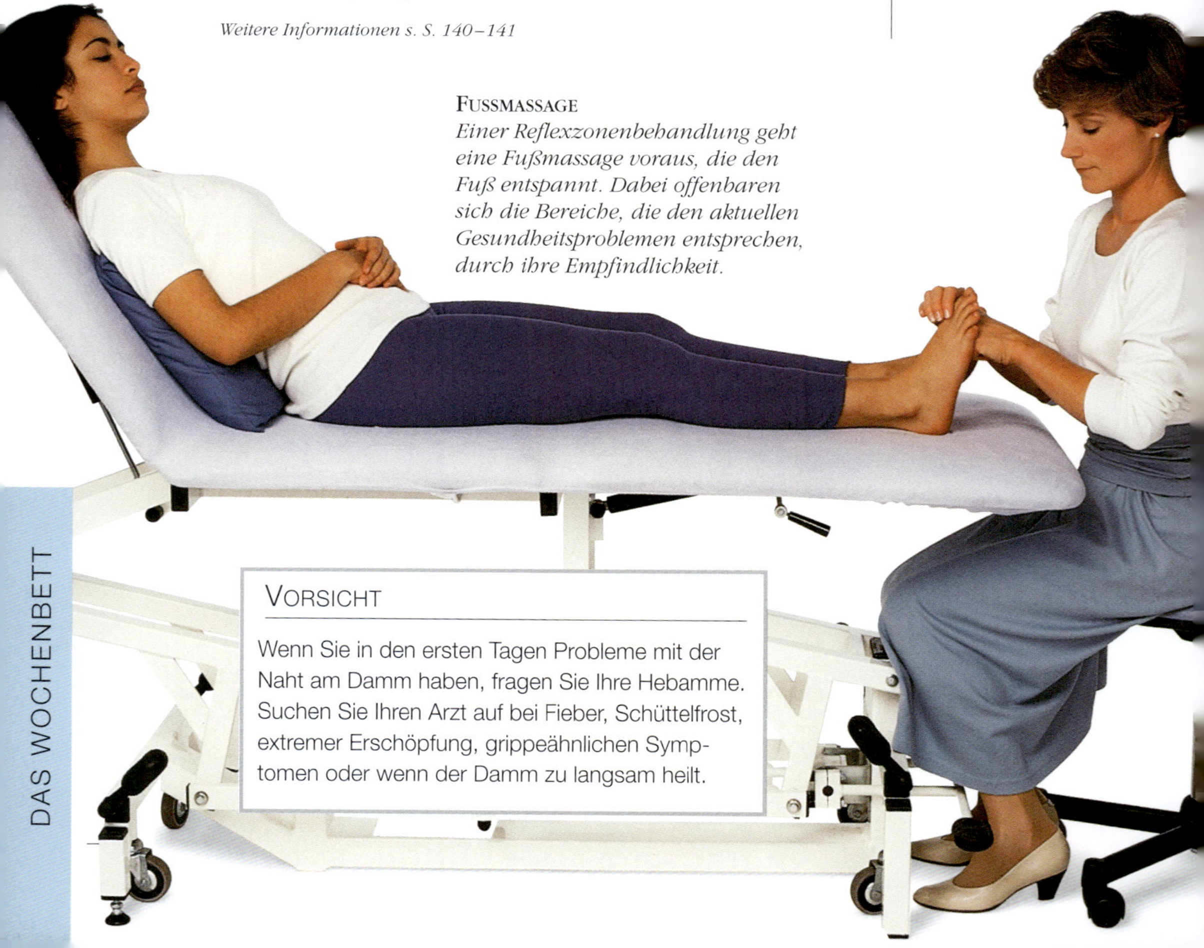

FUSSMASSAGE

Einer Reflexzonenbehandlung geht eine Fußmassage voraus, die den Fuß entspannt. Dabei offenbaren sich die Bereiche, die den aktuellen Gesundheitsproblemen entsprechen, durch ihre Empfindlichkeit.

VORSICHT

Wenn Sie in den ersten Tagen Probleme mit der Naht am Damm haben, fragen Sie Ihre Hebamme. Suchen Sie Ihren Arzt auf bei Fieber, Schüttelfrost, extremer Erschöpfung, grippeähnlichen Symptomen oder wenn der Damm zu langsam heilt.

DAS WOCHENBETT

ALTERNATIVE THERAPIEN

Bevor Sie eine ergänzende Behandlung beginnen, sprechen Sie mit Ihrem Arzt. Beachten Sie die **Hinweise** auf Seite 4!

GESUNDE KOST, DIE IHRE ABWEHRKRÄFTE stärkt, hilft Infektionen zu vermeiden. Nach einem Dammriss oder Dammschnitt ist das genauso erforderlich wie Sorgfalt bei der Hygiene im Scheiden- und Afterbereich. Um Schwellungen zu reduzieren, halten Sie eine Plastiktüte mit zerdrücktem Eis auf den Bereich, aber nur 10 Minuten lang, da Ihr Kreislauf sonst beeinträchtigt werden kann. Beim Stillen setzen Sie sich auf ein Kissen oder legen Sie sich auf die Seite. Wenn Sie ruhen oder im Bett sind, legen Sie sich auf den Rücken mit einem Kissen unter dem Gesäß, um den Druck vom Damm zu nehmen. Oder legen Sie sich auf die Seite mit einem Kissen zwischen den Knien. Beginnen Sie mit den Beckenboden-Übungen, sobald Sie können, um die Durchblutung des Bereichs zu fördern und damit die Heilung.

AKUPUNKTUR

Die Behandlung durch einen erfahrenen Akupunkteur kann von Nutzen sein, um Wundsein und Schmerzen am Damm zu verringern.

✱ Ohren-Akupunktur kann bei Dammriss oder Dammschnitt günstig wirken. Der Akupunkturpunkt, der sich auf die äußeren Geschlechtsorgane bezieht, wird durch Nadeln angeregt.

Weitere Informationen s. S. 134–135

HOMÖOPATHIE

Nehmen Sie *Arnica D6*, um einer Entzündung des Damms vorzubeugen. (Vielleicht haben Sie das Mittel schon vor der Geburt als Vorbeugung gegen blaue Flecken verwendet.)

Weitere Informationen s. S. 148–149

BACH-BLÜTEN

Bach-Blüten helfen Ihnen wahrscheinlich, leichter durch die emotionalen Stürme des Wochenbetts zu kommen.

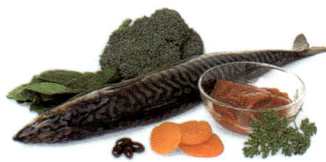

CRAB APPLE
Bringt jenen Frauen Erleichterung, die sich nach der Entbindung mutlos fühlen,

✱ *Crap Apple* – wenn die Schmerzhaftigkeit Ihres Damms und der allgemeine Zustand Ihres Körpers Ihnen ein unangenehmes und »schmutziges« Gefühl vermitteln. Außerdem wenn Sie sich niedergeschlagen und mutlos fühlen.

Weitere Informationen s. S. 154

AROMATHERAPIE

Ein paar Tropfen Lavendel-, Calendula- oder Teebaumöl in Ihrem Badewasser werden helfen, die Schmerzen nach einem Dammriss oder Dammschnitt zu lindern.

Weitere Informationen s. S. 152–153

WESTLICHE KRÄUTERMEDIZIN

Es gibt eine Reihe von Kräuterheilmitteln, die die Heilung des Dammes fördern.

✱ Tragen Sie Calendulasalbe auf (auch wenn die Haut rissig ist).
✱ Schütten Sie eine geeignete Tinktur in ein Sitzbad: Kamille bei blauen Flecken und Entzündung; Calendula (Ringelblume), um Wundsein zu erleichtern; Arnika, um blaue Flecken und Wundsein zu verringern und die Heilung zu fördern. Fügen Sie etwas Salz hinzu, um eine Infektion zu vermeiden und die Heilung zu fördern

Weitere Informationen s. S. 150–151

ERNÄHRUNG

Nach dem Blutverlust während der Geburt müssen Sie wichtige Nährstoffe ersetzen, z. B.:

✱ Vitamin C zur Heilung der Haut und Eisenabsorption.
✱ Zink zur Hormonproduktion und Genesung.

Weitere Informationen s. S. 116–117

EISENREICHE KOST
Fördert die Wundheilung und beugt Infektionen vor.

DAS WOCHENBETT

Kaiserschnitt

WIE SIE SICH SEELISCH und körperlich nach einem Kaiserschnitt fühlen, wird hauptsächlich davon abhängen, ob Sie einen geplanten Kaiserschnitt hatten oder ob es ein Notfall war, bei dem Sie Hals über Kopf in den Operationssaal gebracht worden sind. Im letzteren Fall können Sie noch Tage danach geschockt und innerlich aufgewühlt sein.

PROBLEME

Nebenwirkungen der Narkose

✱

Erschöpfung, Weinen

✱

Infektion

✱

Unzulängliche Laktation

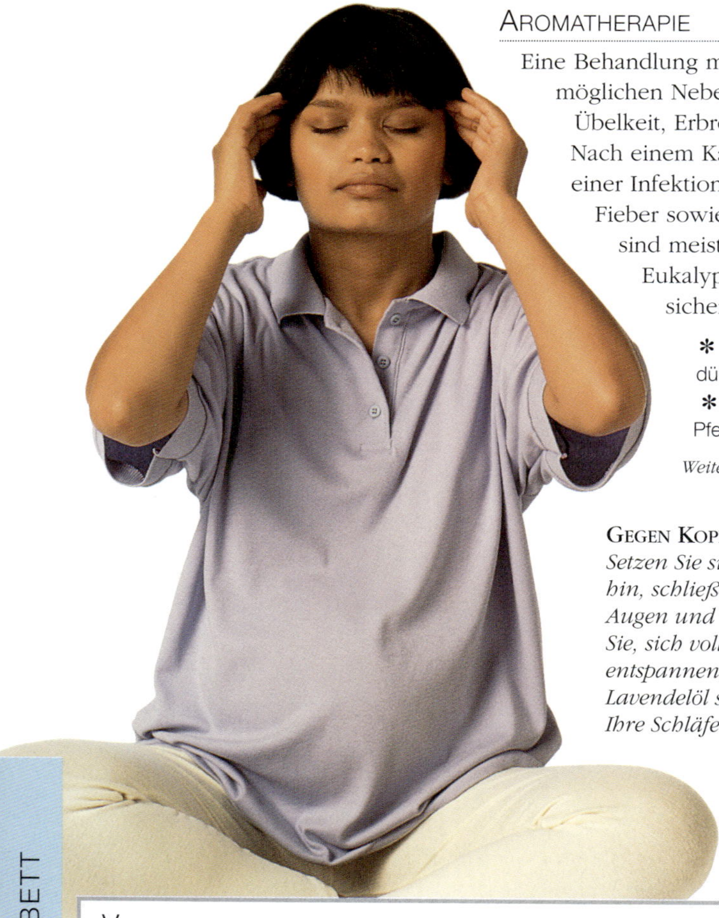

AROMATHERAPIE

Eine Behandlung mit Aromaölen kann dazu beitragen, die möglichen Nebenwirkungen einer Vollnarkose, z.B. Übelkeit, Erbrechen und Kopfschmerzen, zu lindern. Nach einem Kaiserschnitt kommt es manchmal zu einer Infektion. Wenn die Wunde entzündet ist und Fieber sowie grippeähnliche Symptome auftreten, sind meist Antibiotika nötig. Ein paar Tropfen Eukalyptusöl in einem Fußbad verbessern aber sicherlich Ihr Wohlbefinden.

✱ Bei Kopfschmerzen 2 Tropfen Lavendelöl (unverdünnt) auf die Schläfen reiben.

✱ Zur Erleichterung von Übelkeit und Erbrechen an Pfefferminzöl »schnüffeln«.

Weitere Informationen s. S. 152–153

GEGEN KOPFSCHMERZEN
Setzen Sie sich bequem hin, schließen Sie die Augen und versuchen Sie, sich vollkommen zu entspannen, bevor Sie Lavendelöl sanft auf Ihre Schläfen reiben.

WICHTIGE TIPPS

Sorgen Sie für möglichst viel Ruhe und Schlaf, um die Heilung und allgemeine Erholung zu unterstützen.

✱

Lassen Sie sich Zeit, um sich richtig zu erholen und versuchen Sie nicht, zu viel zu tun.

✱

Essen Sie zinkreiche Nahrung, da Zink im Heilungsprozess schnell aufgebraucht wird.

VORSICHT

Sofort zum Arzt bei Fieber, Schüttelfrost, extremer Erschöpfung oder grippeähnlichen Symptomen oder wenn Ihre Wunde entzündet ist und nicht richtig zu heilen scheint – Sie haben möglicherweise eine Infektion.

DAS WOCHEBETT

ALTERNATIVE THERAPIEN

Bevor Sie eine ergänzende Behandlung beginnen, sprechen Sie mit Ihrem Arzt. Beachten Sie die **Hinweise** auf Seite 4!

NATÜRLICHE, ALTERNATIVE Behandlungsmethoden helfen, die verschiedenen Beschwerden, die nach einem Kaiserschnitt auftreten können, zu beheben. Am ersten Tag nach der Vollnarkose werden Sie sich ziemlich »nebendran« fühlen. Sie hängen an einer Tropfinfusion und haben einen Blasenkatheter eingesetzt und Schmerzmittel gespritzt bekommen. Das Beste, was Sie jetzt tun können, ist ausruhen, viel schlafen und Ihr Baby wiegen. Ein Physiotherapeut wird Ihnen helfen, im Bett ein paar Übungen zu machen, die Ihren Kreislauf beleben. Am nächsten Tag sind Sie vielleicht in der Lage, aufzustehen und sich zu duschen. Man entfernt den Katheter, um zu sehen ob Sie alleine Urin lassen können. Schmerzmittel gibt es nur nach Bedarf. Versuchen Sie, sich positiv auf das Stillen einzustimmen. Am dritten Tag sind Sie seelisch total aufgewühlt, vor allem nach unerwartetem Kaiserschnitt. Ruhen und schlafen Sie viel, denn am fünften Tag wird man Sie wahrscheinlich nach Hause entlassen.

HOMÖOPATHIE

Homöopathische Mittel erleichtern oft die körperlichen und seelischen Probleme nach einem Kaiserschnitt.

✳ Die meisten Frauen weinen nach einem Kaiserschnitt. Nützlich sind:
Arnica D6 – zur Stabilisierung des Gefühlslebens.
Aconitum D6 – bei Schock.

✳ *Opium D6* – bei Schläfrigkeit und Abwesenheitsgefühl nach der Narkose.

Weitere Informationen s. S. 148–149

BEQUEME FORM
Heilmittel in Form von Pillen oder Kapseln sind leicht einzunehmen.

WESTLICHE KRÄUTERMEDIZIN

Bei vielen Frauen, die ihr Baby mit Kaiserschnitt zur Welt gebracht haben, gibt es Probleme mit der Milchbildung. Es dauert länger, bis die Milch einschießt, weil die durch die natürlichen Wehen ausgelösten Hormone auf andere Weise in Gang gesetzt werden.

✳ Fencheltee regt die Milchproduktion an.

Weitere Informationen s. S. 150 – 151

BACH-BLÜTEN

Bach-Blüten können Ihnen sicherlich Erleichterung in dieser seelisch und körperlich recht schwierigen Zeit bringen.

✳ Wenn Sie viele Tränen vergiessen und sehr erregt sind, werden *Rescue*-Tropfen Sie beruhigen.

✳ Wenn Sie unter Erschöpfung leiden, probieren Sie es mit *Olive*.

Weitere Informationen s. S. 154

ERNÄHRUNG

Nach einem Kaiserschnitt ist eine gesunde, ausgewogene Ernährung ganz besonders wichtig. Nehmen Sie ein Multivitamin-Präparat ein und essen Sie Nahrungsmittel, die reich an Vitamin C, Eisen und Zink sind, um Ihren Körper im Kampf gegen Infektion zu unterstützen, die Heilung Ihrer Wunde zu fördern und Anämie zu vermeiden (wenn Sie viel Blut verloren haben). Außerdem ist Folgendes zu empfehlen:

✳ Sie sollten regelmäßig Energie spendende Getränke trinken und über den Tag verteilt, mehrere kleine leichte Mahlzeiten oder Snacks verzehren.

✳ Nehmen Sie ein DHA-(DHS-)Präparat, wenn Sie stillen (mit Ihrem Arzt besprechen).

Weitere Informationen s. S. 116–117

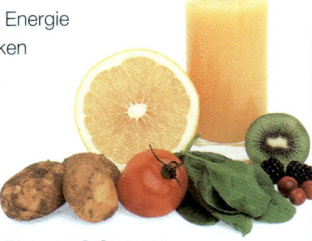

VITAMIN-C-QUELLEN
Essen Sie viel Nahrungsmittel, die reich an Vitamin C sind, z.B. Obst und Blattgemüse.

DAS WOCHENBETT

Wochenbettdepression

VIELE FRAUEN LEIDEN NACH DER GEBURT unter einer Depression. Die Gründe dafür können biologischer, psychologischer oder sozialer Natur sein. Eine Hauptursache für eine Depression unmittelbar nach der Entbindung ist Erschöpfung. Häufig kommt die sehr schwierige Zeit erst nach etwa vier Monaten, wenn viel von der anfänglichen Unterstützung wegfällt.

SYMPTOME

Erschöpfung, Lethargie, extremes Schlafbedürfnis

✳

Grundloses Weinen

✳

Konzentrations- und Schlafstörungen, Vergesslichkeit, Verwirrung

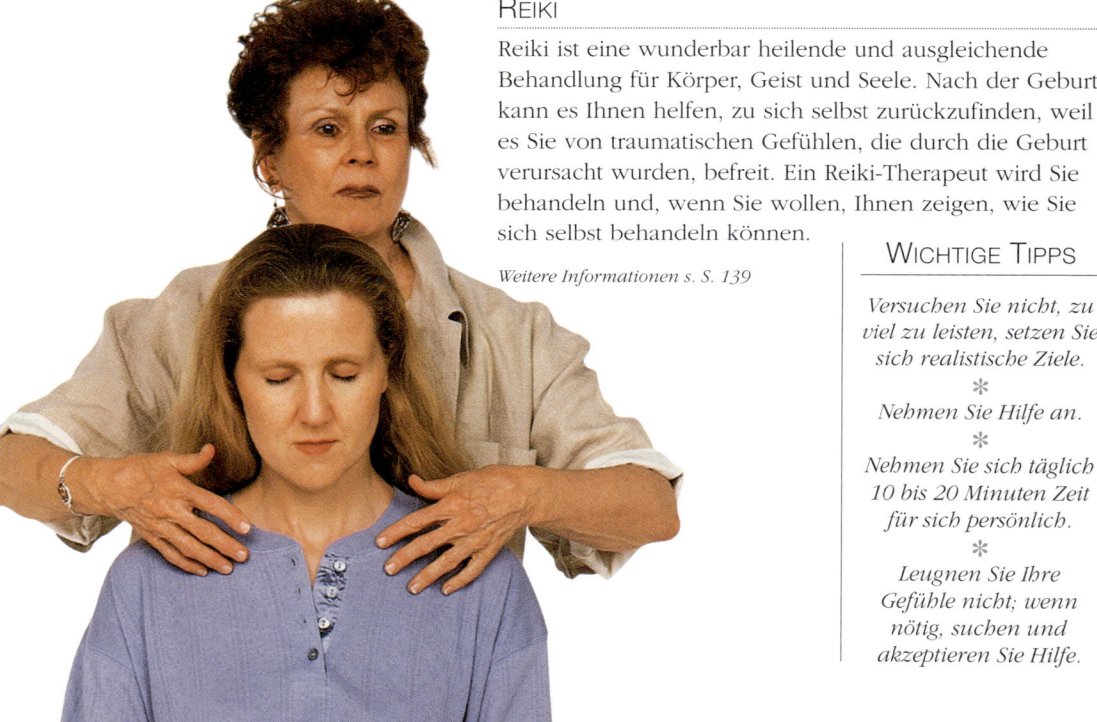

REIKI

Reiki ist eine wunderbar heilende und ausgleichende Behandlung für Körper, Geist und Seele. Nach der Geburt kann es Ihnen helfen, zu sich selbst zurückzufinden, weil es Sie von traumatischen Gefühlen, die durch die Geburt verursacht wurden, befreit. Ein Reiki-Therapeut wird Sie behandeln und, wenn Sie wollen, Ihnen zeigen, wie Sie sich selbst behandeln können.

Weitere Informationen s. S. 139

WICHTIGE TIPPS

Versuchen Sie nicht, zu viel zu leisten, setzen Sie sich realistische Ziele.

✳

Nehmen Sie Hilfe an.

✳

Nehmen Sie sich täglich 10 bis 20 Minuten Zeit für sich persönlich.

✳

Leugnen Sie Ihre Gefühle nicht; wenn nötig, suchen und akzeptieren Sie Hilfe.

HEILENDE HÄNDE
Heilende Lebenskraft fließt durch die Hände des Reiki-Therapeuten in den Körper der Frau.

VORSICHT

Wenn Sie stillen, kein Johanniskraut nehmen. Hält die Depression länger an, sprechen Sie mit Ihrem Arzt über eine Psychotherapie.

DAS WOCHENBETT

ALTERNATIVE THERAPIEN

Bevor Sie eine ergänzende Behandlung beginnen, sprechen Sie mit Ihrem Arzt. Beachten Sie die **Hinweise** auf Seite 4!

NATÜRLICHE BEHANDLUNGSMETHODEN sind häufig sehr hilfreich bei einer Wochenbettdepression. Besonders wichtig ist aber auch eine gesunde Ernährung. Probleme im Hormon- und Nährstoffhaushalt Ihres Körpers verschlimmern den depressiven Zustand oder sind sogar teilweise die Ursache. Der Bestand an Kupfer erhöht sich laufend in der Schwangerschaft. Das Zink, das dagegen steuert, wird aber reichlich verbraucht. Man glaubt, dass ein hoher Kupferbestand und Zinkmangel zu Wochenbettdepressionen beitragen.

AKUPUNKTUR

Nach einer traumatischen Geburt kann Akupunktur helfen, Ihre Lebensgeister zu stärken und zu besänftigen. Die Behandlung zielt darauf ab, das Blut zu kräftigen, den Fluss des *Qi* zu verbessern und den Geist zu beruhigen. Bestimmte Akupunkturpunkte können benutzt werden, um Neurotransmitter freizusetzen, die helfen, eine Depression zu lindern.

Weitere Informationen s. S. 134

KRÄUTERMEDIZIN

Einige Pflanzen haben den Ruf, die Lebensgeister zu anzuregen.

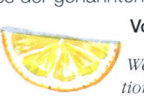

✻ Trinken Sie z. B. Pfefferminz-, Zitronenbalsam- oder Orangenblütentee für einen inneren Aufschwung.
✻ Nehmen Sie Johanniskraut. (Nicht wenn Sie stillen!)

FRISCHE KRÄUTER
Stellen Sie frische Kräuter in eine Vase. Der Duft bringt Ihre Lebensgeister in Schwung.

Weitere Informationen s. S. 150–151

AROMATHERAPIE

Eine Massage mit Lavendel- oder Zitrusöl entspannt und ruft ein Gefühl des Wohlbefindens hervor, was die Depression vermindern kann.

✻ Zur Belebung Jasmin-, Zitronen- oder Grapefruitöl in eine Duftlampe geben.
✻ Dem Badewasser ein paar Tropfen eines der genannten Öle beifügen.

Vorsicht: *s. S. 153*

Weitere Informationen s. S. 152–153

SHIATSU & REFLEXZONENMASSAGE

Beide Behandlungen können der Linderung der Wochenbettdepression dienen. Chinesen bezeichnen das Wochenbett als »Pforte der Veränderungen« und als eine kritische Zeit, wenn eine Frau für sich selbst sorgen und ihre Kraft wiedergewinnen muss.

Weitere Informationen s. S. 138 und 140 – 141

BACH-BLÜTEN

Viele Bach-Blüten machen die verschiedenartigen Gefühle, die sich nach der Geburt eines Babys einstellen können, erträglicher. Die folgenden Bach-Blüten haben sich bei Mutlosigkeit und Depression gut bewährt:

✻ *Mustard* – bei unerklärlicher Depression.
✻ *Gentian* – wenn Sie wissen, warum Sie deprimiert sind, und Sie sich verzagt und mutlos fühlen.
✻ *Sweet Chestnut* – bei Verzweiflung.
✻ *Clematis* – wenn Sie sich von der Realität losgelöst fühlen.
✻ *Red Chestnut* – bei Überängstlichkeit.
✻ *Pine* – wenn Sie den klaren Blick wiedergewinnen müssen und wenn Sie sich schuldig fühlen, als hätten Sie irgendetwas falsch gemacht.
✻ *Elm* – wenn Sie sich von den Verantwortungen der Mutterschaft überfordert fühlen.
✻ *Crab Apple* – um Sie von Trauma und Gefühlen von Ekel und Abscheu vor sich selbst zu befreien.

Weitere Informationen s. S. 154

PSYCHOTHERAPEUTISCHE BERATUNG

Scheuen Sie sich nicht, die psychotherapeutische Beratung in Anspruch zu nehmen. Sie kann Ihnen helfen, die Gefühle, die mit der Depression aufkommen, zu verarbeiten.

DAS WOCHENBETT

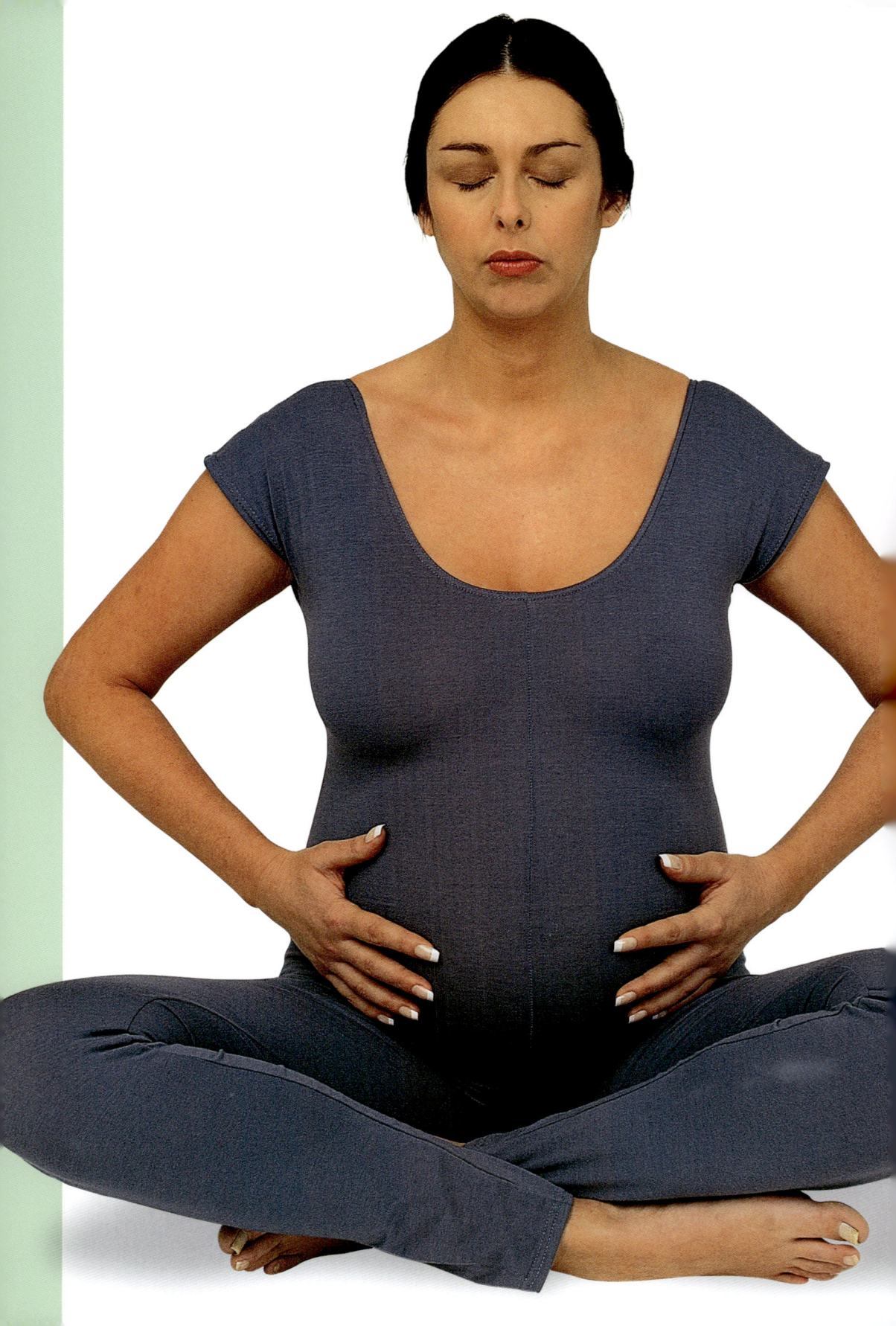

Es GIBT ZAHLREICHE alternative Therapien und Naturheilweisen, die bei leichteren Beschwerden während der Schwangerschaft hilfreich sind. Außerdem stärken diese natürlichen Methoden Ihren Körper, sodass Sie Ihre Schwangerschaft körperlich und geistig so gesund wie möglich genießen können. Vielleicht sind Sie mit

Alternative Therapien

alternativen Therapien nicht vertraut und zögern, sie in der Schwangerschaft auszuprobieren. Lesen Sie dann in Ruhe dieses Kapitel. Es vermittelt Ihnen Grundwissen zu allen Behandlungsverfahren, die in diesem Buch empfohlen werden. Das wird Ihnen helfen, die Maßnahmen auszuwählen, die für Sie richtig sind.

Chinesische Medizin

FÜR DIE TRADITIONELLE CHINESISCHE MEDIZIN (TCM) ist *Qi*, »Lebensenergie«, die Hauptlebenskraft. Sie fließt in Meridianen, Kanälen, durch den Körper und ist der Katalysator für alle Stoffwechselvorgänge, Bewegungen, Gefühle und Gedanken. Gute Gesundheit heißt, im Rhythmus des Energieflusses im Körper zu leben.

24-STUNDEN-KÖRPERUHR

Ärzte der TCM suchen eher ein Muster von Symptomen als eine spezielle Krankheit. Mangelt es einem Organ an *Qi*, treten die Symptome in der Ruhezeit, der Zeit geringer Energie, des Organs auf. Jeder Zeitraum im 24-Stunden-Zyklus gehört zu einem Organ (*s. unten*). So sieht die Einteilung aus:

• 7 bis 9 Uhr – Magen: Die Chinesen sagen, man soll »frühstücken wie ein Prinz, mittags speisen wie ein Kaufmann und abends wie ein Armer essen«.
• 9 bis 11 Uhr – Milz und die Beförderung von Nahrung und Ideen: Ein kurzer Spaziergang lässt das *Qi* fließen und hilft der Verdauung. Dies ist die produktivste Zeit des Tages.

• 11 bis 13 Uhr – Herz: Diese Tageszeit eignet sich am besten für aerobische Übungen.
• 13 bis 15 Uhr – Dünndarm, der mit geistiger Aktivität verbunden ist: Um diese Zeit ist Ihr Verstand am schärfsten.
• 15 bis 17 Uhr – Blase: Um diese Zeit sollten Sie Ihre Tagesaktivitäten beenden.
• 17 bis 19 Uhr – Nieren, die man mit der Fortpflanzung verbindet: Bei einer Risikoschwangerschaft, Ödemen oder hohem Blutdruck sollten Sie während dieser Zeit ruhen.
• 19 bis 21 Uhr – Herzbeutel, der mit Offenheit und Kommunikation assoziiert wird: Eine gute Zeit, um Freunde und Familienmitglieder zu treffen.
• 21 bis 23 Uhr – Spitzenzeit für die Drei Erwärmer – ein Organ ohne körperliche Form, das zwischen Ober-, Mittel- und Unterkörper vermittelt und die Körpersäfte und den Fluss des *Qi* beeinflusst. Alles verlangsamt sich zum Schlafen.

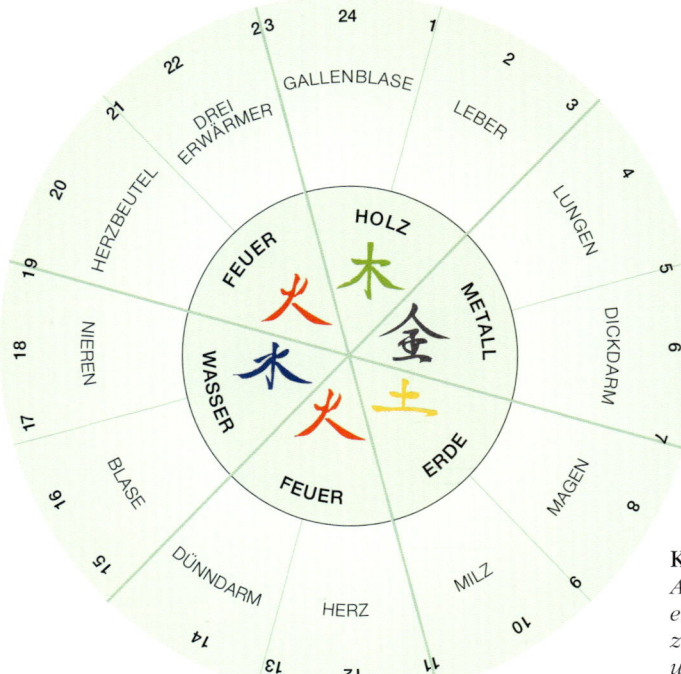

KÖRPERZYKLUS
Anhänger der TCM glauben, dass in einem 24-Stunden-Zyklus jedes Organ zwei besonders leistungsfähige Stunden und 12 Stunden später zwei Stunden geringer Energie hat.

ELEMENTARE BEZIEHUNGEN
Ein Element fördert oder hemmt das andere: Wasser löscht Feuer, Feuer schmilzt Metall. Genauso beeinflusst ein Organ das andere: Die Nieren kontrollieren das Herz und dieses hat Einfluss auf die Lungen.

FEUER
Jahreszeit: Sommer
Geschmack: bitter
Gefühl: Freude
Körperteile: Herz, Dünndarm, Zunge, Blutgefäße

HOLZ
Jahreszeit: Frühling
Geschmack: sauer
Gefühl: Ärger
Körperteile: Leber, Gallenblase, Sehnen, Augen

ERDE
Jahreszeit: Spätsommer
Geschmack: süß
Gefühl: Sorge
Körperteile: Milz, Magen, Mund, Muskeln

WASSER
Jahreszeit: Winter
Geschmack: salzig
Gefühl: Angst
Körperteile: Nieren, Blase, Ohren, Knochen

METALL
Jahreszeit: Herbst
Geschmack: scharf
Gefühl: Trauer
Körperteile: Lungen, Dickdarm, Nase, Haut

- 23 bis 1 Uhr – Gallenblase: In dieser Zeit sollten Sie schlafen und träumen.
- 1 bis 3 Uhr – Leber und Entgiftung.
- 3 bis 5 Uhr – Lungen: Dies ist die wichtigste Zeit für Träume.
- 5 bis 7 Uhr – Dickdarm. Dies ist die beste Tageszeit für den Stuhlgang.

JAHRESZEITEN-HARMONIE

Die Idee in Harmonie mit der Natur zu leben ist alt und für die TCM grundlegend. Die Jahreszeiten und der durch sie bewirkte Wechsel beeinflussen unser Wachstum und Wohlbefinden. Stellen Sie sich vor, dass Ihre Schwangerschaft 12 Monate dauert, einschließlich drei Monate Pflege vor der Empfängnis. Um gesund zu bleiben, müssen Sie in Harmonie mit den Jahreszeiten leben und Ernährung, Körpertraining und Lebensweise anpassen. Frühling und Sommer sind *Yang*-Monate – Zeit der Wärme, des Wachstums und der Aktivität. Herbst und Winter sind *Yin*-Monate – Zeit der Ernte und Lagerung, der Ruhe und des Nachdenkens.

FÜNF-ELEMENTE-THEORIE

In China stehen traditionell die fünf Elemente Feuer, Erde, Metall, Holz und Wasser symbolisch für alles im Universum.

Diese Elemente setzen Ärzte als Prüfstein bei Verordnungen für Beschwerden ein. Beschwerden von Organen, die man einem Element zuordnet, behandelt man mit Kräutern, die zum selben Element gehören. Jedes Element ist mit einer Jahreszeit, körperlichen Tätigkeiten (*s. S. 19*), einem *Yin*- sowie *Yang*-Organ, einem Geschmack und einem Gefühl verbunden.

- Zum Frühling gehören Leber, Gallenblase und das Element Holz. Er ist eng mit Geburt und Wachstum verbunden. Diese Jahreszeit eignet sich gut zum gründlichen Putzen, für einen Neubeginn und für mentales Training. Nehmen Sie jetzt viel Wasser, grünes Gemüse, Säfte und Samen zu sich.
- Zum Sommer gehören Herz, Dünndarm, Herzbeutel, Drei Erwärmer und das Element Feuer. Werden Sie im Freien aktiv, essen Sie Obst und Salat.
- Dem Spätsommer sind Milz, Magen und das Element Erde zugeordnet. Er ist die Zeit, sich zu erden, die Mitte zu finden, zu meditieren und neue Kraft zu schöpfen. Essen Sie viel Obst, Nüsse und Samen.
- Zum Herbst gehören Lungen, Dickdarm und das Element Metall. Jetzt sollten Sie entspannen und sich innerlich auf den Winter vorbereiten. Essen Sie Beeren, z. B. Brombeeren und Schwarze Johannisbeeren.
- Dem Winter ordnet man Nieren, Blase und das Element Wasser zu. Dies ist die Zeit für Ruhe und Nachdenken, Warmhalten und Energie-Aufbau. Essen Sie viel Wurzelgemüse und gekochte Getreidesorten.

Akupunktur

AKUPUNKTUR IST EIN 3500 JAHRE ALTER TEIL der Traditionellen Chinesischen Medizin. Deren Ärzte glauben, dass die Lebensenergie (*Qi*) den Körper in unsichtbaren Kanälen – Meridianen – durchfließt. Fließt *Qi* frei, sind Sie gesund, ist der Fluss gestört, tritt Krankheit auf. Akupunktur kann den *Qi*-Fluss regulieren.

FUNKTIONSWEISE

Nach der Traditionellen Chinesischen Medizin (s. S. 132–133) entsteht *Qi* im Körper durch das Zusammenwirken der entgegengesetzten, aber einander ergänzenden Kräfte von *Yin* und *Yang*. Für einen gesunden Körper müssen sie im Gleichgewicht (*Tao*) sein. *Yin* steht für Kälte, Feuchtigkeit und Kontraktion, *Yang* für Hitze, Trockenheit und Entzündung. Befinden *Yin* und *Yang* sich nicht im Gleichgewicht, ist der Fluss des *Qi* unterbrochen und Krankheit entsteht. In China weiß man schon lange, dass die Stimulierung bestimmter Körperpunkte Schmerz lindert und die Funktion der entsprechenden Organe beeinflusst. Die 365 Akupunkturpunkte sind nicht willkürlich verteilt, sondern folgen einem unveränderlichen Muster. Die einem bestimmten Organ – wie Milz, Leber oder Lunge – zugeordneten Punkte sind durch Leitbahnen, Meridiane genannt, verbunden. Um Krankheitssymptome zu behandeln und Schmerzen zu lindern, werden feine Nadeln an Punkten des entsprechenden Meridians eingestochen. Nach Ansicht chinesischer Heilkundiger fördert oder unterdrückt Akupunktur den Fluss des *Qi* entlang dieser Meridiane. Westliche Wissenschaftler vermuten, dass Akupunktur die normale Schmerzreaktion des Körpers verändert.

DIAGNOSE

Der erste Akupunktur-Termin kann bis zu 90 Minuten dauern. Der Therapeut nimmt detailliert die Krankengeschichte auf. Diese umfasst nicht nur die zu

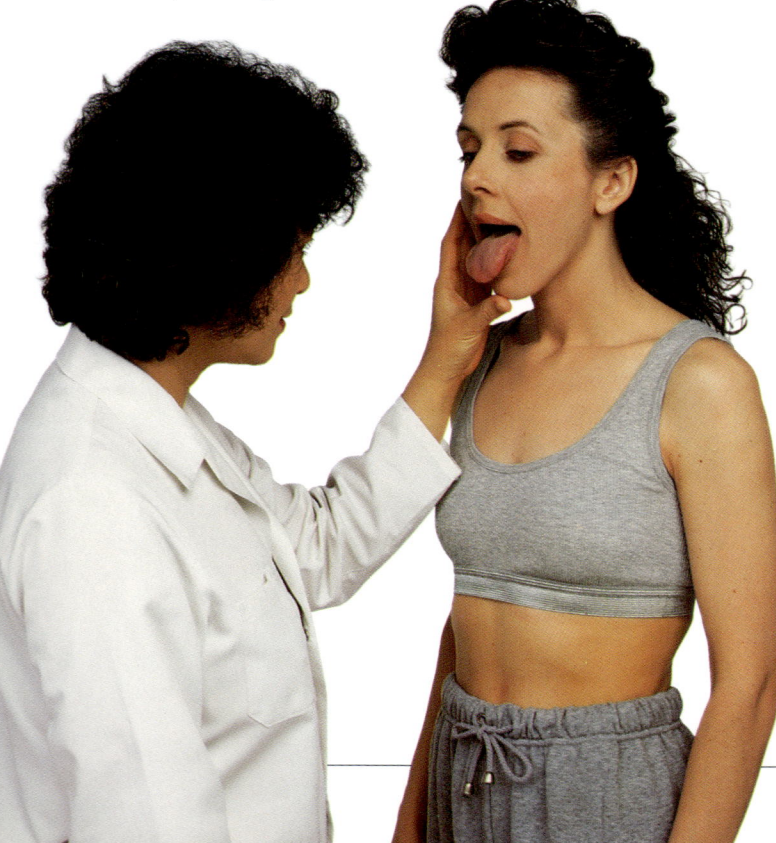

ZUNGENDIAGNOSE
Farbe und Belag der Zunge spiegeln Ihren Gesundheitszustand wider.

behandelnden Krankheitssymptome, sondern auch die Lebensweise sowie psychische und physische Verfassung. Allen Körpersystemen wird Aufmerksamkeit geschenkt, vor allem Verdauung und Kreislauf, außerdem den Schlafgewohnheiten und dem Energieniveau. Die Zunge wird sorgfältig untersucht, weil bestimmte Bereiche einzelnen Organen zugeordnet sind. Art des Belags oder seine Farbe weisen auf Krankheiten

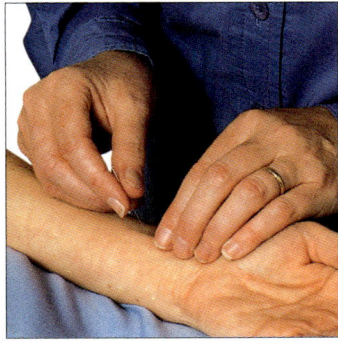

PULSFÜHLEN
Der Akupunkteur fühlt drei Pulspunkte an beiden Handgelenken des Patienten. In der Traditionellen Chinesischen Medizin geht man von 28 Pulsarten aus.

hin. Ein gelber Belag tritt bei übermäßiger innerer »Hitze« auf, die behandlungsbedürftig ist; ein weißer Belag heißt zu starke »Kälte«. Auch der Puls ist bei der Diagnose ein wichtiger Indikator. Der Fluss des *Qi* und das Gleichgewicht von *Yin* und *Yang* spiegeln sich in drei Pulspunkten entlang der Armschlagader. Alle Pulspunkte werden bei mäßigem und kräftigem Druck hinsichtlich Stärke und Rhythmus verglichen. Aus den Unterschieden ergibt sich, wie ausgewogen der Fluss des *Qi* ist.

BEHANDLUNG

Die klassische Akupunktur ist ein ganzheitliches Behandlungsverfahren, das sich intensiv auf die persönlichen Bedürfnisse des einzelnen Menschen einstellt. Man setzt vier bis sechs Nadeln, die 15 bis 20 Minuten verbleiben, manchmal auch länger. Der Patient spürt wenig, vielleicht ein leichtes Kribbeln oder einen dumpfen Schmerz, gefolgt von einem Gefühl der Entspannung. In einigen Fällen werden die Symptome stärker, bevor sie sich spürbar bessern.

ANDERE TECHNIKEN

Eine andere Technik der TCM ist die Förderung eines ausgewogenen *Qi*-Flusses durch Moxibustion (Brenntherapie). Dabei wird Beifuß (*Artemisia vulgaris*) – chinesisch Moxa – getrocknet und zu Stäbchen oder Kegeln gerollt. Stäbchen werden entzündet über einen Akupunkturpunkt gehalten, bis die Haut unangenehm heiß wird. Moxa-Kegel lässt man direkt auf der Haut auf dem Akupunkturpunkt glimmen, bis es unangenehm heiß wird. Moxa wird auch am Griff einer eingestochenen Nadel appliziert oder mit dem »Moxa-Bügeleisen« aufgebracht. Die Hitzeübertragung auf Akupunkturpunkte wird im Allgemeinen angewendet, um einen Mangel an *Qi* auszugleichen oder um »Kälteerkrankungen« zu behandeln. Moxibustion kann – von einem fachkundigen Therapeuten – auch bei Schwangeren angewendet werden. Sie soll sogar ein Baby in ungünstiger Geburtslage anregen, sich in die natürliche Position zu drehen.

VORSICHTSMASSNAHMEN

Bevor Sie eine Akupunktur-Behandlung beginnen, müssen Sie dem Therapeuten mitteilen, dass Sie schwanger sind oder es werden wollen. Achten Sie darauf, dass der Therapeut wirklich qualifiziert ist (*s. S. 160*). Einige Akupunkturpunkte sollten bei Schwangeren – außer während der Wehen – nicht stimuliert werden. Um die Wirkung einer Akupunktur-Behandlung nicht zu verringern, sollten Sie davor und danach Folgendes vermeiden: Kontakt mit Schwermetall, Alkoholgenuss, große Mahlzeit, heißes Bad oder Dusche oder anstrengende körperliche Aktivität (einschließlich Sex).

AKUPUNKTUR AM OHR

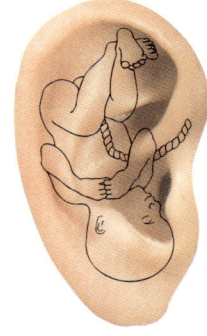

KÖRPER EN MINIATURE
In der TCM ist das Ohr sehr wichtig. Es soll einem umgekehrten Fetus ähneln. Es hat mehr als 120 Akupunkturpunkte und wird von den Hauptmeridianen gekreuzt. Zur Ohr-Akupunktur wird das Ohr sorgfältig untersucht, vor allem Zustand und Farbe der Haut. Sanfter Druck wird mit den Fingern oder winzigen Nadeln auf den entsprechenden Punkt ausgeübt. Moderne Techniken setzen auch Laser ein.

Akupressur

AKUPRESSUR IST AKUPUNKTUR ohne Nadeln. Als Teil der Traditionellen Chinesischen Medizin basiert sie auf denselben Prinzipien wie die Akupunktur. Sie eignet sich gut für Menschen, die vor Nadeln Angst haben. Und sie ist eine ausgezeichnete Selbsthilfe-Methode bei einigen häufigen Schwangerschaftsbeschwerden.

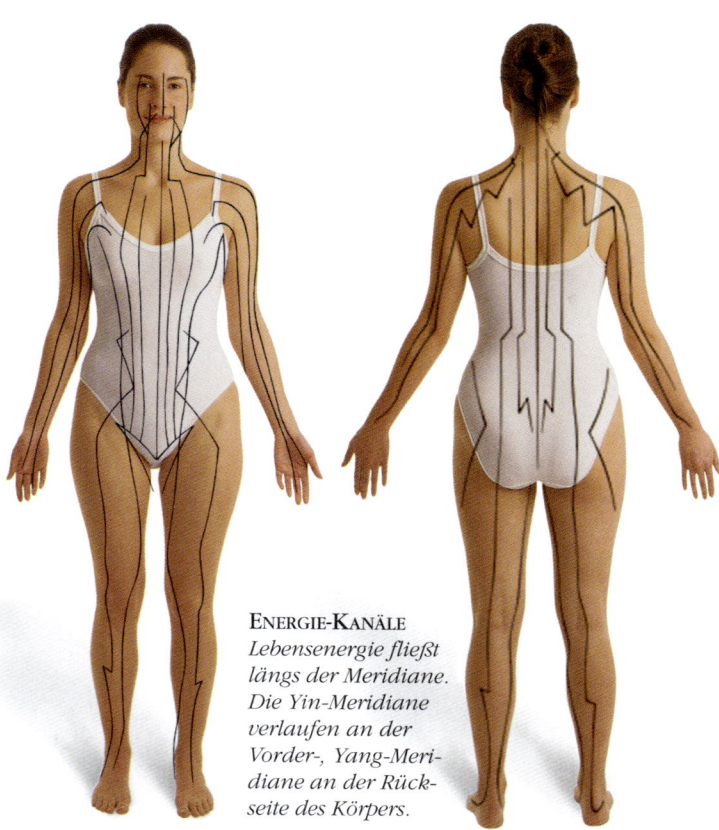

ENERGIE-KANÄLE
Lebensenergie fließt längs der Meridiane. Die Yin-Meridiane verlaufen an der Vorder-, Yang-Meridiane an der Rückseite des Körpers.

sur hilfreich sein: bei Übelkeit am Morgen, starkem Erbrechen, Rückenschmerzen sowie bei Schmerzen an Gelenken und Gliedern, Migräne, Sodbrennen, Verstopfung, zur Einleitung und im Verlauf der Wehen.

BEHANDLUNG

Der Therapeut informiert sich über Ihre Krankengeschichte und bewertet Ihre Symptome. Daraus ergibt sich der zu stimulierende Meridian. Er übt dann mit Fingern und Daumen Druck in Richtung des Meridians aus, um die größtmögliche Wirkung zu erreichen. Einige Anwendungen, z. B. am (Perikard-)Herzbeutel-Meridian gegen Übelkeit am Morgen (s. S. 37), sind erfolgreich, doch schreibt man der Akupressur weniger Wirksamkeit zu als der Akupunktur.

VORSICHTSMASSNAHMEN

Achten Sie unbedingt darauf, dass Sie nur einen voll qualifizierten Therapeuten konsultieren (s. S. 160). Wie bei der Akupunktur ist es auch bei der Akupressur gefährlich, gewisse Akupunkturpunkte während bestimmter Stadien der Schwangerschaft zu behandeln.

FUNKTIONSWEISE

Akupressur wird in China bei leichten Beschwerden regelmäßig angewendet. Sie basiert auf der Ansicht, dass *Qi* in Meridianen durch den Körper fließt (s. S. 134). Mit den Fingern wird Druck auf die jeweiligen Akupunkturpunkte ausgeübt, um Symptome zu verringern und das *Qi*-Gleichgewicht im Körper herzustellen. Die japanische Therapie Shiatsu beruht auf denselben Prinzipien wie Akupressur. Während der Schwangerschaft kann Akupressur

T'ai Chi

T'AI CHI ODER SCHATTENBOXEN koordiniert Bewegungs-
abläufe und Atmung, um den *Qi*-Fluss im Körper
zu fördern. Diese sanfte Form des Körpertrainings
beruhigt den Geist und aktiviert die Selbstheilungskräfte des Körpers. In China wird sie täglich von
Menschen jeden Alters ausgeübt.

ANWENDUNG

* Stress & Angst
* Müdigkeit
* Körpertraining
* Entspannung

FUNKTIONSWEISE

T'ai Chi Ch'uan, meist nur als
T'ai Chi bezeichnet, ist eine
Bewegungstherapie, die den
reibungslosen Fluss des *Qi* –
der Lebensenergie – auf den
Meridianen (*s. S. 134*) im Körper sichern soll. Es gibt fünf
T'ai-Chi-Arten. Bei der popu-
lärsten Art, *Yang*, führt der
Trainierende eine Reihe von
Posen aus, die an Tiere, Kämp-
fer und Naturformen erinnern.
Jede Pose geht fließend in die
nächste über. So entsteht eine
rhythmische und kraftvolle
Abfolge, die Geist und Körper
in ihre Mitte bringen soll, um
den Fluss des *Qi* zu verbessern.
Zur »Kurzform« gehören
24 Bewegungen, sie dauert
etwa zehn Minuten. Die »Lang-
form« kann bis zu 40 Minuten
dauern. Es ist ideal, T'ai Chi im
Freien zu trainieren, damit das
Qi der Erde sich mit dem des
Körpers verbinden kann.

T'AI CHI FÜR SCHWANGERE

T'ai Chi dient dazu, Muskeln
und Nerven zu entspannen –
davon profitieren alle Körpersysteme – und Haltung, Gleichgewicht und Beweglichkeit der
Gelenke zu verbessern. Daher
eignet sich T'ai Chi als Körpertraining während der Schwangerschaft. Man kann es in allen
drei Trimestern üben. Beginnen
Sie aber am besten schon früh
damit, um ein gutes Gleichgewicht zu entwickeln und die
Muskeln und Gelenke langsam
zu kräftigen. T'ai Chi können
Sie mithilfe eines Videos lernen,
doch während der Schwangerschaft sollten Sie besser einen
qualifizierten Lehrer zu Rate
ziehen, der ihnen auch die
Philosophie erläutern und Sie
auf Posen aufmerksam machen
kann, die Sie in der Spätphase
der Schwangerschaft meiden
sollten. T'ai chi ist ein sanftes
Training, dass viele Schwangere
mögen. Seine Entspannungs-
und Atemtechniken helfen bei
stressbedingten Beschwerden
ebenso wie bei der mentalen
und physischen Kontrolle, die
in der Schwangerschaft und
während der Wehen wertvoll
sein kann.

VORSICHTSMASSNAHMEN

Informieren Sie den Lehrer
über Ihre Schwangerschaft
und Ihre Beschwerden!
Beginnen Sie Ihr Training
stets mit einem leichten
Warm-up und überan-
strengen Sie sich nicht.

ERLERNEN DER TECHNIK

*Ein qualifizierter Lehrer
passt auf, dass Ihre T'ai-Chi-
Stellung richtig ist, damit
die Therapie möglichst
viel bewirkt. Er wird
auch Posen auswählen,
die in der Schwanger-
schaft geeignet sind.*

Shiatsu

SHIATSU BEDEUTET WÖRTLICH aus dem Japanischen übersetzt »Fingerdruck«. Diese Heilung durch Berührung, die ihre Wurzeln in der Traditionellen Chinesischen Medizin hat, entstand im 19. Jahrhundert in Japan als Synthese aus traditionellen Massage-Techniken und dem westlichen Wissen von der Physiologie.

ANWENDUNG

* ✳ *Übelkeit am Morgen*
* ✳ *Rücken-, Gelenk- und Gliederschmerzen*
* ✳ *Schlaflosigkeit*
* ✳ *Erböhter Blutdruck*
* ✳ *Ödeme*

FUNKTIONSWEISE

Idealerweise verbindet Shiatsu eine feine Intuition mit gründlichen Kenntnissen der Körperstruktur. Wie bei der Akupunktur (*s. S. 134–135*), basieren die Regeln des Shiatsu auf der Verbesserung des Flusses der Lebensenergie (Japanisch: *Ki*) durch die inneren Organe und ihre Meridiane. Vitalität wird als Basis der Gesundheit betrachtet, sie spiegelt Kraft

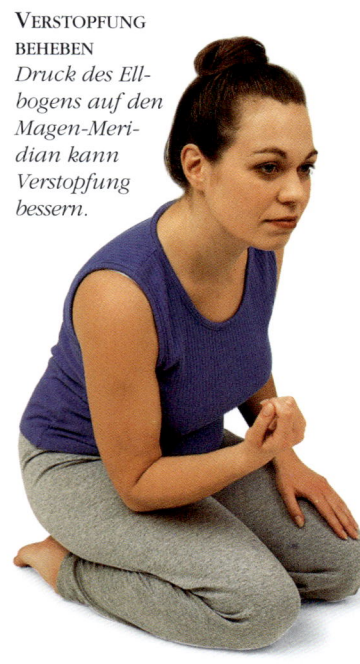

VERSTOPFUNG BEHEBEN
Druck des Ellbogens auf den Magen-Meridian kann Verstopfung bessern.

und Harmonie im Fluss des *Ki* wider. Therapeuten versuchen, Störungen im *Ki*-Fluss durch eine Reihe von Handgriffen zu regulieren. Je nach Bedarf setzen sie blockierte Energie frei oder dämmen deren überschüssigen Fluss ein. Sie sollen Nervenfunktionen regulieren, Widerstandskraft gegen Krankheiten stärken, Organe oder Gewebe »durchspülen«, den Kreislauf verbessern und die Gelenke beweglicher machen.

DIAGNOSE & BEHANDLUNG

Eine Shiatsu-Behandlung dauert bis zu einer Stunde. Der Therapeut nimmt beim ersten Besuch Ihre Krankengeschichte genau auf, prüft Ihre Zunge, beobachtet Ihre Haltung und misst den Puls. Die *Hara*-Diagnose zählt zu den wichtigsten Teilen der Beratung. *Hara,* das sich auf den Unterleib konzentriert, »kartografiert« die Energie Ihres Körpers. Der Therapeut tastet den Unterleib sanft ab, um den energetischen Zustand der inneren Organe und ihrer Meridiane festzustellen. Bei der Behandlung lehnt der Therapeut sich mit seinem ganzen Gewicht gegen verschiedene

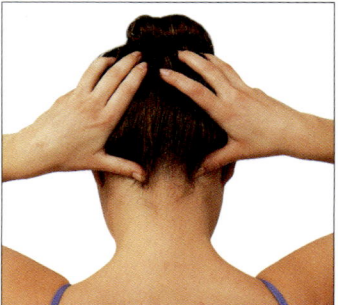

KOPFSCHMERZEN LINDERN
Eine wertvolle Selbsthilfe ist es, auf den Gallenblasen-Akupunkturpunkt 20 Druck auszuüben.

Teile Ihres Körpers. Mit seinen Fingern, Händen, Unterarmen, Knien und Füßen übt er Druck auf bestimmte Punkte aus, während Sie in verschiedenen Positionen sitzen oder liegen.

VORSICHTSMASSNAHMEN

Ihr Therapeut muss Erfahrung in der Behandlung schwangerer Frauen haben und auch alle Akupunkturpunkte kennen, die während der Schwangerschaft nicht massiert werden dürfen. Vermeiden Sie vor und nach einer Shiatsu-Behandlung große Mahlzeiten, Alkoholgenuss, heißes Baden oder Duschen und anstrengende körperliche Aktivitäten jeder Art.

Reiki

Übersetzt bedeutet Reiki »universelle Lebensenergie«. Diese Methode spiritueller Heilung beruht auf alten tibetischen buddhistischen Lehren. Nach jahrelangem Forschen, Reisen und Meditieren formulierte sie Dr. Mikao Usui, ein japanischer Theologe. Sie soll die Gesundheit verbessern, ist aber klinisch unbewiesen.

ANWENDUNG

* *Rückenschmerzen, Schmerzen in Gelenken und Gliedern*
* *Kopfschmerzen*
* *Stress & Angst*
* *Wochenbettdepression*

FUNKTIONSWEISE

Reiki, eine einfache Technik, die aber als sehr wirksam gilt, wird von Meistern praktiziert, die ihr Leben dieser Therapie und der ihr entsprechenden Lebensweise gewidmet haben. Die Reiki-Energie fließt, wenn sie für Heilzwecke aktiviert wird, durch Hände des Meisters dorthin, wo sie im Körper des Patienten gebraucht wird. Die Therapie dient dem physischen, mentalen und geistigen Wohlbefinden und beschleunigt die körpereigenen Heilkräfte. Nach den Reiki-Meistern reagiert der Körper auf die Behandlung wie eine Pflanze auf Wasser – wenn nötig, nimmt er lediglich die Kraft auf. Die heilende Energie gelangt direkt zur Quelle eines Problems, entfernt »Blockaden« und bringt den Energiefluss ins Gleichgewicht. Das darauf folgende Gefühl der Befreiung bringt tiefe Entspannung, mentale und emotionale Harmonie sowie Linderung der Beschwerden. Die Anwendung von Reiki fördert die Ursachen von Problemen zutage und schafft so den Weg für Änderungen. Nach der Behandlung fühlen sich Arzt und Patient neu belebt.

BEHANDLUNG

Eine Reiki-Behandlung dauert etwa eine Stunde. Der Therapeut hält dabei seine Hände in 12 verschiedenen Positionen auf oder über Ihren Körper. Im Verlauf der Schwangerschaft kann Reiki vor allem Übelkeit oder Rückenschmerzen lindern. Regelmäßig angewandt, soll es zu einer problemlosen Entbindung verhelfen. Nach der Geburt hilft es geistig und emotional und bringt die Mutter »zu sich« zurück, es beruhigt angespannte Babys und mildert das Trauma der Geburt.

DURCHDRINGENDE ENERGIE
Reiki-Meister leiten heilende Energie über ihre Hände in den Körper der Patienten.

Reflexzonenmassage

DIESE THERAPIE ist verwandt mit alten Fußmassagetechniken. Sie beruht auf der Theorie, dass Reflexpunkte an den Füßen als Rezeptoren für alle Körperorgane wirken, mit denen sie durch Energiepfade verbunden sind. Sie hilft bei leichten Beschwerden besonders gut zusammen mit traditionellen Methoden.

ANWENDUNG

* *Übelkeit am Morgen*
* *Rückenschmerzen*
* *Migräne*
* *Verstopfung*
* *Blasenentzündung*
* *Erhöhter Blutdruck*

FUNKTIONSWEISE

Die heute angewandte Reflexzonenmassage entstand aus der Arbeit des amerikanischen Hals-Nasen-Ohren-Arztes Dr. W. Fitzgerald. 1915 entdeckte er, dass Druck auf bestimmte Bereiche des Körpers in anderen – auch weit von den Druckpunkten entfernten – Zonen dumpf zu spüren ist. Er stellte die These auf, dass die Energie sich durch bestimmte Kanäle oder Zonen von den Gliedmaßen zum Kopf bewegt. Jede Störung in einer bestimmten Zone kann durch Bearbeiten des entsprechenden Bereichs an den Füßen oder Händen behandelt werden. Heutzutage konzentrieren sich Therapeuten vorwiegend auf die Füße. Sie gehen davon aus, dass der Druck auf bestimmte Reflexpunkte frühere, gegenwärtige oder mögliche Energiestörungen fokussiert. Massagen gleichen solche Blockaden und Störungen aus und stimulieren die Selbstheilungskräfte des Körpers. Reflexzonenmassage ist keine Methode der Diagnostik, sie hilft aber häufig, gestörte oder erkrankte Bereiche auszumachen. Sie dient nicht der Behandlung von Krankheiten, sondern zur Stimulierung der angeborenen Heilkräfte des Körpers. Sowohl bei physischen wie psychischen Problemen sollen Reflexzonenmassagen günstig sein. Schulmediziner sind skeptisch, was die Heilwirkung der Therapie betrifft. Aber eindeutig hilft die Reflexzonenmassage zur Entspannung und sie gibt dem Körper sein Gleichgewicht wieder.

DIAGNOSE

Der Therapeut nimmt zunächst eine genaue Krankengeschichte auf. Bei der Untersuchung Ihrer Füße sucht er nach Indizien für Gesundheitsstörungen, dazu

SELBSTHILFE
Das Stimulieren des Sonnengeflecht-Reflexpunktes, der unterhalb des Ballens liegt, kann Übelkeit verringern.

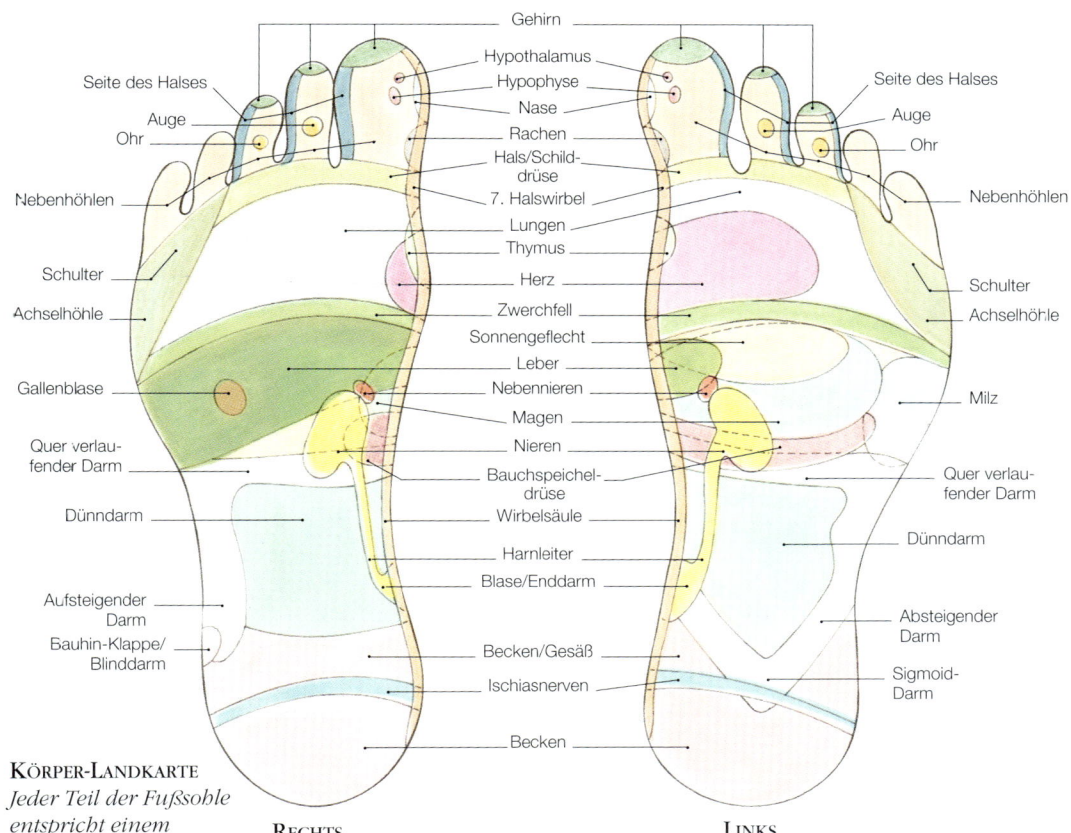

Gehirn
Hypothalamus
Hypophyse
Nase
Seite des Halses
Auge
Ohr
Rachen
Hals/Schild-
drüse
7. Halswirbel
Nebenhöhlen
Lungen
Thymus
Schulter
Herz
Achselhöhle
Zwerchfell
Sonnengeflecht
Leber
Gallenblase
Nebennieren
Magen
Quer verlau-
fender Darm
Nieren
Bauchspeichel-
drüse
Dünndarm
Wirbelsäule
Harnleiter
Blase/Enddarm
Aufsteigender
Darm
Bauhin-Klappe/
Blinddarm
Becken/Gesäß
Ischiasnerven
Becken

Seite des Halses
Auge
Ohr
Nebenhöhlen
Schulter
Achselhöhle
Milz
Quer verlau-
fender Darm
Dünndarm
Absteigender
Darm
Sigmoid-
Darm

RECHTS

LINKS

KÖRPER-LANDKARTE

Jeder Teil der Fußsohle entspricht einem bestimmten Teil des Körpers. Ein Therapeut liest den Fuß wie eine Landkarte und stellt empfindlichen Zonen fest, die auf Probleme anderer Körperbereichen hinweisen.

zählen Schwellungen, trockene Stellen, Verfärbungen, Hautausschlag, aber auch Berührungsempfindlichkeit. Therapeuten der Reflexzonenmassage gehen davon aus, dass angesammelte Abfallprodukte eine differenzierte Empfindlichkeit bewirken und so auf einen blockierten Energiefluss in anderen Körperbereichen hinweisen.

BEHANDLUNG

Bei der Behandlung bewegen sich Daumen und Finger des Therapeuten über alle Reflexpunkte der Zehen und Sohlen.

Durch Zwicken, Streicheln und Drücken wird versucht, »giftige Ablagerungen« zu beseitigen und den Energiefluss freizusetzen. Dabei spüren Sie vielleicht an Zonen, die zu einem gestörten Organ gehören, einen Druck oder ein Kribbeln. Jede Behandlung dauert bis zu einer Stunde oder mehr. Empfohlen werden meist sechs Massagetermine wöchentlich. Einige der Massagegriffe können Sie bei einem Therapeuten lernen, um sie zu Hause als Selbsthilfe anzuwenden. Die Wirkung der Reflexzonenmassage ist nicht wissenschaftlich bewiesen, aber die Praxis zeigt, dass sie bei fachgerechter Anwendung mehr als 100 verschiedene Gesundheitsstörungen lindern kann.

VORSICHTSMASSNAHMEN

Reflexzonenmassage ist, wie die meisten Therapien, nicht zu empfehlen, wenn Sie schon einmal eine Fehlgeburt hatten oder ein Fehlgeburtsrisiko besteht, ebenso bei Störungen der Plazenta (*Placenta praevia*, *Gestose*). Generell sollten Sie und Ihr Therapeut im ersten Trimester sehr vorsichtig sein. Dies gilt für die gesamte Zeit, wenn Sie die Therapie erst während der Schwangerschaft beginnen. Informieren Sie den Therapeuten über Beschwerden und die Einnahme von Medikamenten. Gehen Sie nur zu einem qualifizierten Therapeuten. Verzichten Sie darauf, wenn Sie irgendwelche Zweifel an dieser Therapie haben.

Yoga

YOGA IST EIN SANSKRIT-WORT, das Verbindung bedeutet. Vor mehr als 5000 Jahren entstand Yoga in Indien und wurde von Hindu-Asketen verbreitet. Im 19. Jahrhundert kam diese Entspannungstechnik in den Westen, wo sie viele Anhänger fand. In der Schwangerschaft, vor und nach der Geburt ist sie hilfreich.

FUNKTIONSWEISE

Viele Menschen halten Yoga lediglich für eine sanfte Art von Atemübung. Es ist aber ein sehr komplexes körperliches und geistiges Training. Da es in der Schwangerschaft und nach der Geburt sehr hilfreich ist, setzt es sich unter Schwangeren und Müttern von Neugeborenen verstärkt durch. Yoga dient der Stärkung, der Anregung und der Entspannung, um vor der Geburt das Becken zu öffnen und danach den Muskeltonus wieder herzustellen. Es gibt viele Yoga-Arten – alle nützen Körper und Geist. Mehr esoterisch ausgerichtete Schulen konzentrieren sich auf die Zentren der Lebensenergie, die *Chakras*. Wenn man sich bei Yoga und Meditation darauf konzentriert, beeinflusst man den Energiefluss – *Prana* – durch den »feinstofflichen«, nicht-physischen Körper. Im Westen ist *Hatha*-Yoga sehr beliebt. Es setzt *Asanas*, Stellungen, und *Pranayamas*, Atemtechniken, ein, um die innere Ruhe, Entspannung und Körper-Geist-Harmonie zu fördern.

EINEN LEHRER FINDEN

Es werden viele Yoga-Kurse angeboten, darunter auch welche für Schwangere. Die Lehrer dieser Kurse wissen über die Veränderungen im Lauf der Schwangerschaft Bescheid und können Stellungen zeigen, die Schwangeren angenehm und zuträglich sind. Einzelstunden sind möglich. Auch zur Selbsthilfe zu Hause eignet sich Yoga ausgezeichnet, wenn man die Stellungen und Atemtechniken einmal gelernt hat.

VORSICHTSMASSNAHMEN

Hören Sie auf Ihren Körper und vermeiden Sie alle Stellungen, die Ihnen unangenehm sind, Schmerzen oder Unwohlsein verursachen. Üben Sie bis zur 14. Woche sanfte Bewegungen, nach der 30. Woche nicht flach auf dem Rücken. Manche Yoga-Lehrer raten, im ersten Schwangerschafts-Drittel nicht zu üben.

KÖRPER & GEIST
In entspannter Haltung mit überkreuzten Beinen ruhig zu atmen, gibt Ruhe, die Ihnen gute körperliche Vorteile bringt.

Meditation & Visualisierung

Durch Meditation erreichen Sie Tiefenentspannung und verstärktes Bewusstsein und steuern so stressbedingten Beschwerden entgegen. Visualisierung hilft, mit Stresssituationen fertig zu werden, und regt die Selbstheilungskräfte des Körpers an. Beide Techniken eignen sich auch für die Zeit der Schwangerschaft.

ANWENDUNG

* *Übelkeit am Morgen*
* *Risiko einer Fehlgeburt*
* *Schlaflosigkeit*
* *Stress & Angst*
* *Erhöhter Blutdruck*
* *Während der Wehen*

MEDITATION

Die meditative Methode, den Geist zu leeren und sich auf einen Gedanken oder ein Bild zu konzentrieren, stimuliert eine gesundheitsfördernde Entspannung im Körper. Beliebt ist die Transzendentale Meditation, die auf der Hindu-Philosophie basiert. Bei der Meditation entstehen im Gehirn Alpha-Wellen, die man mit heilsamer Tiefenentspannung, sinkendem Blutdruck, nachlassender Muskelspannung und weniger Stress in Verbindung bringt.

VISUALISIERUNG

Auch damit lässt sich Stress lindern. Am Anfang der Schwangerschaft fällt es vielen Frauen schwer, eine Beziehung zu ihrem Baby herzustellen. Das kann zu Groll und Ängsten führen. An der Beziehung zu Ihrem Baby sollen Sie regelrecht arbeiten. Setzen Sie sich täglich eine Weile ruhig hin, die Hände auf dem Bauch, und stellen Sie sich Ihr ungeborenes Kind vor. Malen Sie sich dabei Ihre gemeinsame – schöne – Zukunft aus. Visualisierung hilft später auch, schmerzhafte Wehen leichter zu ertragen.

DIE TECHNIKEN LERNEN

Sie können die meisten Meditations- und Visualisierungs-Techniken aus Büchern oder von Videos lernen – oder bei einem Therapeuten, in Einzelstunden oder in der Gruppe. Vielleicht bevorzugen Sie Unterricht, aber

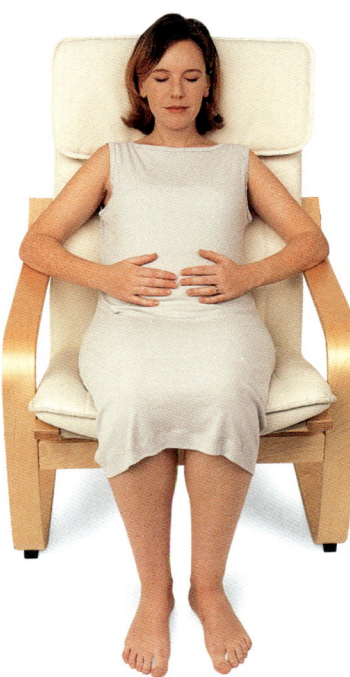

BEQUEM SITZEN
Wählen Sie einen Stuhl, der Ihren Körper stützt. So können Sie sich entspannen und konzentrieren.

man kann die Techniken leicht alleine lernen. Sie brauchen dafür einen stillen Platz, an dem Sie ungestört sitzen und entspannen können. Entspannung ist unabdingbar. Atmen Sie langsam, stetig und rhythmisch durch die Nase ein und durch den Mund aus. Wiederholen Sie ein Mantra oder konzentrieren Sie sich auf einen Gegenstand (eine Blume oder Kerze). Wollen Sie mit Visualisierung Stress abbauen, stellen Sie sich eine angenehme Szene (Strand oder Bergpanorama) vor – oder wie die Geburt ganz problemlos ablaufen wird.

VORSICHTSMASSNAHMEN

Sprechen Sie mit Ihrem Arzt, bevor Sie mit Meditation oder Visualisierung beginnen, wenn Sie schon psychische Probleme hatten oder unter irgendeiner Gesundheitsstörung leiden, die durch Bilder aufregender Art verschlimmert werden könnte. Falls Sie Bedenken wegen der Techniken haben und ob diese Ihrem Baby schaden oder Symptome eines eventuellen Leidens verschlechtern können, sprechen Sie offen mit einem erfahrenen Therapeuten.

Hydrotherapie

IN DEN LETZTEN JAHREN wurde Wasser-Therapie bei Schwangeren in zweierlei Hinsicht sehr beliebt: einerseits, um den Körper vor der Geburt sanft zu trainieren, und andererseits, um die Wehenschmerzen bei der Entbindung zu lindern. Hydrotherapie kann auch der Behandlung einiger Beschwerden dienen.

FUNKTIONSWEISE

Hydrotherapie, die Arbeit mit Wasser, in Form natürlicher Quellen, heißer Bäder, Saunas oder Eismassagen, wird seit der Antike zur Gesunderhaltung angewandt. Wasser besitzt die Eigenschaft, Blutgefäße zu verengen oder zu weiten, je nach Temperatur. Heißes Wasser erhöht die Körpertemperatur, dabei entspannen sich die Muskeln, Schmerz wird gelindert, geistige Anspannung abgebaut. Kaltes Wasser regt den Kreislauf an, hemmt Entzündungen und belebt die Haut. Wellnesscenter bieten Hydrotherapie an. (Fachkraft sollte vorhanden sein!)

IN DER SCHWANGERSCHAFT

Training im Wasser tut in der Schwangerschaft besonders gut, weil das Extra-Gewicht, das Sie tragen, durch den Auftrieb des Wassers genommen wird und Ihre Muskeln und Gelenke mit weniger Anstrengung arbeiten können. Viele Schwimmbäder bieten Kurse für Schwangere an. Das Eintauchen in ein Bad (*s. S. 103*) zu Hause oder in der Klinik bringt Entspannung und lindert schmerzhafte Wehen.

VORSICHTSMASSNAHMEN

Meiden Sie die Sauna und heiße Bäder im ersten Trimester und wenn Sie erhöhten Blutdruck haben. Bleiben Sie keinesfalls länger als 10 Minuten in der Wanne. Eine Wassergeburt muss von einer Hebamme oder einem Arzt überwacht werden!

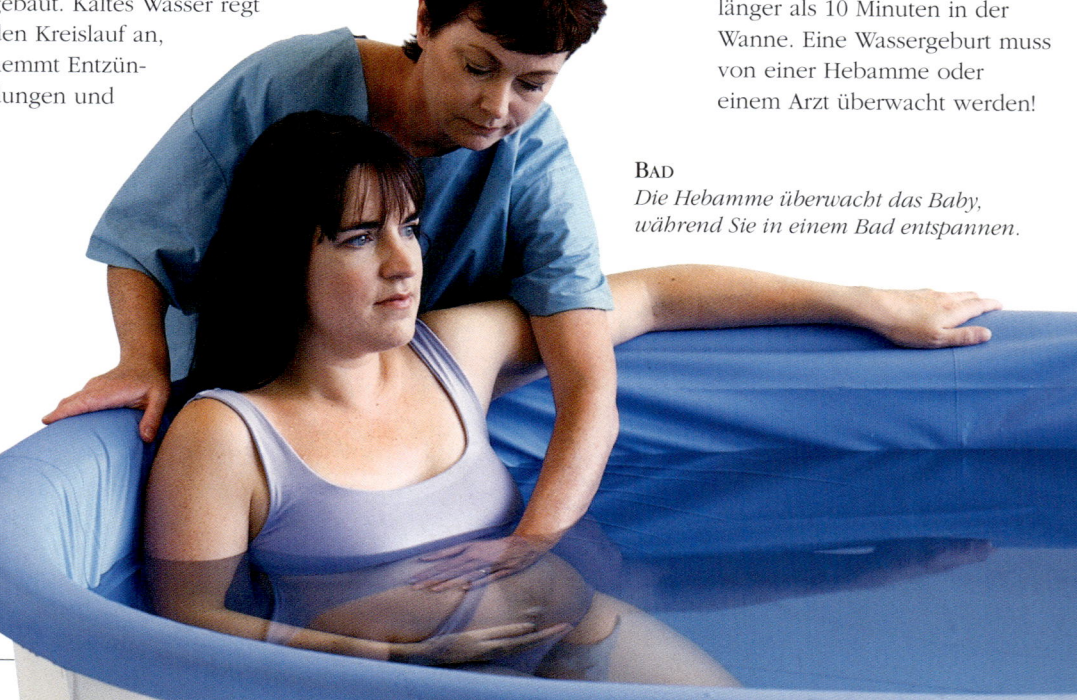

BAD
Die Hebamme überwacht das Baby, während Sie in einem Bad entspannen.

Hypnotherapie

HEUTE BESITZT DIE HYPNOTHERAPIE den Respekt der Schulmedizin. Sie kann Schwangeren im Umgang mit leichten Beschwerden und bei Ängsten vor Wehen und Entbindung helfen.

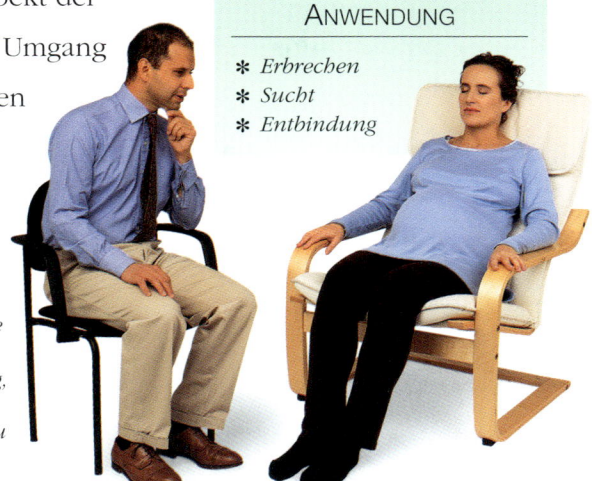

ANWENDUNG

* Erbrechen
* Sucht
* Entbindung

FUNKTIONSWEISE

Bei der Hypnose wird die bewusste Funktion des Gehirns umgangen. Das Unbewusste wird empfänglich für positive Suggestion. Autosuggestion (zur Stressbewältigung) kann man von einem Therapeuten lernen.

IN TRANCE
Bei der Hypnose spricht der Therapeut ruhig, um die Tiefenentspannung zu fördern.

BEHANDLUNG

Der Therapeut fragt Sie nach Ihrer Gesundheit und Ihrer Fähigkeit zur Problemlösung.

Ist das Problem dann erkannt, versetzt man Sie in eine sehr tiefe Entspannung. In diesem Zustand treten Sie den Ängsten vor der Entbindung gegenüber, lernen Schmerzbewältigung, werden eine Sucht oder Krankheitssymptome los.

Farbtherapie

FARBTHERAPEUTEN glauben, dass Körperzellen – wie die Farben – mit gewissen Frequenzen schwingen. Zellen, die durch Krankheit gestört sind, kann man mithilfe bestimmter Farbtöne wieder in »Harmonie bringen«.

ANWENDUNG

* Erhöhter Blutdruck
* Stress & Angst

FARBEN UND IHRE WIRKUNGEN

■	Fruchtbarkeit, Energie, Vitalität
■	Depression, niedriger Blutdruck
■	Gegen Schmerzen
■	Zur Reinigung
■	Bei Stress, hohem Blutdruck
■	Für Vergeistigung und Einsicht
■	Zur Suchtbehandlung

BEHANDLUNG

Ein Farbtherapeut wird Ihre Krankengeschichte und Farbvorlieben studieren. Es gibt sehr unterschiedliche Behandlungen: Farben werden mit *Chakren* (*s. S. 142*) verbunden, Ihre Aura wird interpretiert. Es werden »Wünschelruten« verwendet. Sie sollen bestimmte Farben tragen oder sich vorstellen. Oder man schlägt eine Behandlung mit farbigem Licht vor. Dazu wird farbiges Licht direkt auf einen Körperbereich oder auf Ihren ganzen Körper gerichtet. Eine Hauptfarbe wird – abhängig von Wirkung und Organ – festgelegt und gemeinsam mit Ihrer Komplementärfarbe verwendet. Eine Farbtherapie kann durchaus einige Wochen dauern.

Osteopathie

DIESE BEHANDLUNGSMETHODE geht davon aus, dass die Gesundheit von einem gut funktionierenden Muskel-Skelett-System abhängt. Sie verwendet Massagen und Griffe, um Gleichgewicht und Funktion von Knochen und Muskeln wieder herzustellen und zu erhalten. Sie kann viele Schmerzen in der Schwangerschaft lindern.

ANWENDUNG

* Rücken-, Gelenk- und Gliederschmerzen
* Ödeme

FUNKTIONSWEISE

Falscher Gebrauch oder Verletzung kann die Harmonie von Muskeln, Gelenken, Bändern und Nerven stören. Sie ändert sich in der Schwangerschaft durch Gewicht, Hormontätigkeit und Schwankungen im Flüssigkeitshaushalt. Der Osteopath versucht, die Harmonie wieder herzustellen, indem er Muskelspannung löst und die Beweglichkeit der Gelenke fördert.

DIAGNOSE & BEHANDLUNG

Osteopathen behandeln den ganzen Menschen, nicht nur einzelne Beschwerden: Man kümmert sich eingehend um Ursachen für Störungen im Muskel-Skelett-System und um Symptome. Schwangere finden oft Linderung für ihre Beschwerden und Muskel-Skelett-Probleme. Der Osteopath befasst sich mit der Krankengeschichte und erfragt Details über Ihre Lebensweise, Arbeit und Ihre psychische Verfassung.

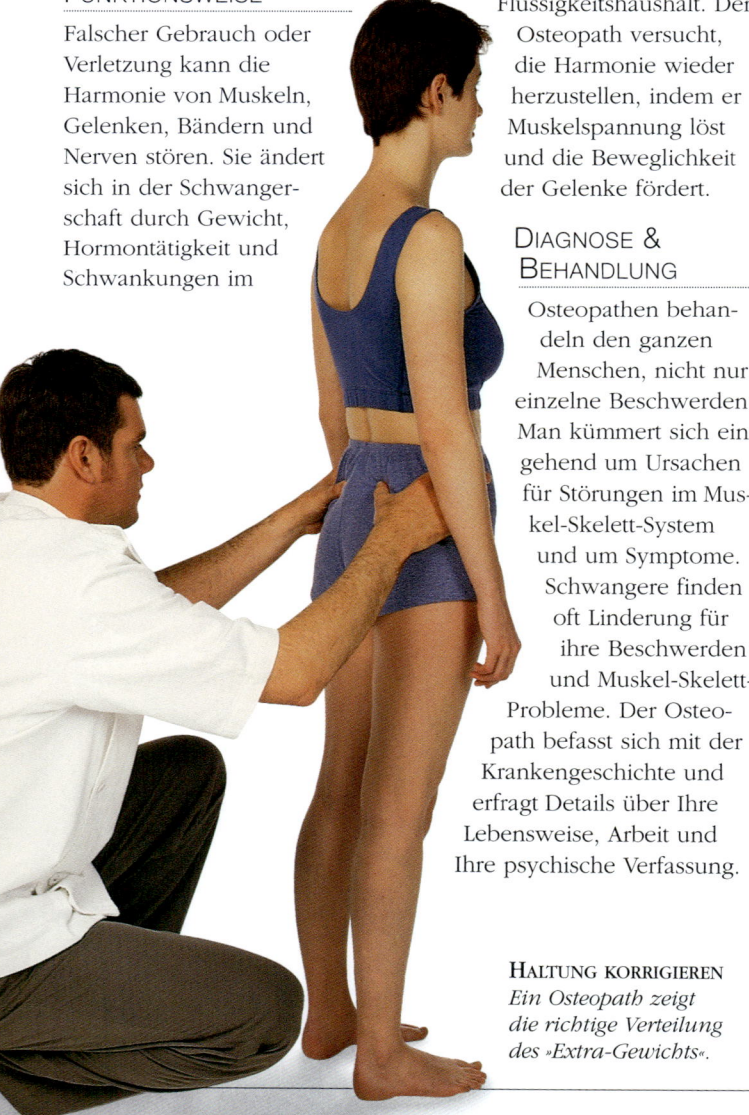

HALTUNG KORRIGIEREN
Ein Osteopath zeigt die richtige Verteilung des »Extra-Gewichts«.

Er betrachtet Ihre Haltung, die Gewichtsverteilung und Ihre Beweglichkeit. Danach werden Diagnose und Therapieplan erstellt. Eine letzte Behandlung kann sechs Wochen nach der Entbindung erfolgen. Im ersten Trimester kann die Osteopathie Muskelverkürzungen, die durch die wachsende Brust entstehen, und Kreuzschmerzen beheben. Im zweiten Trimester kann sie eine »Schwangerenhaltung« und Hüft- oder Lendenschmerzen korrigieren. In den Wochen vor der Geburt kann die Osteopathie bei vielen Beschwerden helfen, z. B. bei eingeschränkter Beweglichkeit, Atemproblemen, geschwollenen Knöcheln, Sodbrennen, Verdauungsstörungen, Ischias, Gelenk- und Gliederschmerzen. Nach der Geburt vermag sie, ein Entbindungstrauma zu beheben, oder die Rückenschmerzen, die auf einer schlechten Haltung bei der Entbindung oder beim Stillen beruhen. Die Cranio-Sakral-Therapie (eine Form der Osteopathie) konzentriert sich auf den Hirnschädel und die schützende Flüssigkeit um die Hirnhaut; sie verwendet osteopathische Behandlungstechniken.

Chiropraktik

ALS VERBREITETSTE ALTERNATIVE THERAPIE im Westen meint die Chiropraktik, dass jede Bewegung der Wirbelsäule alle Gelenke und Muskeln betrifft und so alle Körpersysteme. Eingriffe korrigieren Fehlausrichtungen.

FUNKTIONSWEISE

24 bewegliche Wirbel, Kreuz- und Steißbein bilden die Wirbelsäule. Wirbelfehlstellungen können Nerven stören, die aus den Wirbelzwischenräumen kommen, und damit Schmerzen verursachen. Ein Chiropraktiker behandelt die Wirbelsäule, stellt ihre Beweglichkeit wieder her, entspannt Muskeln und lindert Entzündungen. Damit aktiviert und verbessert er die Selbstheilungskräfte des Körpers.

BEHANDLUNG

Nach der Aufnahme der Krankengeschichte lässt der Therapeut Sie verschiedene Haltungen einnehmen, um die Wirbelsäulenfunktion zu bewerten. Mit gezieltem Griff befreit er ein Gelenk und das umgebende Gewebe. Bei Schwangeren werden Rückenschmerzen und Übelkeit gelindert, Becken und Kreuzbein zur Geburt geöffnet. Indem die Wirbelsäule in Ordnung kommt, werden die Gebärmutternerven entlastet.

Die Alexander-Technik

ZIEL DIESER TECHNIK ist es, Menschen zu lehren, so zu sitzen und sich zu bewegen, wie die Natur es vorsieht. In der Schwangerschaft kann sie Rücken- und Nackenschmerzen bessern.

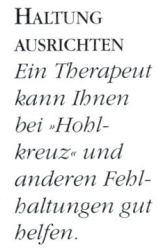

HALTUNG AUSRICHTEN

Ein Therapeut kann Ihnen bei »Hohlkreuz« und anderen Fehlhaltungen gut helfen.

FUNKTIONSWEISE

Die Therapie wurde um 1900 von dem Schauspieler F. M. Alexander geschaffen. Er hatte ein »System von Fehlhaltungen« in Schultern und Gliedern entdeckt, das zu Spannungen und Stimmstörungen führt. Er beobachtete ein kleines Kind und änderte seine eigene Haltung entsprechend. Diese Technik wird in der Schwangerschaft zur Behandlung von Schmerzen durch Fehlhaltungen eingesetzt.

BEHANDLUNG

Der Therapeut beginnt damit, Ihre Haltung zu prüfen. Dann bringt er Ihren Körper in optimale Haltung und gibt Ihnen dabei Anweisungen. Sie lernen eine Vielzahl von Bewegungen, darunter Stehen, Sitzen, Liegen, Laufen und Heben. Die Kurse umfassen 15 bis 30 Stunden von je 30 bis 45 Minuten. Hat man diese Technik erst einmal gelernt, lässt sie sich immer und überall anwenden.

Homöopathie

Das Wort Homöopathie leitet sich vom griechischen *homoios* (Gleiches) und *pathos* (Leiden) her. Die Homöopathie basiert auf dem Grundsatz »Gleiches heilt Gleiches«. Diese Therapie ist sehr populär unter Menschen, die Alternativen zur Schulmedizin suchen.

Funktionsweise

Die Homöopathie beruht auf dem Ähnlichkeitsprinzip: »Das was krank macht, soll auch heilen«. Das bedeutet: Ein Stoff, der die Symptome einer Krankheit hervorruft, soll sie auch heilen. Homöopathische Mittel stammen von Pflanzen, Mineralien und Tieren. Zunächst wird ein Stoff in Alkohol gegeben, um die Wirkstoffe herauszulösen. Die dabei entstehende Tinktur wird zehnmal oder hunderte Male verdünnt und heftig geschüttelt, um die Mischung zu »potenzieren« und ihre Heilwirkung zu verstärken. Die Zahl bei einem Heilmittel besagt, wie oft es verdünnt und geschüttelt wurde. Die Potenz ist umso größer, je öfter ein Mittel verdünnt wurde. Mit dem Heilmittel werden kleine, geschmacklose Pillen (Globuli) überzogen, die sich auf der Zunge lösen.

Diagnose & Behandlung

Homöopathen sehen Krankheitssymptome als Zeichen an, dass der Körper sich gegen eine Krankheit wehrt. Die Symptome werden als verlässliche Führer zu jenem Heilmittel betrachtet, das die Selbstheilungskräfte des Körpes aktivieren kann. Jedes Heilmittel dient einem speziellen Patienten zu einem speziellen Zeitpunkt. Leiden hält man für Folgen eines Ungleichgewichts in der Lebenskraft des Körpers. Klassische Homöopathen ziehen alle möglichen Faktoren in Betracht – körperliche, geistige und seelische. Daher kann die erste Beratung bis zu zwei Stunden dauern. Der Therapeut notiert Details über Körperbau, Temperament, Lebensgewohn-

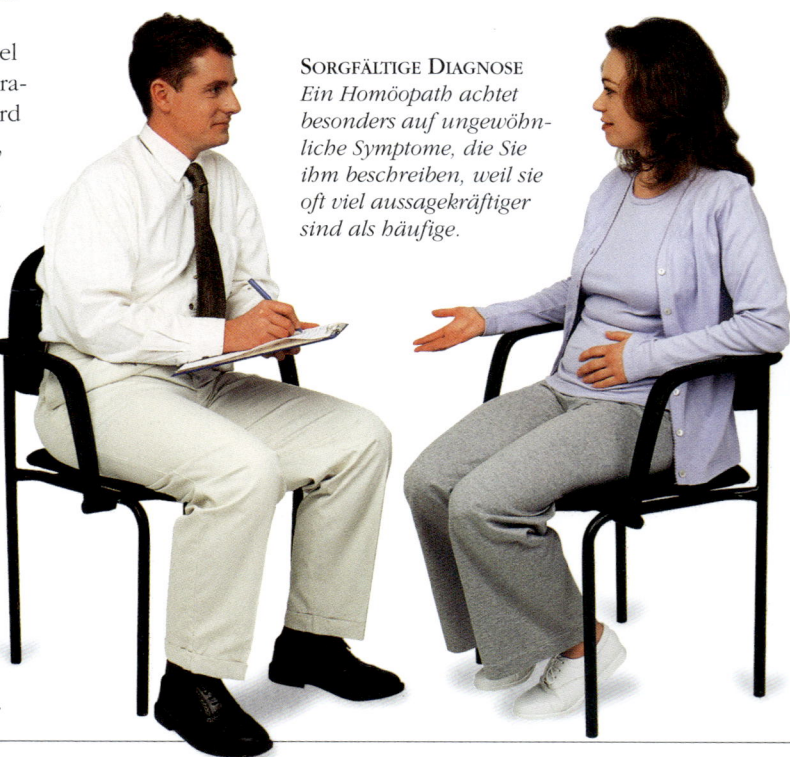

Sorgfältige Diagnose
Ein Homöopath achtet besonders auf ungewöhnliche Symptome, die Sie ihm beschreiben, weil sie oft viel aussagekräftiger sind als häufige.

POPULÄRE HOMÖOPATHISCHE HEILMITTEL

	BESCHWERDEN	SELBSTHILFE-MITTEL
ERSTES TRIMESTER	Übelkeit am Morgen	*Ipecacuanha, Nux vomica, Pulsatilla; s. S. 37*
	Müdigkeit	*Calcium carbonicum, Arsenicum album, Nux vomica*
	Risiko einer Fehlgeburt	*Ipecacuanha, Kalium carbonicum, Pulsatilla; s. S. 43*
ZWEITES & DRITTES TRIMESTER	Sodbrennen	*Carbo vegetabilis, Nux vomica, Pulsatilla; s. S. 55*
	Kopfschmerzen	*Aconitum, Belladonna, Bryonia; s. S. 61*
	Verstopfung	*Bryonia, Nux vomica, Sepia, Sulphur*
	Hämorrhoiden	*Nux vomica, Hamamelis, Sepia; s. S. 63*
	Schlaflosigkeit	*Gelsemium*
	Hautprobleme	*Sulphur, Graphites*
WEHEN	Gefühlslage	*Pulsatilla; s. S. 109*
	Schmerzen	*Caulophyllum, s. S. 97; Pulsatilla, Chamomilla, s. S. 103*
NACH DER GEBURT	Stillprobleme	*Belladonna, Pulsatilla, Bryonia; s. S. 123*
	Blutergüsse	*Arnica; s. S. 125*
	Kaiserschnitt	*Arnica, Opium; s. S. 127*

heiten, Vorlieben, Abneigungen und Ängste, dazu die Krankengeschichte und alle aktuellen Symptome. Er will und muss wissen, wie die Symptome von Tageszeit, Atmosphäre, Ruhe, Essen, Trinken und anderen Faktoren beeinflusst werden. Manche Fragen erscheinen Ihnen sicher ungewöhnlich oder unwichtig, doch sie helfen dem Therapeuten, sich ein Bild von Ihnen zu machen und ermöglichen ihm eine Einschätzung Ihres Typs. Alles zusammengenommen dient dazu, aus den etwa 2000 homöopathischen Heilmitteln das geeignetste auszuwählen. Es gibt Konstitutionsmittel für chronische, grundlegende Beschwerden oder Akutmittel für aktuelle Symptome. Einige Besuche können nötig sein, je

nach Ihrer Genesung – die Verschreibung kann sich jedesmal ändern. Eingenommen wird das Heilmittel – meist als Globuli – zwischen den Mahlzeiten. Mindestens 10 bis 15 Minuten danach sollten Sie weder essen noch trinken. Weitergehende Empfehlungen, z. B. ergänzende Therapien, Ernährungspläne und Änderungen der Lebensweise gehören bei Bedarf zur Behandlung. Die Symptome verschlechtern sich eventuell leicht, bevor sie besser werden. Dauert die Besserung an, sollte man das Heilmittel absetzen.

SELBSTHILFE

Viele homöopathische Mittel sind frei verkäuflich. Es gibt Bücher, die bei der Selbstdiagnose helfen. Schreiben Sie Ihre

Symptome und Ihre Charakteristika auf, bevor Sie ein Heilmittel wählen. Beachten Sie bei frei verkäuflichen Mitteln genau die Angaben des Herstellers zu Dosierung und Anwendung.

VORSICHT!

Bei einer normal verlaufenden Schwangerschaft besteht bei homöopathischen Mitteln kein Risiko. Falls Sie unsicher über deren Einsatz sind, fragen Sie unbedingt Ihren Arzt oder einen Homöopathen. Manche Stoffe, wie Kaffee, Eukalyptus, Menthol und Minze (inklusive vieler Zahnpasten und Mundwässer), können die Heilmittel neutralisieren – sie sollten deshalb gemieden werden.

Westliche Kräutermedizin

KRÄUTER WERDEN SEIT Jahrtausenden verwendet, um Wehenschmerzen zu lindern und die Genesung nach der Entbindung zu fördern. Weise Frauen gaben die Rezepturen weiter. Die Wissenschaft verdrängte die Kräutermedizin, die jüngst wieder auflebt.

ANWENDUNG

* ✳ *Übelkeit am Morgen*
* ✳ *Verstopfung*
* ✳ *Stress & Angst*
* ✳ *Schlaflosigkeit*
* ✳ *Hautprobleme*
* ✳ *Stillprobleme*

FUNKTIONSWEISE

Viele moderne Arzneimittel sind aus Kräuterheilmitteln entstanden. Während die synthetischen Drogen aus isolierten Pflanzenstoffen stammen, bestehen Kräuterheilmittel aus ganzen Pflanzenteilen, z.B. Blättern oder Wurzeln. Nach Ansicht der Kräuterkundler arbeiten alle in einer Pflanze enthaltenen Stoffe synergetisch, daher besitzen einzeln isolierte Pflanzenstoffe keine so große Wirkung. Ein Kräuterheilmittel ist sanfter als ein allopathisches Medikament. Und es ist nicht auf eine ganze Reihe von Symptomen zugeschnitten, sondern mehr auf die Bedürfnisse des ganzen Körpers bzw. des ganzen Menschen.

DIAGNOSE & BEHANDLUNG

Ein erster Besuch bei einem Kräuterheilkundigen dauert etwa eine Stunde. Er widmet sich Ihrer Krankengeschichte und führt eine Untersuchung durch, bei der er den Körpersystemen – Kreislauf, Atmung, und Verdauung – besondere Beachtung schenkt. Benötigte

Heilmittel mischt der Therapeut selbst oder er schickt Sie in ein Fachgeschäft. Ein Kräuterheilkundiger kann Ihnen bei Bedarf zu Ernährung, Körpertraining und Lebensweise fundierten Rat geben. Kräuterheilmittel wirken langsamer als konventionelle Medikamente. Es kann ein bis zwei Wochen dauern, bis die Symptome verschwinden.

SELBSTHILFE

Kräuterheilmittel sollten nur unter Anleitung eines professionellen Kräuterarztes verwendet werden. Nehmen Sie herkömmliche Medikamente, informieren Sie Ihren Arzt, dass Sie eine Behandlung mit Kräutern beabsichtigen. Der Kräuterarzt wird Sie fragen, welche Mittel Sie einnehmen. Nennen Sie alle!

ZUBEREITUNG EINES KRÄUTERTEES

Geeignete Gefäße sind: Teekanne, Tasse oder Thermosflasche. Ungeeignet sind Gefäße aus Aluminium, Blech oder Plastik. Abhängig von der Pflanzenart nimmt man für Kräutertees frische oder (meistens) getrocknete Blätter, Blüten oder Samen. Getrocknete Pflanzenteile sollten nicht zu lange gelagert sein, weil zu lange Lagerung die Wirkstoffe zerstört. Und so kochen Sie den Tee: 5 g (1 Teelöffel) der getrockneten Pflanze in eine Kanne füllen und mit einer Tasse kochendem Wasser übergießen. Zugedeckt 10 bis 15 Minuten ziehen lassen. Abgießen und abgekühlt trinken. Für eine größere Menge etwa 30 g der getrockneten Pflanze auf 500 ml Wasser verwenden.

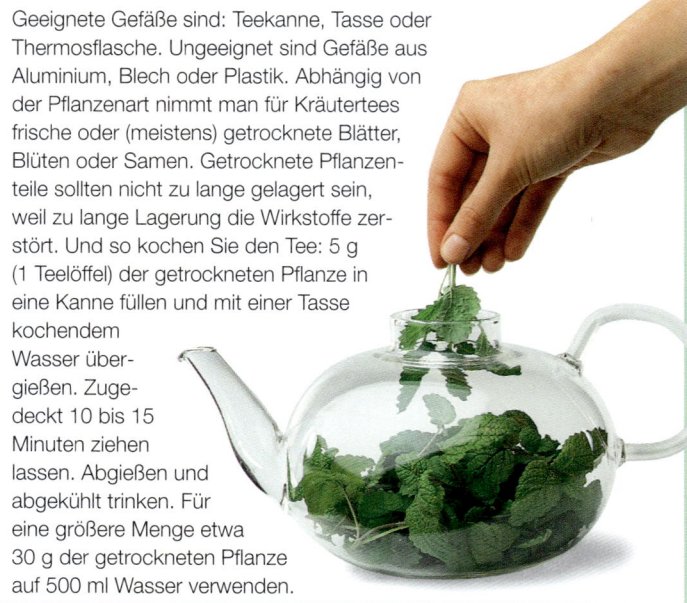

POPULÄRE KRÄUTERHEILMITTEL

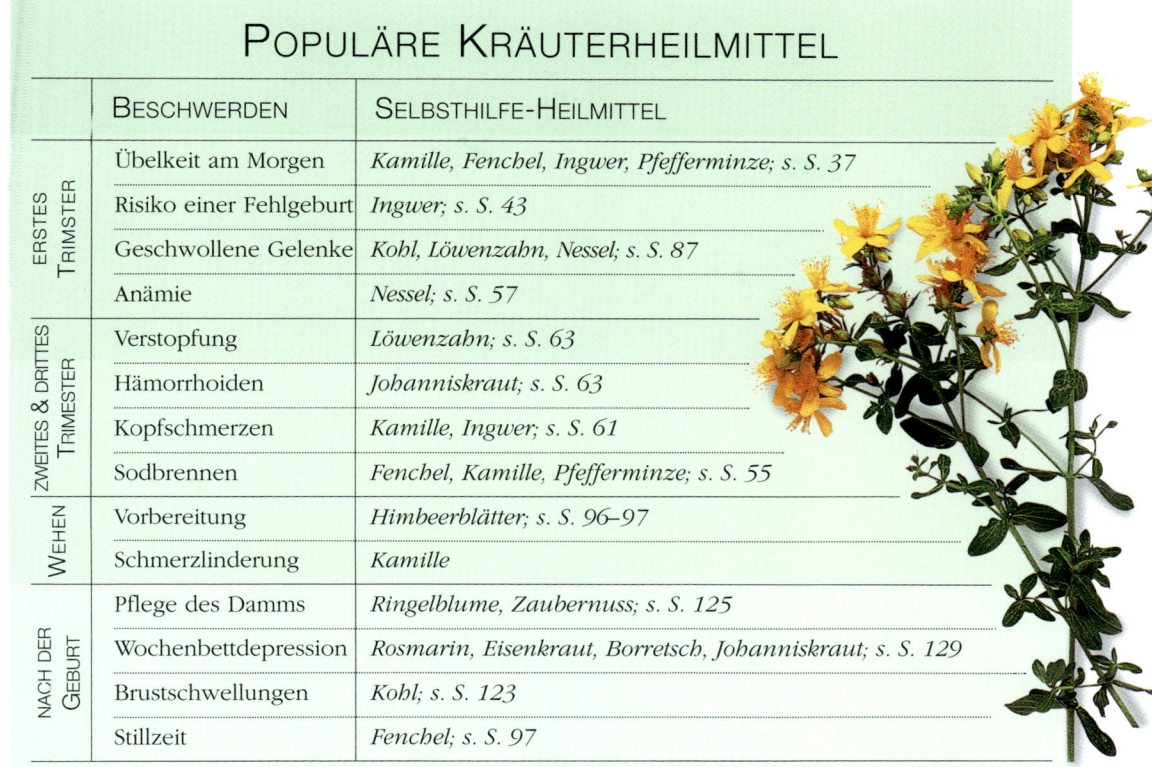

	BESCHWERDEN	SELBSTHILFE-HEILMITTEL
ERSTES TRIMSTER	Übelkeit am Morgen	*Kamille, Fenchel, Ingwer, Pfefferminze; s. S. 37*
	Risiko einer Fehlgeburt	*Ingwer; s. S. 43*
	Geschwollene Gelenke	*Kohl, Löwenzahn, Nessel; s. S. 87*
	Anämie	*Nessel; s. S. 57*
ZWEITES & DRITTES TRIMESTER	Verstopfung	*Löwenzahn; s. S. 63*
	Hämorrhoiden	*Johanniskraut; s. S. 63*
	Kopfschmerzen	*Kamille, Ingwer; s. S. 61*
	Sodbrennen	*Fenchel, Kamille, Pfefferminze; s. S. 55*
WEHEN	Vorbereitung	*Himbeerblätter; s. S. 96–97*
	Schmerzlinderung	*Kamille*
NACH DER GEBURT	Pflege des Damms	*Ringelblume, Zaubernuss; s. S. 125*
	Wochenbettdepression	*Rosmarin, Eisenkraut, Borretsch, Johanniskraut; s. S. 129*
	Brustschwellungen	*Kohl; s. S. 123*
	Stillzeit	*Fenchel; s. S. 97*

Einige, wenige Kräuter sind so mild, dass man sie in kleinen Mengen zur Selbsthilfe bei leichten Beschwerden einsetzen kann. Darunter sind so allseits bekannte »Hausmittel«, z.B. Fenchel, Kamille, Lindenblüten, Zitronenmelisse, Wiesen-Klee, Hagebutten, Pfefferminze, Borretsch und Ingwer. Beachten Sie bei allen frei verkäuflichen Mitteln die Anweisungen des Herstellers stets ganz genau.

KRÄUTERBEHANDLUNGEN

Sie können Kräuter in Form von Tee, Absud, Creme, Salbe, Umschlägen, Kompressen, Puder oder Kapseln als Selbsthilfe gegen viele Schwangerschaftsbeschwerden einsetzen. Kräuter wie Lavendel, Lindenblüten, Orangenblüten und

Rosenblütenblätter können in Musselinsäckchen eingebunden werden. Um so ein Säckchen als Zusatz für ein entspannendes Bad zu verwenden, halten Sie es unter fließendes warmes Wasser. Für eine Kompresse, wie man sie oft zur Förderung der Wundheilung verwendet, lösen Sie den entsprechenden Kräuterextrakt in heißem Wasser. Mit der Lösung tränken Sie einen Wattebausch und legen ihn auf die betroffene Stelle. Für Umschläge wird die ganze Pflanze statt des Extrakts verwendet. Kompressen und Umschläge werden – je nach Bedarf – heiß oder kalt angewendet. Manche Kräuter gibt es auch als Salben oder Cremes. Ringelblumensalbe z.B. eignet sich gut für wunde, rissige

Brustwarzen. Manche Pflanzen kann man direkt verwenden, z.B. rohe geriebene Kartoffeln zur Linderung von Hämorrhoiden oder ganze Kohlblätter gegen geschwollene Brüste.

VORSICHT!

Viele Kräuter dürfen Sie während der Schwangerschaft keinesfalls einsetzen, da sie sich negativ auf den Fetus auswirken können. Manche Kräuter dürfen Sie nur unter Anleitung eines erfahrenen Kräuterarztes verwenden. Fragen Sie beim geringsten Zweifel unbedingt immer Ihren Arzt oder einen kompetenten Kräuterheilkundigen.

Aromatherapie

DER BEGRIFF AROMATHERAPIE wurde von Réne-Maurice
Gattefossé, einem französischen Chemiker, um das
Jahr 1920 geprägt. Er beschäftigte sich mit der
Heilkraft von Pflanzenölen. Heute
verbinde man dieses Wissen mit
der Tradition der Heilmassage.

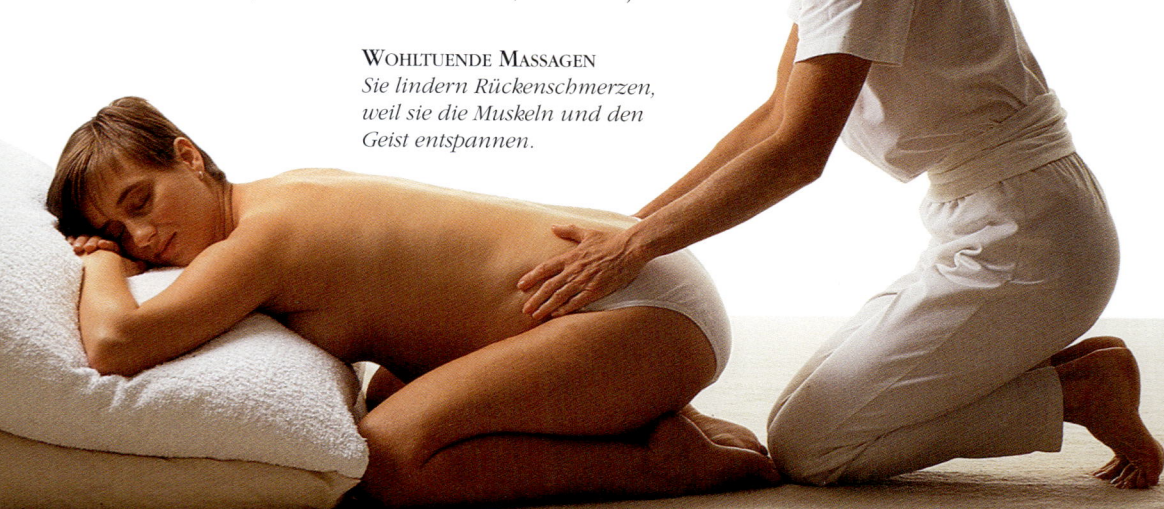

ANWENDUNG

* Erbrechen
* Kopfschmerzen
* Schlaflosigkeit
* Erhöhter Blutdruck
* Während der Wehen
* Pflege des Damms

FUNKTIONSWEISE

Gattefossé begann seine Arbeit,
als er sich versehentlich die
Hand verbrannt hatte. Er gab
Lavendelöl auf die Wunde und
die Haut heilte rasch und ohne
Narben. Ätherische Öle, meist
durch Destillation aus Pflanzenteilen gewonnen, enthalten
zahlreiche flüchtige organische
Bestandteile. Sie sollen nach
dem Einatmen in den Kreislauf
und dann ins Nervensystem
übergehen, wo sie auf das
limbische System des Gehirns
einwirken. Dies ist mit dem
Instinktverhalten, den Gefühlen
und der Hormonregulierung
verbunden. Manche Öle wirken
beruhigend, andere anregend.
Die Bestandteile ätherischer Öle
besitzen Heilwirkungen.

DIAGNOSE & BEHANDLUNG

Gehen Sie zu einem qualifizierten Aromatherapeuten.
Beim ersten Besuch prüft er
Ihre Krankengeschichte und
Lebensweise. Öle werden
wegen ihrer speziellen
Wirkung gewählt, doch
auch das Aroma muss
dem Patienten angenehm
sein. Die Kunst der Aro-
matherapie besteht in der
Mischung. Bis zu fünf Öle
können kombiniert werden,
die Gesamtwirkung ist dann
stärker, als wenn jedes Öl für
sich verwendet wird. Ätherische
Öle werden stets in Trägeröl,
z. B. Mandel-, Sonnenblumen-
oder Traubenkernöl, gelöst,
bevor sie auf die Haut aufgetragen werden. Die professio-
nelle Behandlung wird meist als
therapeutische Massage durchgeführt. Als Selbsthilfe können
Sie verdünnte Öle für Bäder,
Inhalationen oder Kom-
pressen verwenden.
Zum Verdampfen
von Aromaölen in
Räumen, z. B. bei
Ihnen zu Hause,
gibt es spezielle
Duftlampen.

WOHLTUENDE MASSAGEN
*Sie lindern Rückenschmerzen,
weil sie die Muskeln und den
Geist entspannen.*

POPULÄRE ÄTHERISCHE ÖLE

	BESCHWERDEN	SELBSTHILFE-MITTEL
GESAMTE SCHWANGERSCHAFT	Erbrechen	*Bergamotte, Zitrusöle; s. S. 39*
	Sodbrennen	*Lavendel, Kamille; s. S. 55*
	Kopfschmerzen	*Lavendel; s. S. 61*
	Verstopfung	*Mandarine, Orange; s. S. 63*
	Pilzerkrankung	*Teebaum, Kamille; s. S. 64*
	Schlaflosigkeit	*Mandarine, Lavendel; s. S. 79*
	Angst	*Kamille, Sandelholz; s. S. 83*
	Erhöhter Blutdruck	*Kamille, Lavendel; s. S. 85*
WEHEN	Schmerzlinderung	*Lavendel, Kamille, Eukalyptus; s. S. 103*
	Stockende Wehen	*Muskateller-Salbei; s. S. 103*
NACH GEBURT	Pflege des Damms	*Lavendel, Zypresse; s. S. 125*
	Wochenbettdepression	*Jasmin, Zitrone, Limone, Grapefruit; s. S. 129*
	Schwellungen	*Fenchel, Lavendel, Rose; s. S. 123*
	Dehnungsstreifen	*Mandarine; s. S. 81*

IN DER SCHWANGERSCHAFT

Viele ätherische Öle können Sie während der Schwangerschaft und der Wehen sowie nach der Entbindung anwenden. Sie nützen bei einer ganzen Reihe von Beschwerden, z. B. bei Verdauungsproblemen oder stressbedingten Störungen. Vorsicht ist jedoch geboten! Es gibt viele Diskussionen darüber, welche Öle in der Schwangerschaft verwendet werden dürfen. Einige Leute glauben, dass man sie im ersten Trimester überhaupt nicht anwenden dürfe. Aber viele Öle sind risikolos. Behutsam und richtig eingesetzt, eignet sich Aromatherapie gut zur Selbsthilfe. Beachten Sie Folgendes: Ätherische Öle nur äußerlich anwenden. Nur reine Öle einsetzen (in der Apotheke oder in Fachgeschäften kaufen). Beachten Sie die Hinweise auf der Flasche oder Verpackung. Nehmen Sie keine unbekannten Öle. Fragen Sie Ihren Arzt, ehe Sie ätherische Öle als Selbsthilfe verwenden. Eine Mischung aus 5 Tropfen ätherischem Öl und 20 ml (4 Esslöffel) Trägeröl ist während der Schwangerschaft zu empfehlen. Die meisten Öle verursachen ein Brennen, wenn sie in die Augen gelangen – die Augen dann sofort mit warmem Wasser auswaschen. Ätherische Öle haften sehr lange an den Fingern und können empfindliche Haut reizen, vor allem Pfefferminze, Kampfer, Nelke, Eukalyptus, Ingwer, Wacholder, Piment, Salbei, Grüne Minze oder Thymian. Auf gar keinen Fall darf die Haut eines Neugeborenen mit ätherischen Ölen in Berührung kommen!

VORSICHT!

Sichere Aromen während der Schwangerschaft: Ingwer, Neroli, Petitgrain, Rosenholz, Sandelholz, Teebaum und Ylang Ylang. Einige sollten mit etwas Vorsicht eingesetzt werden: Zitrus, Weihrauch, Geranie, Lavendel, Majoran und Pfefferminze. Größte Vorsicht ist geboten bei Muskateller-Salbei und Rosmarin. Wenden Sie diese nur kurz vor oder bei den Wehen an.

Bach-Blüten

DER GEBRAUCH VON BLÜTEN wurde schon im alten Ägypten dokumentiert. Meist selbst verordnet und am häufigsten für emotionale Probleme eingesetzt, haben Blütenessenzen in den letzten Jahren an Popularität gewonnen, obwohl ihre Wirksamkeit nicht bewiesen ist.

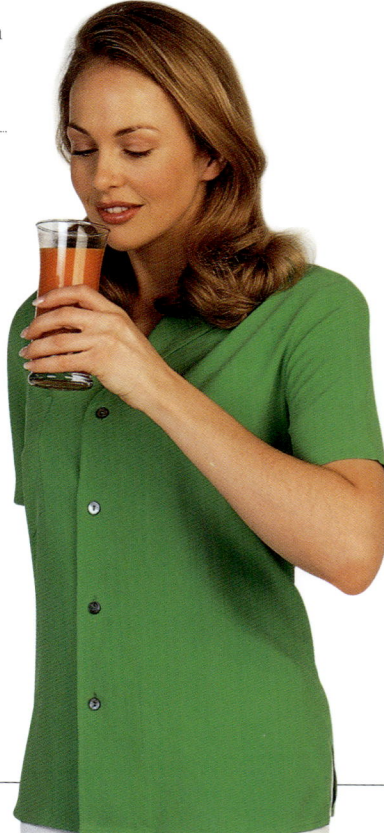

ANWENDUNG

* ✳ *Erbrechen*
* ✳ *Risiko einer Fehlgeburt*
* ✳ *Schlaflosigkeit*
* ✳ *Depression*
* ✳ *Stress & Angst*
* ✳ *Wochenbettdepression*

FUNKTIONSWEISE

In den 1930er Jahren belebte der Arzt und Homöopath Edward Bach den therapeutischen Gebrauch von Blütenessenzen. Heute werden die Essenzen aus Pflanzen der ganzen Welt gewonnen. Bach übergoss Pflanzenteile mit Wasser und konservierte die Essenz in Alkohol. Seine Essenzen sind eher für die Charakteristika der Person gedacht als gegen ein Leiden. Nach Bach wird Gesundheit und Wohlbefinden durch den geistig-seelischen Zustand und die Persönlichkeit beeinflusst.

BEHANDLUNG

Es gibt 38 Bach-Blütenmittel. Jedes besteht aus einer Essenz für eine bestimmte Gefühlslage oder Charakteristik. Nur Rescue-Tropfen sind eine Mischung, die bei geistigem Schock oder Panik helfen. Sechs bis sieben Essenzen können nach individuellem Bedarf kombiniert werden. Da die Essenzen in Cognac konserviert werden, müssen Sie in der Schwangerschaft die Dosierung genau befolgen. Geben Sie je 2 Tropfen der gewählten Mittel in eine 30-ml-Flasche und füllen mit Mineralwasser oder Obstsaft auf. Nehmen Sie davon 4-mal täglich wenigstens vier Tropfen, bis Ihr Zustand sich bessert. Bei kurzzeitiger Verstimmung geben Sie 2 bis 4 Tropfen in ein Glas Wasser und trinken es über den ganzen Tag verteilt.

WAHL DER MITTEL

Die Beschreibung der Mittel zielt auf ihre Anwendung ab, daher werden Stimmungen oft negativ beschrieben. Die Einschätzung der Gefühlslage und Persönlichkeit bestimmt die Wahl. Eignung im ersten und zweiten Trimester: Mimulus bei Angst vor Schmerzen und Problemen; Walnut für die Anpassung an Veränderungen und Olive bei Ermattung. Im dritten Trimester: Rock Rose gegen beängstigende Gedanken. Während der Wehen:

EINNAHME VON BLÜTENESSENZEN
Man kann die Essenzen in Obstsaft oder Mineralwasser lösen oder direkt auf die Zunge geben.

Rescue-Tropfen zur mentalen Beruhigung und zur Schmerzlinderung. Nach der Geburt: Star of Bethlehem gegen den Schock eines Geburtstraumas. Mustard, Gentian und Sweet Chestnut. Bei Depressionen: Chestnut. Bei Realitätsverlust: Clematis. Beim Gefühl übermächtiger Verantwortung: Elm.

Glossar

Absud Ein Pflanzenextrakt, für den man ein Pflanzenteil oder -teile bis zu einer Stunde köcheln lässt.

Akupunkturpunkt In der Traditionellen Chinesischen Medizin (s. S. 132) ein Punkt auf einem → Meridian, an dem Zugang zum Fluss des → Qi ist. Der Zugang wird z.B. durch Druck oder Setzen einer Akupunkturnadel geschaffen.

akut Symptome einer Krankheit, die plötzlich auftreten und sich rasch ändern.

Adrenalin Ein Hormon, das der Körper beim Körpertraining, bei Stress oder heftigen Gefühlen wie Angst oder Panik ausschüttet.

aerobisch Training, das die Sauerstoffaufnahme des Körpers steigert.

Alveolen Die Lungenbläschen, in denen die Gase zwischen Lunge und Blut ausgetauscht werden.

Antazidum Medikament zur Neutralisierung der Magensäure.

Antioxidans Ein Stoff, der freie Radikale, die z.B. Gene schädigen und den Cholesterinspiegel negativ beeinflussen können, behindert.

Apgar-Test Ein Test, der eine und fünf Minuten nach der Geburt beim Neugeborenen durchgeführt wird. Man prüft: Atmung, Herzfrequenz, Hautfarbe, Muskeltonus, Reflexe.

Aufguss Ein Pflanzenextrakt, für den man Blätter und Blüten mit frisch gekochtem Wasser überbrüht und nach zehn Minuten abgießt.

Betakarotin Ein Nährstoff, der sich in gelbem und orangefarbenem Obst und Gemüse findet.

Blutzucker Glukose, die vom Blut zum Gewebe gebracht wird und Hauptenergiequelle des Körpers ist.

Braxton-Hicks-Kontraktionen Kurzes, schmerzloses Zusammenziehen des Uterus, das während der Schwangerschaft auftritt und den Muttermund nicht betrifft.

Chakras Im Yoga die spirituellen Energiezentren des Körpers.

Cholesterin Ein Stoff, der u.a. beim Transport von Fett im Kreislauf eine wichtige Rolle spielt.

chronisch Wenn Krankheitssymptome lange anhalten und sich nur langsam verändern.

Damm Fachwort: Perineum; der Bereich zwischen Vagina (Scheide) und After.

Dammschnitt Chirurgischer Eingriff während der Wehen, der die Entbindung erleichtert und einen Dammriss verhindert.

Diuretikum Harntreibendes Mittel.

Endorphine Im Gehirn gebildete Stoffe, die der Körper zur Schmerzlinderung produziert.

Fettsäuren Hauptbestandteile von Fetten und Ölen. Nicht alle können im Körper produziert werden und müssen dann durch die Ernährung aufgenommen werden.

Folsäure Zählt zum Vitamin-B-Komplex; der Körper speichert nur kleine Mengen; sehr hoher Bedarf während der Schwangerschaft, muss ausreichend über die Nahrung zugeführt werden.

Gesättigte Fette Fette, die Fettsäuren und Cholesterin enthalten.

Hyperemesis Starkes Erbrechen.

Hypertonie Zu hoher Blutdruck.

Käseschmiere Weiße, fettige Substanz, die Neugeborene bedeckt.

Ki Japanische Form von → Qi.

Kolostrum Vormilch, die Flüssigkeit, die nach der Geburt von den Brüsten produziert wird, bevor der Milchfluss einsetzt.

Kompresse Weicher Stoff, der – z.B. mit Kräuteressenz getränkt – auf eine Wunde oder schmerzende Stelle gelegt wird.

Konstitutionsbehandlung In der Homöopathie eine Therapie, bei der man Mittel verabreicht, die aufgrund der physischen, geistigen und emotionalen Verfassung einer Person und anhand deren chronischer Leiden ausgewählt wurden.

Mekonium Kindspech, dicker, grünlich schwarzer Stuhl, den das Baby in den ersten Tagen nach der Geburt absetzt.

Meridian In der (s. S. 132) Traditionellen Chinesischen Medizin ein Kanal oder eine Leitungsbahn im Körper, durch den das → Qi fließt.

Neurotransmitter Ein chemischer Stoff, den Nervenfasern freisetzen und der Impulse an Muskeln oder andere Nerven überträgt.

Ödem Anschwellen von Händen, Füßen, Gesicht oder anderen Körperteilen durch eine übermäßige Ansammlung von Flüssigkeit im Gewebe.

Oxytozin Ein Hormon, das im Lauf der Wehen zur Anregung des Milchflusses produziert wird.

Perineum → Damm

Placenta praevia Mutterkuchen vor dem Muttermund; versperrt dem Kind den normalen Geburtsweg durch die Scheide; vielfach lebensbedrohlich für Mutter und Kind, oft ist ein Kaiserschnitt nötig.

Qi In der Traditionellen Chinesischen Medizin (s. S. 132) die Lebensenergie, die den Körper entlang der Meridiane durchströmt.

sacroiliakal Die Funktion von Kreuzbein und Darmbein im Becken betreffend.

Schüßler-Salze Lebenswichtige Mineralstoffe, die ähnlich gewonnen und verordnet werden wie homöopathische Mittel.

Thrombose Bildung eines Blutgerinnsels oder Pfropfens in einem Blutgefäß.

Tinktur Pflanzenextrakt, den man durch Einweichen einer Pflanze in einer Mischung von Alkohol und Wasser enthält.

Toxine Giftstoffe, z.B. bestimmte Abfallprodukte des Körpers oder Umweltgifte.

Transzendentale Meditation Meditationstechnik, die durch das Wiederholen eines Mantras (Laute wie »om«) zu Entspannung und geistigem Wohlbefinden führt.

Trimester Drei-Monats-Periode; heute teilt man die Schwangerschaft in Drittel, also Trimester, ein.

Ungesättigte Fette Fette, die Fettsäuren, aber kein Cholesterin enthalten.

Register

A

Absud 155
Acidum phosphoricum 17
Aconitum 16, 61, 103, 107, 111,
127, 149
Adrenalin 102, 155
Agnus castus 123
Akne 80
Akupressur 136
 – bei Anämie 57
 – bei der Geburtseinleitung 107
 – bei Kopfschmerzen 60
 – bei Migräne 60
 – bei Sodbrennen 55
 – bei Verstopfung 63
Akupunktur 134, 135
 – am Ohr 135
 – bei Anämie 57
 – bei Depressionen 67
 – bei der Geburtseinleitung 107
 – bei Hämorrhoiden 62
 – bei Hautproblemen 80
 – bei Heuschnupfen 91
 – bei Karpaltunnelsyndrom 87
 – bei Kopfschmerzen 61
 – bei Krampfadern 62
 – bei morgendlicher Übelkeit 37
 – bei Präeklampsie 85
 – bei Rückenschmerzen 59
 – bei Schlafstörungen 79
 – bei Sodbrennen 55
 – bei Steißlage 88
 – bei Stillproblemen 123
 – bei übermäßigem Erbrechen 39
 – bei Verstopfung 62
 – bei Wehenschmerzen 102
 – bei Wochenbettdepression 129
 -punkte 134, 155
 – zur Stärkung des
Immunsystems 15
 – zur Pflege des Damms 125
 – zur Vorbereitung 11
Alexander-Technik 147
 – bei Atembeschwerden 91
 – bei Rückenschmerzen 59
Alkohol 13, 15
Allium cepa 91
Alphafetoprotein-Test (AFP) 23
Alveolen 155
Aminosäuren 11
Amniozentese 23
Anämie 49, 56
Ängste 82
Antazidum 155

Antibiotika 15
Antioxidans 155
Anzeichen für Wehen 105
Apfelessig 65
Apgar-Test 155
Apis 85
Arbeit 21
Arnica 97, 111, 125, 127, 149
Aromatherapie 152
 – bei Ängsten 83
 – bei Atembeschwerden 90
 – bei Blasenentzündung 64
 – bei Bronchitis 90
 – bei Depressionen 67
 – bei der Geburtseinleitung 107
 – bei Kopfschmerzen 61
 – bei Präeklampsie 85
 – bei Schlafstörungen 79
 – bei Schnupfen 90
 – bei Schwangerschaftsstreifen 81
 – bei Sodbrennen 55
 – bei Stillproblemen 122
 – bei Stress 83
 – bei übermäßigem Erbrechen 39
 – bei Verstopfung 63
 – bei Wochenbettdepression 129
 – nach Kaiserschnitt 126
 – zur Pflege des Damms 125
 – zur Stärkung des Immunsystems 15
 – zur Vorbereitung 11
Arsenicum album 17, 63, 87, 91,
149
Asanas 142
Aspen 83
Asthma 90
Atembeschwerden 90
Atemtechniken
 – des Tai Chi 137
ätherische Öle 152
Aufguss 155
Ausdauertraining 18
Austreibungsphase 111

B

B-Vitamine 13, 31, 49, 73, 87, 98,
99, 117
Baby in Steißlage 88
Bach-Blüten 154
 – bei Ängsten 83
 – bei Depressionen 67
 – bei der Geburtseinleitung 107
 – bei Schlafstörungen 79
 – bei Stress 83

Bach-Blüten
 – bei übermäßigem Erbrechen 39
 – bei Wochenbettdepression 129
 – nach Kaiserschnitt 127
 – zur Pflege des Damms 125
 – zur Vorbereitung 11
Baptisia 17
Bauchübungen 118, 119
Beckenboden-Übungen 75, 114
Beinkrämpfe 86
Belladonna 16, 61, 65, 85, 103,123,
149
Bergamotte 153
Beruf 21
Betakarotin 155
Bioflavonoide 63
Blasenentzündung 64
Blütenessenzen 154
Bluthochdruck 83
Bluttests 22
Blutzucker 155
Borretsch 151
Braxton-Hicks-Kontraktionen 155
Braxton-Hicks-Wehen 70
Brennnessel 57, 65
Bronchitis 90
Brustwarzen, wunde 122
Brustwarzenentzündung 123
Bryonia 61, 123, 149

C

Calcium carbonicum 87, 149
Capsicum 65
Carbo vegetabilis 55, 149
Caulophyllum 97, 111, 149
Chakras 142, 155
Chamomilla 103, 107, 149
Chestnut 154
Chinesische Medizin 132, 133
Chiropraktik 147
 – bei Kopfschmerzen 61
 – bei übermäßigem Erbrechen 39
 – bei Rückenschmerzen 59
 – zur Vorbereitung 11
Cholesterin 155
Cholin 99
Chorionzottenbiopsie 23
Chrom 98, 99
Cimicifuga racemosa 107
Clematis 129, 154
Coenzym Q10 83, 95, 97, 99
Coffea 107, 110
Crab Apple 125, 129
Cranio-Sacral-Therapie 147

D

Damm 114, 124, 155
  -pflege 96, 124
  -schnitt 155
Depressionen 66
Dermatitis 80
Diabetes 25
Diuretikum 155
Docosahexaenonsäure 72, 117

E

Eisen 13, 30, 31, 36, 49, 56, 72, 73,
  95, 98, 99, 117
Eisenkraut 151
Ekzeme 80
Elm 67, 129, 154
Endorphine 155
Energiebedarf 12
Entspannung
  – bei Ängsten 82
  – bei Präeklampsie
  – bei Stress 82
Entspannungstechniken 137
Entwicklung des Babys
  – in der 1. bis 12. Woche 29
  – in der 13. bis 27. Woche 47
  – in der 28. bis 38. Woche 71
Erkältungskrankheiten 16
Ernährung
  – bei Anämie 55
  – bei Ängsten 83
  – bei asthmatischen
    Beschwerden 91
  – bei Atembeschwerden 91
  – bei Beinkrämpfen 87
  – bei Blasenentzündung 65
  – bei Depressionen 67
  – bei Hämorrhoiden 63
  – bei Hautproblemen 80
  – bei Herpes 65
  – bei Heuschnupfen 91
  – bei Karpaltunnelsyndrom 87
  – bei Krampfadern 63
  – bei Ödemen 87
  – bei Präeklampsie 85
  – bei Schlafstörungen 79
  – bei Sodbrennen 55
  – bei Soor 65
  – bei Stress 83
  – bei Verstopfung 63
  – gegen Schwangerschaftsstreifen
    80
  – nach Kaiserschnitt 127
Ernährungsplan 12

Ernährungstipps
  – für das erste Trimester 30, 31
  – für das zweite Trimester 48, 49
  – für das dritte Trimester 72, 73
  – für die Zeit vor der Geburt 98
  – fürs Wochenbett 116
Eröffnungsphase 108
Eukalyptus 153
Euphrasia 91

F

Farbtherapie 145
  – bei Ängsten 83
  – bei Präeklampsie 85
  – bei Stress 83
Fenchel 55, 151, 153
Feng Shui 20
Ferrum metallicum 57
Ferrum phosphoricum 57
Fette 12, 155
Fettsäuren, essenzielle 76
Fitness
  – im ersten Trimester 32
  – im dritten Trimester 74
  – im zweiten Trimester 50
  – nach der Geburt 118, 119
  -Tipps 18
Fitness-Übungen
  – für den Bauch 50
  – für das Becken 50
  – für den Rücken 50
  – gegen Sodbrennen 51
  –, kreislaufstärkende 51
  –, vorbeugende 51
Folsäure 13, 30, 31, 36, 48, 49, 56,
  98, 99, 155
Fruchtbarkeit 10
Früherkennung, Tests zur 23
Frühgeburt 25
Fünf-Punkte-Plan
  – für das erste Trimester 34
  – für das zweite Trimester 52
  – für das dritte Trimester 76

G

Geburtseinleitung 106
Gelsemium 103, 149
Genitalherpes 64
Gentian 11, 67, 129, 154
Geranie 64, 153
Gewichtszunahme 12
Graphites 123, 149
Gymnastik 52

H

Hamamelis 63, 149
Hämorrhoiden 62
Hara-Diagnose 138
Hatha-Yoga 142
Hautprobleme 80
Hebamme 108
Herpes 64
Herpes-simplex-Virus 64
Himbeerblätter 151
Holly 67
Homöopathie 148
  – bei Anämie 57
  – bei Depressionen 67
  – bei der Geburtseinleitung 107
  – bei Hämorrhoiden 63
  – bei Harnwegsinfektionen 65
  – bei Heuschnupfen 91
  – bei Karpaltunnelsyndrom 87
  – bei Kopfschmerzen 61
  – bei Krampfadern 63
  – bei Krämpfen 87
  – bei morgendlicher Übelkeit 36
  – bei Präeklampsie 85
  – bei Sodbrennen 55
  – bei Steißlage 89
  – bei Stillproblemen 123
  – bei übermäßigem Erbrechen 39
  – bei Verstopfung 63
  – bei Wehenschmerzen 103
  – bei Zahn- und
    Zahnfleischproblemen 41
  – in der Austreibungsphase 111
  – in der Übergangsphase 110
  – nach Kaiserschnitt 127
  – zur Pflege des Damms 125
Hornbeam 96
Hydrotherapie 144
  – bei Psoriasis 81
  – bei Soor 65
  – bei Krampfadern 63
Hyperemesis 155
Hypertonie 155
Hypnotherapie 145
  – bei übermäßigem Erbrechen 39

I

Ignatia 67
Immunsystem 14
In-Vitro-Befruchtung 25
Ingwer 151, 153
Innerliche Vorbereitung 100
Ipecacuanha 17, 37, 149

J

Jahreszeiten-Harmonie der TCM 133
Jasmin 153
Johanniskraut 67, 129, 151

K

Kaffee 13
Kaiserschnitt 126
Kalium 39, 85
Kalium carbonicum 110
Kalzium 13, 31, 41, 48, 52, 73, 79, 85, 87, 91, 98, 99, 117
Kamille 40, 61, 64, 65, 79, 151, 153
Karpaltunnelsyndrom 86
Käseschmiere 155
Kindspech 155
Koffein 13
Kohl 151
Kohlenhydrate 12, 30
Kolostrum 70, 155
Kompresse 151, 155
Konstitutionsbehandlung 155
Kopfläuse 16
Kopfschmerzen 68
Körpertraining
 – im ersten Trimester 32
 – im dritten Trimester 74
 – im zweiten Trimester 50
Körperuhr der TCM 132
Krafttraining 18
Krampfadern 62
Kräutermedizin 150
 – bei Akne 81
 – bei Ängsten 83
 – bei Atembeschwerden 91
 – bei Bronchitis 91
 – bei Brustwarzenentzündung 123
 – bei Dermatitis 81
 – bei Ekzemen 81
 – bei Hämorrhoiden 63
 – bei Hautjucken 81
 – bei Heuschnupfen 91
 – bei Krampfadern 63
 – bei Ödemen 87
 – bei Psoriasis 81
 – bei Schlafstörungen 79
 – bei Schwangerschaftsstreifen 81
 – bei Stress 83
 – bei Verstopfung 63
 – bei Wochenbettdepression 128
 – nach Kaiserschnitt 127
 – zur Stärkung des Immunsystems 15
 –, Westliche 150

Kreosotum 41
Kümmel 55

L

Lavendelöl 55, 61, 64, 67, 81, 125, 153
Lebensmittelvergiftung 17
Limone 153
Lippenbläschen 40
Listerio 39, 41, 48, 52
Löwenzahn 65

M

Magnesium 83, 85, 87, 98, 99
Majoran 153
Mandarinenöl 79, 153
Massage 152
 – bei Kopfschmerzen 61
 – bei Ödemen 86
 – bei Rückenschmerzen 59
 – bei Wehenschmerzen 103
Meditation 143
 – bei Ängsten 83
 – bei morgendlicher Übelkeit 36
 – bei Schlafstörungen 78
 – bei Stress 83
 –, Transzendentale 83, 143
 – zur inneren Vorbereitung 101
Mehrlingsschwangerschaft 24
Mekonium 155
Mercurius solubilis 41
Meridiane 134, 136, 155
Migräne 68
Milchfluss, mangelnder 122
Milchgänge, verstopfte 122
Mimulus 67, 96, 154
Mineralstoffe 11, 31
Moxibustion 135
 – bei Steißlage 88
Muskateller-Salbei 153
Mustard 129, 154
Muttermilch 116
Mutterschutz 100
Mycopodium 123

N

Nackenfalten-Test 23
Nährstoffe 11, 12, 30, 36, 39, 79
 – bei Akne 80
 – bei Anämie 56
 – bei Ängsten 83
 – bei Beinkrämpfen 87
 – bei Dermatitis 80
 – bei Ekzemen 80
 – bei Karpaltunnelsyndrom 87
 – bei Ödemen 87

Nährstoffe
 – bei Präeklampsie 85
 – bei Schlafstörungen 79
 – bei Sodbrennen 55
 – bei Stress 83
 -ergänzungen 13
 – gegen Schwangerschaftsstreifen 80
Natrium chloratum 67
Natrium muraticum 41, 85
Neroli 153
Neurotransmitter 155
Nux vomica 16, 37, 55, 63, 91, 149

O

Ödeme 86, 155
Olive 96, 154
Omega-3-Fettsäuren 72, 91
Omega-6-Fettsäuren 72
Opium 127, 149
Orangenblüte 129, 153
Osteopathie 146
 – bei der Geburtseinleitung 107
 – bei Karpaltunnelsyndrom 87
 – bei Rückenschmerzen 58
 – zur Vorbereitung 11
Oxytozin 102, 155

P

Panthotensäure 91
Perineum 76, 155
Petitgrain 153
Pfefferminze 129, 151, 153
Phosphor 48, 73
Phosphorus 17, 41
Pine 129
Placenta praevia 95, 155
Plazenta 94
Präeklampsie 84
Pranayamas 142
Progesteron 48, 62
Proteine 12, 30
Psoriasis 80
Pulsatilla 17, 37, 55, 67, 89, 103, 123, 149

Q, R

Qi 155
Rauchen 13
Red chestnut 79, 83, 129
Reflexzonenmassage 140
 – bei Blasenentzündung 65
 – bei der Geburtseinleitung 107
 – bei Kopfschmerzen 61
 – bei morgendlicher Übelkeit 36
 – bei Präeklampsie 85

Reflexzonenmassage
– bei Rückenschmerzen 59
– bei Wehenschmerzen 103
– bei Wochenbettdepression 129
– zur Pflege des Damms 124
Reiki 139
– bei Ängsten 83
– bei Depressionen 67
– bei Kopfschmerzen 61
– bei Stress 83
– bei Wochenbettdepression 128
– zur Vorbereitung auf die
  Schwangerschaft 11
Rescue-Tropfen 83, 107, 111, 154
Rhus toxicodendron 16
Ringelblume 65, 151
Risikoschwangerschaft 24, 25
–, Alternative Therapien bei 25
Rock rose 79, 107, 154
Rosmarin 151, 153
Rückenschmerzen 58

S

sacroiliakal 155
Salmonellen 17
Sandelholz 153
Schlafstörungen 78
Schmerzbekämpfung 102
Schmerzen 58
Schüßler-Salze 155
Schwangerschaftsdiabetes 25
Schwangerschaftsstreifen 46, 80
Secale 107, 110
Selbsthypnose bei
  Wehenschmerzen 103
Selen 15, 73
Senkwehen 70
Sepia 63, 149
Shiatsu 138
– bei Karpaltunnelsyndrom 87
– bei Präeklampsie 85
– bei Schlafstörungen 79
– bei Wochenbettdepression 129
– zur Vorbereitung 11
Sodbrennen 46, 54
Soor 64
Spätgebärende 24, 25
Speiseplan
– für das erste Trimester 31
– für das zweite Trimester 48, 49
– für das dritte Trimester 72, 73
Staphysagria 123
Star of Bethlehem 154
Steißlage 88
Stellwehen 70, 105
Stillen 116

Stillprobleme 122
Stress 82
Sulphur 149
Sweet chestnut 154, 129

T

T'ai Chi Ch'uan 137
Teebaumöl 81, 125, 153
Thrombose 155
Tinktur 155
Toxine 155
Toxoplasmose 17
Traditionelle Chinesische Medizin
– bei Sodbrennen 54
Transvaginal-Scanning 23
Transzendentale Meditation 143,
  155
Trimester 155
Triple-Test 23

U

Übergangsphase 110
Ultraschall 23
Umwelteinflüsse 10
Urintests 23
Urtica 123

V

Vegetarische Ernährung 13
Verstopfung 62
Visualisierung 143
– bei Steißlage 89
– zur inneren Vorbereitung 101
Vitamin A 11, 15, 31, 49, 73, 80,
  117
Vitamin B 36, 39, 56, 79, 80
Vitamin C 11, 15, 13, 49, 63, 65, 72,
  80, 83, 85, 87, 91, 97, 98, 99,
  117, 125
Vitamin D 41, 49, 117
Vitamin E 15, 73, 85, 95, 117
Vitamin K 73, 97, 98, 117
Vitamin-B-Komplex 11
Vitamine 31
Vormilch 155
Vorsorgeuntersuchungen 22, 23
Vorwehen 70

W

Walnut 83, 154
Wechselduschen 63
Wehen 105
–, Braxton-Hicks- 70
–, Senk- 70
–, Stell- 70, 105
–, Vor- 70

Weihrauch 153
Westliche Kräutermedizin 149
– bei Anämie 57
– bei Blasenentzündung 65
– bei Depressionen 67
– bei Herpes 65
– bei Kopfschmerzen 61
– bei morgendlicher Übelkeit 36
– bei Sodbrennen 55
– bei Soor 65
– bei Zahn- und Zahnfleischproblemen 40
White chestnut 79
Windpocken 17
Wochenbettdepression 128

Y

Yin und Yang 134
Ylang Ylang 153
Yoga 142
– bei Atembeschwerden 91
– bei Depressionen 66
– bei Hämorrhoiden 63
– bei Krampfadern 63
– bei morgendlicher Übelkeit 36
– bei Rückenschmerzen 59
– bei Steißlage 89
– bei Wehenschmerzen 103
–, Hatha- 142
– zur inneren Vorbereitung 101

Z

Zahnfleischbluten 40
Zaubernuss 151
Zink 11, 15, 13, 31, 36, 39, 67, 73,
  80, 83, 95, 97, 98, 117, 125
Zitrone 153
Zitronenbalsam 65
Zitronenmelisse 40
Zitronenöl 79
Zitrusöle 67, 153
Zypresse 153
Zystitis 64
Zytomegalie 16

Nützliche Adressen

AKUPUNKTUR

DÄGfA – Deutsche Ärztegesellschaft für
  Akupunktur e.V.
  Würmtalstraße 54
  81375 München
  Tel: 089/71005-11
  www.daegfa.de

Berufsverband Deutscher Akupunktur-
  ärzte e.V.
  Lichtenthaler Straße 3,
  D-76350 Baden-Baden

Österreichische Gesellschaft für
  Akupunktur (ÖGA)
  c/o Huglgasse 1–3
  1150 Wien
  Tel: +43/1/9 81 04 5758
  www.akupunktur.at

Österreichische Wissenschaftliche
  Ärztegesellschaft für Akupunktur e.V.,
  (ÖWÄA)
  Schwindgasse 3
  1040 Wien
  Tel: +43/1/5 05 03 92
  www.akupunktur.org

ERNÄHRUNG

Deutsche Gesellschaft für Ernährung e.V.
  Godesberger Allee 18
  53175 Bonn
  Tel: 0228/3776-600
  www.dge.de

ÖGE – Österreichische Gesellschaft für
  Ernährung
  Zaunergasse 1–3 (Palais Fanto)
  1030 Wien
  Tel: +43/1/714 71 93
  www.oege.at

Schweizerische Gesellschaft für
  Ernährung

Effingerstr. 2
Postfach 8333
3001 Bern
Tel. +41/31/385 00 00
www.sge-ssn.ch

FAMILIENPLANUNG

pro familia – Deutsche Gesellschaft für
  Familienplanung, Sexualpädagogik
  und Sexualberatung e.V.
  Bundesverband
  Stresemannallee 3
  60596 Frankfurt/Main
  Tel.: 069 / 63 90 02
  www.profamilia.de

Institut für Ehe und Familie (IEF)
  Spiegelgasse 3/8
  A-1010 Wien
  Tel:+43 /1/515 52 - 3650
  www.ief.at

HOMÖOPATHIE

Bundesverband Patienten für
  Homöopathie e.V.
  Burgstraße 20
  37181 Hardegsen
  05505 /1070
  www.bph-online.de

ÖGHM – Österreichische Gesellschaft für
  Homöopathische Medizin
  Mariahilferstraße 110
  1070 Wien
  Tel: +43/1/526 75 75
  www.homoeopathie.at

HVS – Homöopathie Verband Schweiz
  Postfach 9501 Wil
  Tel.: +41/71/911 89 08
  www.hvs.ch

NATURHEILVERFAHREN

ZAEN – Zentralverband der Ärzte für
  Naturheilverfahren
  Promenadenplatz 1
  72250 Freudenstadt
  Tel:07441/ 91 858 0
  www.zaen.de

TRADITIONELLE CHINESISCHE MEDIZIN (TCM)

DGTCM – Deutsche Gesellschaft für
  Traditionelle Chinesische Medizin
  Karlsruherstr. 12
  69126 Heidelberg
  Tel.: 06221 / 374546
  www.dgtcm.de

ÖGTCM – Österreichische Gesellschaft
  für Traditionelle Chinesische Medizin
  Josefstädterstr. 20/ 24
  1080 Wien
  Tel: +43 /1/ 406 97 93

SMS Internationale Gesellschaft für
  chinesische Medizin societas
  medicinae sinensis e.V.
  Franz-Joseph-Str. 38
  80801 München
  Tel. 0 89/38 88 80 31
  www.tcm.edu

YOGA

BDY – Berufsverband der Yogalehreden
  e.V.
  Jüdenstr. 37
  37073 Göttingen
  Tel. 05 51/488 38 08
  www.yoga.de

Dank

Die Autorin möchte den folgenden Personen für ihre Hilfe bei der Entstehung dieses Buches danken: ihrer Familie – Robert, Sofie und Jack; Sharon Bayliss; Jude Garlick, Dawn Terrey, Andy Crawford und allen Müttern, die fotografiert wurden; Martin Watt, Kräuterarzt und Experte für Aromatherapie; Sylvia Baddeley (Fitness-Beraterin); Denise Tiran (Aromatherapie); Ian Spiers (Reiki); Esther Wai Lin (Shiatsu); Charmaine Culling (Osteopathie); Judy Howard (Bach-Blüten); Hazel Pelham and Iain Cloughley (Ernährung) and Barbara Geraghty (Homöopathie).

Dorling Kindersley dankt Sue Bosanko, Monica Chakraverty und Christa Weil für die redaktionelle Assistenz und Jayne Jones, Rachana Shah, Elaine Monaghan, Anne Renel und David Ball für die Assistenz beim Layout.

Modelle
Nicola August, Rimi Hozumi und Partner, Karen McCracken, Germaine Morgan, Megan Murphy-Patel, Tracey Ward und Partner, Nasim Mawji, Jane Jones und Rachana Shah.